全口咬合重建

Full Mouth Rehabilitation

主编 姜 婷 张 海

Dr. Ting Jiang, Peking University, China

Dr. Hai Zhang, University of Washington, USA.

编者（以姓氏拼音为序）

陈延维 郭娟丽 姜 婷 刘 咏 吕亚林

马军萍 马学澄 毛尔加 滕胜毅 张 海

Dr. Yanwei Chen，Dr. Juanli Guo，Dr. Ting Jiang，Dr. Yong
(Karen) Liu，Dr. Yalin Lv，Dr. Junping Ma，Dr. Polly Ma，
Dr. Erjia Mao，Dr. Shengyi Teng，Dr. Hai Zhang

人民卫生出版社

图书在版编目（CIP）数据

全口咬合重建 / 姜婷，张海主编. —北京：人民卫生出版社，2015

ISBN 978-7-117-20422-4

Ⅰ. ①全… Ⅱ. ①姜…②张… Ⅲ. ①义齿学 Ⅳ. ①R783.6

中国版本图书馆 CIP 数据核字（2015）第 045188 号

| 人卫社官网 | www.pmph.com | 出版物查询，在线购书 |
| 人卫医学网 | www.ipmph.com | 医学考试辅导，医学数据库服务，医学教育资源，大众健康资讯 |

全口咬合重建

主　　编：姜　婷　张　海
出版发行：人民卫生出版社（中继线 010-59780011）
地　　址：北京市朝阳区潘家园南里 19 号
邮　　编：100021
E - mail：pmph @ pmph.com
购书热线：010-59787592　010-59787584　010-65264830
印　　刷：北京建宏印刷有限公司
经　　销：新华书店
开　　本：889×1194　1/16　印张：18
字　　数：558 千字
版　　次：2015 年 5 月第 1 版　2024 年 4 月第 1 版第 5 次印刷
标准书号：ISBN 978-7-117-20422-4/R · 20423
定　　价：198.00 元

打击盗版举报电话：010-59787491　E-mail：WQ @ pmph.com
（凡属印装质量问题请与本社市场营销中心联系退换）

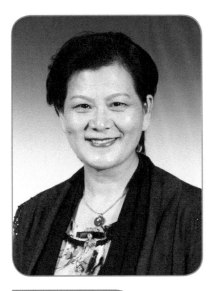

姜婷

Dr. Ting Jiang
Professor
Peking University

姜婷，女，籍贯浙江，中国致公党员，博士学位。北京大学口腔医学院口腔修复科教授、主任医师，博士研究生导师。曾任中华口腔医学会副秘书长及国际交流部部长，亚洲口腔修复学院理事。长期从事口腔修复学和骀学的医疗、教育、研究工作及口腔粘接修复、牙髓组织再生、骨组织工程等方面的研究。

1983 年毕业于第四军医大学口腔医学系本科。1983～1987 年在解放军总医院口腔科工作，1987 年获国家教委及日本文部省奖学金赴日本留学。1992 年获日本东京医科齿科大学齿学博士学位。1992～1999 年工作及定居于日本。1999 年回国，在北京大学口腔医学院口腔修复科工作，历任副主任医师、副教授、主任医师、教授。2004 年任硕士生导师，2010 年任博士生导师至今。2009 年 11 月～2010 年 4 月在美国华盛顿大学牙学院做高级访问学者。

中华口腔医学会口腔修复学专委会、颞下颌关节病及骀学专委会委员，国际牙科研究会、国际修复学院等学术团体的会员。担任国际修复学杂志（Journal of International Prosthodontics）、口腔颌面修复杂志、口腔医学年鉴、精粹口腔继续教育等杂志编委。担任亚洲口腔修复学青年教师培训学校（国际修复学会主办）教员及国内多个继续教育项目授课讲师。在国内外核心杂志发表专业论著 50 余篇，主编和参编专业书籍 8 部，翻译专业书籍或教材 4 部，拥有国家实用新型专利。精通日语和英语。

张海，男，籍贯四川成都，博士学位，美国华盛顿大学牙学院修复科副教授（终生职位教授），口腔修复学系临床研究生主任，美国口腔修复学会（ABP）认证专科医师（Diplomate）。临床上主要从事口腔修复和牙齿种植修复。

1992 年毕业于华西医科大学口腔医学院。2002 年获得美国康涅狄克大学牙医学院（University of Connecticut, School of Dental Medicine）口腔生物学博士（PhD, Oral Biology）以及口腔修复学专科证书（Certificate in Prosthodontics），同年被聘为康涅狄克大学口腔修复学系讲师，并继续在医学院骨外科从事种植学博士后研究。2004 年被聘为美国华盛顿大学牙学院（University of Washington, School of Dentistry）口腔修复系助理教授，2010 年晋升为副教授并同时授予终身教授。2012 年起担任华盛顿大学口腔修复临床研究生主任（Director, Graduate Prosthodontics）。

美国口腔修复学会（ACP）的专家会员（Fellow），美国固定修复学会（AAFP）的科研委员会委员，美国牙科研究会（AADR）的奖学金委员会委员，美国口腔修复学杂志（Journal of Prosthodontics）的基础研究分部主编及编委会成员，修复牙医学杂志（Journal of Prosthetic Dentistry）编委会成员，美国数家口腔修复及种植领域专业杂志审稿人，美国荣誉牙科协会（OKU）会员并于 2014～2015 年度当选为 OKU 全国总会主席（Supreme Chapter President）。参与撰写了数本中英文专著并在国际顶级专业杂志上发表了三十余篇论文。

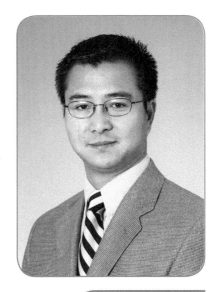

张海

Dr. Hai Zhang
Professor
Washington University

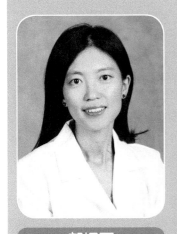

郭娟丽

Dr. Juanli Guo

郭娟丽医师，女，医学博士。美国北维种植修复及美容牙科诊所主任（Implant & Dental Art, PLLC），美国北卡罗来纳大学牙学院修复科兼职助理教授（Adjunct Assistant Professor at University of North Carolina at Chapel Hill），美国口腔修复学专业委员会（ABP）认证专科医师（Diplomate）。

毕业于北京医科大学口腔医学院，获得医学学士学位，并于北京大学口腔医学院口腔修复学获得临床硕士学位。2001年赴美国北卡罗来纳大学牙学院攻读口腔生物学博士学位，致力于干细胞和骨再生以及种植体骨整合方面的研究，后又经过为期三年的修复专业住院医师培训，于2008年获得博士学位和修复学专业医师证书。2008年获得AstraTech种植基金会资助，师从口腔颌面外科Glenn Reside教授进行种植相关手术的临床培训，于2009年获得种植手术医师资格证书。同年，被聘为北卡罗来纳大学牙学院临床助理教授。2010年创立Implant & Dental Art修复专科诊所，专心致力于口腔修复和种植领域的临床工作。2011年受聘兼职于北卡罗来纳牙学院修复科助理教授。是美国口腔修复学会（ACP）专家会员（Fellow）和骨整合学会（Academy of Osseointegration）会员。

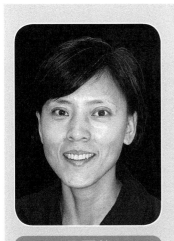

马军萍

Dr. Junping Ma Bergin

马军萍医师，女，医学硕士。美国修复专科医师，美国西雅图牙科诊所开业，兼职任美国华盛顿大学修复科研究生临床教师。

1996年毕业于第四军医大学口腔医学系本科，获得学士学位。2001年于第四军医大学口腔医学院口腔修复学研究生课程获得硕士学位。2008年毕业于美国NOVA South Eastern大学牙学院，取得美国牙科医师执照。2012年毕业于华盛顿大学牙学院修复科，取得美国修复专科研究生学位，是美国口腔修复学院（American College of Prosthodontics）、美国牙科协会（American Dental Association）、华盛顿州牙科协会（Washington Dental Association）等会员。在NOVA South Eastern大学口腔本科学习期间获奖（Omicron Kappa Upsilon National Dental Honor）。在华盛顿大学研究生学习期间获奖（American Academy of Fixed Prosthodontics Tylman Award）。

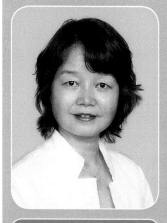

吕亚林

Dr. Yalin Lv

吕亚林医师,女,医学硕士,首都医科大学教授,主任医师,硕士生导师,首都医科大学附属北京安贞医院口腔中心主任。

1985年毕业于华西医科大学口腔系,获得学士学位。2007年于北京大学口腔医学院口腔修复学专业获得硕士学位。首都医科大学第六临床医学院教研室主任、优秀教学团队带头人、国际牙医师学院(ICD)中国区院士、美国华盛顿大学访问学者。兼任中华口腔医学会全科专委会及种植专委会委员、北京口腔医学会常务理事、北京口腔医学会全科口腔专委会及医院管理委员会副主任委员、北京口腔医学会种植专委会常务委员、北京市口腔医学会修复专业委员会常委等。参编教材2部,《北京口腔医学杂志》编委,以第一作者及通信作者发表论文50余篇,获得国家级、省部级课题10余项。

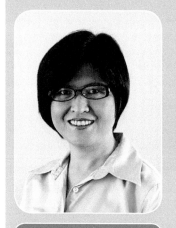

马学澄

Dr. Polly Ma

马学澄医师,女,医学博士,美国华盛顿州开业口腔修复专科医师。

于1993年毕业于中国台湾国立台湾大学牙学院(National Taiwan University School of Dentistry),获牙科DDS学位。2000年于美国宾州大学牙学院获得医学博士学位(DMD, University of Pennsylvania School of Dental Medicine)。2004年于美国华盛顿大学牙学院获得MSD学位和修复专科医师培训认证(MSD, University of Washington)。2004～2008年在华盛顿大学修复科任临床助理教授,2004年开始牙科诊所开业。是美国牙科协会、华盛顿州牙科医学会、美国修复学院、华盛顿州修复协会的会员。

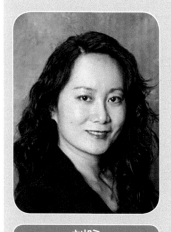

刘咏

Dr. Karen Liu

刘咏医师,女,医学博士,美国加州Tooth Foundation牙周及种植牙中心主任,美国牙周病学会(ABP)认证专科医师(Diplomate)。

于1992年毕业于华西医科大学口腔医学院。1994年赴美,先后获得康涅狄克大学牙学院(University of Connecticut, School of Dental Medicine)生物医学硕士(1997),北卡罗来纳大学(教堂山)牙学院(University of North Carolina-Chapel Hill, School of Dentistry)牙周专科证书、硕士(2000)和加州罗玛琳达大学牙学院(Loma Linda University, School of Dentistry)牙科博士(DDS, 2004),是美国牙周病学会、美国牙科协会及美国荣誉牙科协会(Omicron Kappa Upsilon National Dental Honor Society, OKU)会员。在美国开业多年,曾在美国罗玛琳达大学牙周系和美国西南大学洁牙师本科班兼职临床助理教授。

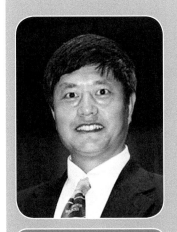

毛尔加

Dr. Erjia Mao

毛尔加医师,美国西北牙周病和牙种植中心主任,华盛顿大学牙学院牙周病系兼职教师,美国牙周学会(AAP)会员。

于1983年毕业于华西医科大学口腔系。于1986年获得口腔颌面外科硕士。1988年由国家教委派往英国谢菲尔德大学留学。于1992年获取口腔病理学博士(PhD)。1991年曾获得全英口腔病理(BSOP)最佳论文奖。从1992年到1996年在美国西雅图哈钦圣癌症研究中心和华盛顿州立大学牙学院做博士后。1996~1999年在俄罗冈医科大学继续攻读牙周病学和牙种植学,于1999年获得华盛顿州牙科行医执照。在国际杂志发表数十篇论文。参编著作数部。2006~2007年任美国华盛顿州牙周病协会(WSSP)主席。2003~2006年连续被同行评为"美国最佳牙医"。现任美国西北华人口腔医学会(NWCDA)会长和西雅图华人医学生物协会(SCMBA)董事。2010年,在首届全球华人口腔医学大会上,他被中华口腔医学会授予"学术交流合作贡献奖"。

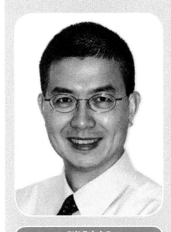

滕胜毅

Dr. Shenyi Teng

滕胜毅医师,美国Gentle Dental诊所主任正畸医师,滕胜毅口腔正畸诊所主理医师,美国口腔正畸医师学会会员。

于1985年毕业于浙江大学口腔医学院,于1988年在四川大学口腔医学院获得医学硕士并留校工作。由于在颞下颌关节生物力学方面的杰出研究成果,他在1993年受美国西雅图华盛顿大学口腔正畸系的邀请,参与数项美国国家健康基金创新研究项目。1997年进入纽约哥伦比亚大学口腔正畸系,于2000年获得硕士。曾获得四川省政府杰出科技成果奖二等奖,在国际级学术杂志发表论文数十篇,参与两部专著的编写。经常在各种学术讨论会/牙科学习俱乐部演讲,多次应邀回国讲学,数次入选各种名人录,包括Marquis Who's Who in Medicine and Healthcare和Who's Who in the West,获得华盛顿州斯诺郡牙科协会2007年度的杰出社区服务奖。是美国西北华人口腔医学会的创建人之一。是美国牙科协会(ADA)和美国正畸医师协会(AAO)会员,Cambridge Who's Who的终生会员。

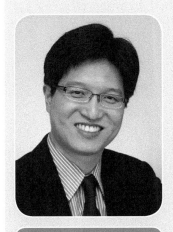

陈延维

Dr. Yanwei Chen

陈延维医师,华盛顿大学牙医学院口腔修复科兼任助理教授。美国口腔修复学会(ACP)专家会员(Fellow)。

于1998年毕业于中国台湾台北医学大学口腔医学院,2004年赴美国华盛顿大学深造,于2008年取得口腔修复学硕士学位(MSD)暨专科医师资格(Certificate of Prosthodontist),并于同年获聘为华盛顿大学口腔修复科兼任助理教授迄今。他致力于种植修复及牙科美学方面的临床实践与研究,在国际杂志发表数篇文章及摘要,并担任Quintessence出版教科书 *Interdisciplinary Treatment Planning(II)* 的共同作者。多次应邀在美国、中国内地以及中国台湾省各地讲学,是美国固定修复学会(American Academy of Fixed Prosthodontics,AAFP)和种植牙骨整合学会(Academy of Osseointegration,AO)的会员,也是美国口腔修复学会(American College of Prosthodontists,ACP)的专家会员(Fellow)。

有太多的患者在生活上饱受局部或全部牙齿缺失带来的不便和痛苦。医疗工作者面对那些确实需要做咬合重建的患者时必须应承非常大的挑战。但遗憾的是，目前仅有少数几部著作能够清楚地阐述和解释这些挑战的含义。姜婷教授和张海教授充分认识到这些挑战的重要性并且勇敢地应对挑战，现在展现在我们面前的就是他们这本非常受欢迎的著作，他们以此为口腔医学文库作出了卓越贡献。

咬合重建修复治疗依然是口腔医学界尤其是口腔修复学治疗领域最大的挑战。其原因之一是邻近相关临床领域（口腔颌面外科、牙周科、正畸科、生物材料甚至口腔种植疗法等）新近开展的研究取得了显著的进展，而得益于这些新的知识，要求我们在制订治疗计划时对各自分担责任的重要性有更高的专业化认知。

如何最好地将所有这些多学科整合成一个慎重的、符合科学原则的且满足患者需求的诊疗路径，而不是仅仅完全由医者决定治疗计划，反映了一个医者是否具有能够成为典范的能力和职业成就。

口腔科临床诊疗从来没有如当今这般脆弱。如今的患者接受治疗计划更加受到继续教育文化的影响，这种文化更加反映出消费主义的意味，更加依赖网络上的信息，而不是重视确凿的论据、谨慎的年度时间安排以及根据循证医学得出的结论。只有将患者所关心的问题作为医者同样关注的问题，才能真正形成存在于患者和医者之间的特殊密切关系。

口腔修复学领域现在正处于一个十字路口，长期以来努力主张的口腔修复学很多概念必须慎重地给予再定义，必须对口腔整体的建筑计划制订起到引领作用。口腔修复学未来的学术意义取决于它是否愿意通过和其他多学科更有效的协同合作来引领整个口腔科队伍。当进行口腔修复选择时，关于治疗效果的连续性，需要仔细地将知识进行整合和协调，以求增加对所有患者来说更理想的效果。这种整合包括彻底了解所提出的治疗计划的科学依据、患者全身系统性健康问题及其对预期的口腔科治疗的影响、口腔科美学问题、和时间有关的口腔内生态问题以及详细记录的治疗结果的重要性。

这部著作值得好好研究和讨论；尤其重要的是，它应该得到行业的认可，以便确保有更好的方法来提供一个诊治需要咬合重建患者的目标一致的途径。这一具有挑战性的治疗学科要求最优的临床知识技能和管理水平。具有这一水准的这本著作为了实现这一目标已经做出了很大的努力。

George A. Zarb CM, B.Ch.D, MS, DDS, MS, FRCD（C）; PhD, DSc, MD, LLD（HC）

加拿大多伦多大学终身教授

国际修复学杂志主编

2014 年 7 月 20 日

Preface for "Full Mouth Rehabilitation" by Prof. George Zarb

There are far too many patients living with the adverse consequences of partial and complete edentulism. Regrettably, to date, only a few books have sought to thoroughly address and explain the spectrum of challenges that the profession faces when considering such patients' much-needed Oral Rehabilitation. Professors Jiang and Zhang have recognized and accepted this challenge and have now made a significant contribution to the dental literature with their very welcome text.

The field of Oral Rehabilitation remains Dentistry's - especially the Prosthodontic discipline's - biggest therapeutic challenge. This is because new interpretations of ongoing research-driven advances in relevant adjunctive clinical areas - Oromaxillofacial Surgery, Periodontics, Orthodontics, Biomaterials and more recently Implant Therapy - demand an increased professional awareness of the importance of shared responsibilities in clinical decision making.

The accompanying stock taking of how to best integrate all of these disciplines into a prudent and scientifically acceptable approach to meeting patient-mediated needs, as opposed to exclusive dentist-determined ones reflects exemplary professional achievement.

This is because current dental practice has never been as vulnerable as it is today to push patients towards therapeutic initiatives which are driven by a continuing education culture that is more responsive to consumerism and web-based information, than to compelling, prudently fiscal time dependent and evidence-based outcomes. The special and close relationship that exists between patients and health professionals can only be honestly nurtured if informed patient-mediated concerns are accorded the same degree of priority as our professional ones.

The discipline of prosthodontics is now at a crossroads in its long-standing claim to prudently re-define and lead intraoral architectural initiatives. Its future academic relevance depends upon its willingness to lead the dental team, by synergizing more effectively with the other dental disciplines. Addressing concerns relating to the treatment outcome continuum of dental interventions when making oral rehabilitation choices demands a careful reconciliation of knowledge in those determinants that enhance optimal prognoses for all dental patients. The latter include thorough familiarity with the scientific pedigree of proposed treatment plans, patients' systemic health concerns and their impact on the planned interventions, aesthetic issues, time dependent intraoral ecologic concerns and the significance of scrupulously documented treatment outcomes.

This book deserves to be studied and debated; and above all endorsed by the profession to ensure better ways of providing a coherent approach to managing patients needing oral rehabilitation. This challenging therapeutic discipline demands optimal clinical understanding and management and a text of this calibre goes a long way towards achieving this goal.

George A. Zarb CM, B.Ch.D, MS, DDS, MS, FRCD(C); PhD, DSc, MD, LLD(HC)

Emeritus Professor, University of Toronto.

Editor-in-Chief, International Journal of Prosthodontics

July 20, 2014

George Zarb 教授简介

George Zarb 教授是国际口腔修复学界最知名的专家和学者。他出生于 Malta 国，在美国接受口腔专业学习和训练，服务于加拿大多伦多大学牙学院 40 余年，曾任该学院口腔修复学系主任及终身教授。他促进了北美口腔种植学的发展，是国际口腔修复学院的创会主席和国际修复学杂志主编。他出版了大量的学术论文和著作，积极活跃于国际学术交流，是著名的演讲者。同时，他非常关注青年学者的培养，创立了国际口腔修复学青年教师培训学校。他获得过多项学术奖励，并曾经获得加拿大和马耳他的最高市民荣誉国家奖励（Order of Canada，Order of Malta）以表彰他在学术上的领军作用、教育上的呕心沥血和对患者的医疗服务。

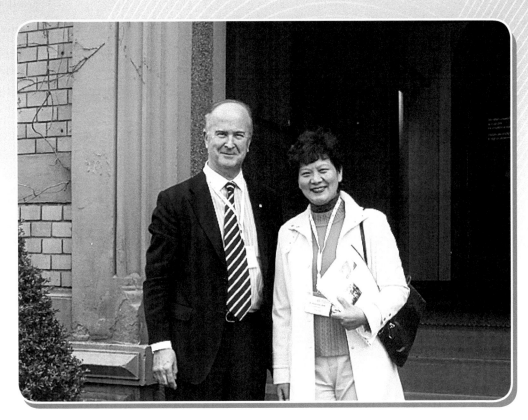

Zarb 教授和姜婷教授在口腔修复学青年教师培训学校合影

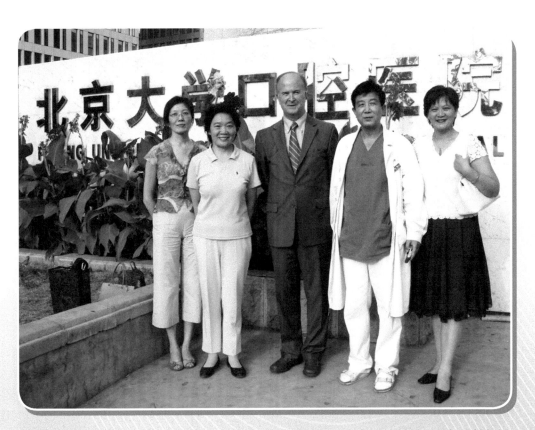

Zarb 教授访问北京大学口腔医学院时的合影（从左到右为李健慧教授、冯海兰教授、
Zarb 教授、林野教授、姜婷教授）

我非常高兴应邀为这本书作序。据我所知，张海医师和姜婷医师共同完成了一个非常杰出的工作，我毫不怀疑这将大大促进中国口腔医师对批判性思维的学习和对技术技能的追求，从而能够为需要进行全口咬合重建的患者提供优良的医疗服务。

张海医师在进入我们学院（康涅狄克大学牙学院）的修复学研究生培训课程之前，已经在中国接受了非常优良的训练。在我们的课程中，他系统学习了全口咬合重建的理论和程序，尤其是如何将种植牙技术结合到传统的固定和可摘义齿修复中。他为精心治疗患者做了大量知识储备和文献回顾。坚持高质量的工作带给他极大的成功。研究生毕业后，鉴于优异的表现，他被聘为我们科室的全职人员，在此他教授固定义齿修复和口腔种植学，被学生们选为优秀教师。

华盛顿大学由于在患有严重牙齿疾病患者的治疗中采用多学科结合的综合诊治而在美国闻名遐迩。张海医师现在作为该大学口腔修复学研究生临床主任，和其他诸如牙周病学、牙齿正畸学、根管治疗学和口腔外科学等学科专家保持密切的工作合作。在这本书中，他和姜婷医师邀请了数位杰出的毕业于美国顶尖牙科医学院研究生培训课程的作者协同著作，完成了这本结构优良合理、实用性很强的指南性著作，非常有益于渴望学习全口咬合重建所需理论和技术的中国口腔医师的能力和技术水平的提高。

2012年时我有机会和张海医师一起在中国同一个学术论坛上讲演，基于我的现场观察，我知道中国的口腔医师们非常热心于学习更多的口腔修复学和口腔种植方面的先进理论和技术。由于张海医师热心于传授知识并愿意和同行分享经验体会，他在中国受到很高的尊敬。我非常相信中国的口腔医师将从这本书中获得非常多的受益并最终体现在全口咬合重建患者的医疗服务中。

汤姆斯泰勒教授

再建科学系主任

康涅狄克大学牙学院

2014 年 6 月 12 日

Preface by Professor Thomas Taylor

It is a great pleasure that I was asked to write a preface for this book. In my view，Dr. Hai Zhang and the Co-Editor Dr. Ting Jiang have put together a fantastic piece of work that I have no doubt will significantly promote the interest of Chinese dentists to learn the critical thinking process and technical skills that are necessary to provide full mouth rehabilitation treatment for their patients.

Before Dr. Zhang started his prosthodontic residency program in my department at the University of Connecticut School of Dental Medicine，he had already received excellent training from his home dental school in China. During his training in our program，he learned a systematic approach of full mouth rehabilitation，especially how to incorporate dental implants with traditional fixed and removable prosthodontics. He was always well prepared and documented all of his patient treatments carefully. The consistent high quality of his work ensured his success. Upon graduation，he was selected as a faculty in my department due to his excellent performance during his residency training. He taught Fixed Prosthodontics and Dental Implantology in my department and was selected as one of the outstanding teachers by our students.

The University of Washington is well known for its interdisciplinary approach in treating severely dentally debilitated patients. As the Graduate Prosthodontics program director，Dr. Zhang closely works with other programs and departments such as Periodontics，Orthodontics，Endodontics and Oral Surgery. In this book，he and Dr. Jiang invited a few outstanding authors who graduated from the top Graduate programs in the US. The result is a well-organized practical guide book for Chinese dentists who are interested in learning the concepts and techniques required for full mouth rehabilitation treatment.

I had an opportunity to lecture in the same symposium with Dr. Zhang in China in 2012. Based on this first-hand experience I knew how much interest Chinese dentists have in learning more advanced prosthodontics and implant dentistry. Dr. Zhang is highly respected in China with his dedication to teaching and willingness to share his knowledge with others. I truly believe that Chinese dentists will benefit maximally from this book in their patient care of full mouth rehabilitation.

Thomas Taylor，BS，DDS，MS，FACP.

Professor and Head

Department of Reconstructive Sciences

University of Connecticut School of Dental Medicine

2014-6-12

Thomas Tarlor 教授简介

汤姆斯泰勒教授是国际著名的口腔修复、口腔种植、颌面修复学专家，是美国康涅狄克大学牙学院修复科主任、教授（Head，Department of Reconstructive Sciences，UConn School of Dental Medicine）。他分别在爱荷华大学（University of Iowa）和明尼苏达大学（University of Minnesota）获得医学和牙医学学位，在著名的 Mayo Clinic 受到口腔修复和颌面修复的专业培训。他曾任美国口腔修复学院和国际口腔修复学院主席，现任美国口腔修复国家考试委员会执行主席。他获得过多项重要学术奖励，发表了大量学术论文和专著，也是国际著名的教育学家，经常在多个国家进行学术演讲。

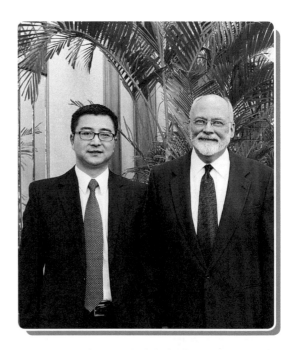

Tom Taylor 教授和张海教授在中国共同演讲后合影

修复新材料、新技术随着高新科技的发展而日新月异，CAD/CAM 技术、种植修复、美学修复甚至生物再生医学修复，都正显示出光明的应用前景。各种相关论文、书籍、培训也如火如荼、轰轰烈烈，吸引了业界的注意力。但是，凡事常常有万变不离其宗的规律，口腔修复的最终目的是在损坏、缺失、异常的牙列上重新建立上下牙齿的咬合支持、恢复咀嚼功能、促进身体健康、提高美学表现，其中，咬合是根本。关于如何咬合，上升到科学就是拾学，它是口腔修复的基础、钥匙、终结者，而材料和技术是工具。但是，偏偏关于这么重要的知识，在关于修复和拾学运用方面，目前国内还没有特别系统的、明确的、鲜活结合实际的、换个词表达是讲的明白的书籍资料，尤其是关于修复中最为复杂的全口咬合重建的书籍。而作为编者的我们，通过多年的修复临床实践，反复感受到拾学知识和技能的重要性，深感这样一个涉及综合知识和多项技能的修复治疗需要精细、规范的操作和流程。国内教科书近年经过深度改写，在很大程度上改变了过去求简求快的富有中国特色的风格，逐渐接近国际水平，但是依然缺乏精细和规范。这是我们为什么下决心总结二十多年的临床经验，结合多年授课和研究的心得，编写这一本全口咬合重建专著的起因。

既然要接近国际水平，首先要保证编著者们受过正规的国际化的专业训练。本书的作者们来自于国内外著名学府，接受过正规的口腔修复相关培训，有多年的口腔修复学相关研究，其中多数人还热衷于教育事业，在国内外各种专业课程和继续教育培训中担任主力讲师，为大家所熟知。这本书中收录的全口咬合重建病例，也有被美国牙科协会（ADA）收入专门网页，作为典型病例向患者推荐的。这本书的写作和准备花费了三年多的时间。所有作者都力求在著作中反映全口咬合重建诊治的目前最新水平和最规范的操作流程。

我记得多年前在日本读研究生时，一位学长捧着一本厚厚的复杂临床修复病例专著，一脸憧憬地说，希望他的病例能做到这么完美这么漂亮，能达到这样的水准，将是他一生的追求。虽然我们的书还不能尽善尽美，但我们也有这样的梦想。我们希望这本书的问世能够很好地帮助我国广大口腔修复医师、口腔各学科临床研究生、口腔修复学教育工作者加深对拾学、对复杂口腔修复、对全口咬合重建的理论和临床实践的学习和认识，对规范我国口腔修复学的临床工作起到积极作用。

这一本全口咬合重建的专著分成三个部分：基础篇，临床篇，病例篇。基础篇包括六章，分别是概述、咬合重建的拾学相关知识、拾架和运用、牙齿磨耗、酸蚀和危险因素、固定修复的软组织处理、咬合重建中的正畸治疗。临床篇则始于咬合重建的程序，从检查和诊断、治疗计划的制订、拾垫的运用、基牙预备、采取印模、颌位关系转移、暂时性修复体的作用和制作、修复体试戴及调磨、患者教育及修复维护等各个环节对咬合重建的过程进行规范化的详细的阐述。基础篇和临床篇的每章都有中英文内容摘要和参考文献，对重要词汇标注出其英文名称。病例篇则为不同状态、不同难易程度、成功实现咬合重建的 8 个病例，通过图片过程展示进行了详尽描述。每个病例都附有主编点评。病例篇的最后列举了修复后可能发生的失败和经验教训，有利于读者在今后的临床实践中防范失败。本书共有近 300 页和 900 余张彩色图片，图文并茂，系统、易读。

书中有一些观点是主编特别想强调的，在此稍作介绍。

需要复杂修复尤其是咬合重建的患者，咬合状态往往处于生理性状态或病理性状态，对于咬合状态的诊断和调整是开始修复前的必经之路。生理性状态是指患者可以轻松完成咀嚼功能而没有任何颞下颌关节和咀嚼肌系统症状的状态；病理性状态则指患者咬合状态有异常，而且可能影响到口颌面颞下颌关节及咀嚼肌系统的正常功能。病理性状态的诊断主要根据患者的临床表现和影像学检查等结果，有一些辅助检查比如下颌运动检查、咬合接触检查等的结果也可以用做参考。如果患者处于生理性咬合状态，则在重建修复时尽量遵循患者原有的颌位关系和垂直距离等咬合因素，而如果患者有病理性咬合的状态，则需要先将其调整到生理性状态，寻找新的颌位关系和垂直距离，调整𬌗曲线，再根据情况，用理想咬合的方式稳定调整后的生理性咬合状态，再建新的理想咬合接触。

关于修复后的理想咬合方式并不指绝对的解剖形态和位置。由于人体之间存在明显的个体差异和人体本身具有强大的适应和改建能力，所以在修复时，追求达到生理性状态是关键，而不是追求修复后形态和解剖上的完全标准化。对于很多患者来说，由于口颌系统解剖形态的差异，比如颞下颌关节髁突的位置和上下牙的覆𬌗覆盖关系、下颌运动轨迹等，并不能符合多数人的常态概念，所以也不能用唯一的标准去指导颌位的调整和修复体的制作。更不能仅靠仪器检查结果或者过于教条的所谓规律来诊断和评定疗效。

𬌗学是复杂的学问，之所以复杂，一是因为某些概念抽象、古老、只是文字和示意图传承，很难在临床上具化到某个表现，所以被戏称为"玄学"；二是因为它本身也经历着不同流派、学说的差异和认识的更新。典型的例子就是关于咬合病中到底咬合异常是不是颞下颌关节病和咀嚼肌功能异常的病因，调磨咬合是否能治疗以上疾病的争论。20 世纪 80 年代以前肯定的结论占主流，而现在否定的意见多见。连美国国立卫生组织（NIH）也在组织了专题讨论后宣称，至今为止没有明确的科学证据说明咬合异常是颞下颌关节病的病因，也没有充分的证据否认其为病因，需要更多符合循证医学的研究。这个宣告也已经问世近二十年了，至今还是没有定论。

在咬合重建中，保持生理性咬合状态，正确转移颌位关系，都是为了防止口颌系统新的功能障碍出现。𬌗架的使用，各项下颌运动参数的获取，也是为了获得高精度的修复体，减少修复体试戴时的调改。我国口腔医学界备受尊敬的前辈张震康教授对于为什么使用可调式𬌗架有一个很恰当的比喻，就好比购买男士正装，在商店里买的也能穿，但是在制作考究的老师傅处订制的衣服，一定是穿着最合体的。尽管在𬌗学的应用上还有很多疑惑或不定论，在临床上都要试图做到最好和最精准。这是作为合格的口腔修复学临床工作者应该追求的境界。

现在，这本书终于完成要面世了，两位主编心存太多的感激。感谢多位作者对本书的贡献。感谢名闻遐迩的修复学大师 George Zarb 教授和 Thomas Taylor 教授在百忙中欣然应允为本书写了热情洋溢的序言，提出了口腔修复学目前面临的挑战。感谢人民卫生出版社为本书积极立项出版并对本书提出重要建议，让我们及时做了相应补充和修改，更加提高了著作的质量。

由于主编分别来自于国内北京大学口腔医学院和美国华盛顿大学牙学院，作者们也供职于国内外多个城市，在内容的交流和文字等信息的统一上存在着很多问题。恳请读者给予原谅，也殷切希望得到同行和读者的批评指正，以利于我们今后改正。

主编：姜　婷　张　海

2015 年 2 月 12 日于北京

第一部分 基 础 篇

第二部分 临 床 篇

第一部分

基 础 篇

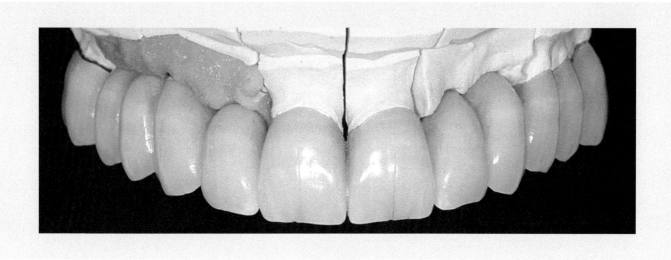

Section I
Background Knowledge

　　本章内容提要：咬合状态有生理性的和病理性的。病理性咬合状态需要调整恢复到生理性咬合状态，而咬合重建是用修复的方法巩固稳定咬合的生理状态，通过复杂、精确、系统的修复，恢复牙列完整和咬合支持、恢复垂直距离、改善颌位关系、提高美学表现、保护余留组织、维护颞下颌关节和咀嚼肌系统的健康。咬合重建以理想咬合为标准。

　　Summary：Occlusion may be either physiological or pathological. The pathological occlusion should be adjusted or recovered to normal before full mouth reconstruction. The full mouth reconstruction is a complex，accurate，and systematic occlusal modification and reconstructive bioengineering through fixed prosthesis. It can restore lost occlusal support that make dentition complete，restore vertical dimention of occlusion，adjust mandibular position，enhance esthetic appearance，save remaining tissue，and maintain the temporomandibular joints and masticatory muscle system healthy. The ideal occlusion is the golden standard of the full mouth reconstruction.

第一节　咬合重建的概念（concept of occlusal reconstruction）

　　咬合重建又称𬌗重建，是一种咬合改良方法，通常通过全牙列或多数牙齿的修复或再修复重建颌位关系和咬合接触，是和颞下颌关节功能取得高度协调的对牙列缺损或缺失状态的修复及用修复方法矫正不良下颌位的过程。其国际通用名称有 occlusal reconstruction、full mouth rehabilitation、occlusal rehabilitation、rehabilitation of dentitions 等。

　　典型的咬合重建是当原有咬合关系（occlusal relationship）不稳定，或已经丧失咬合支持，或已不能维持正常生理功能，或不能和颞下颌关节（temporomandibular joint）、咀嚼肌（masticatory muscle）系统功能取得协调而出现关节及咀嚼肌系统异常症状时，以恢复均匀稳定的能符合生理功能要求的上下牙列的咬合支持（occlusal support）为目的而在临床上进行的复杂修复（comprehensive restoration）。图 1-1、图 1-2 显示一名患者经过咬合重建后，其口腔功能和美观得到改善的情况。

　　但是，进行咬合重建不仅仅要考虑恢复牙列完整及和对𬌗牙之间的稳定均匀的咬合接触关系，而且要维护或恢复包括头颈部和整个咀嚼系统在内的健康状态。咬合重建并不是临床上常规的修复方法，而是针对那些采用通常的保守治疗不能取得理想的长期效果的病例而慎重选择的修复手段。

　　咬合重建在概念上有广义和狭义之分，并没有统一的标准。广义的咬合重建强调在和口颌面肌及颞下颌关节功能取得高度协调的前提下的各种咬合的改善治疗，可以是单纯的牙体缺损的修复，也可以是包括全口无牙𬌗的牙列缺失或缺损的修复。在原有咬合位能够维持维护正常颞下颌系统功能时，并不一定需要改变原有的咬合关系。但是不考虑颞下颌系统功能而进行的单纯的牙体牙列修复不能称之为符合生理要求的咬合重建。而狭义的咬合重建指用固定修复（fixed prosthodontics）的方式重新建立全牙列的咬合关系，以此恢复理想的颞下颌关节内部结构关系和上下牙列之间的咬合关系。

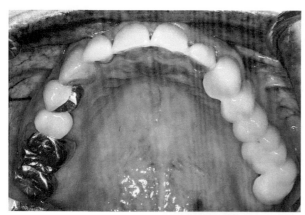

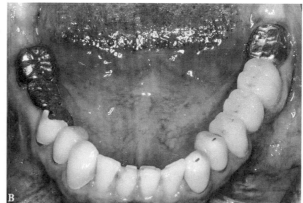

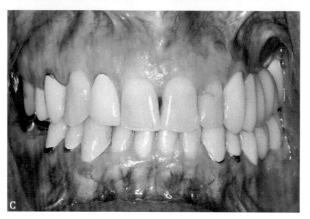

图 1-1 患者 A 咬合重建前的正面观和𬌗面观

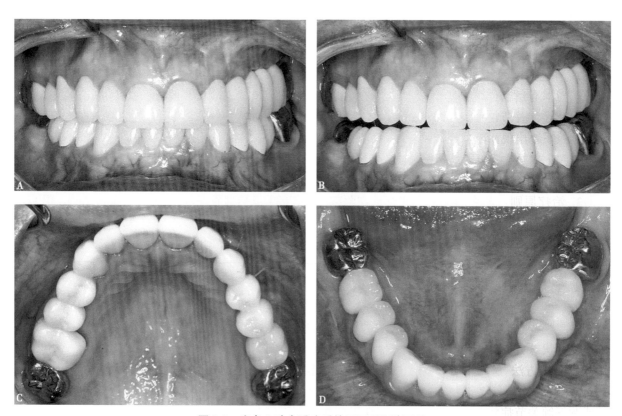

图 1-2 患者 A 咬合重建后的正面观和𬌗面观

第二节　各种咬合状态

一、生理性咬合

可以自如地、无症状地行使咀嚼功能或下颌功能的咬合状态及上下颌关系属于生理性咬合(physiologic occlusion or normal occlusion)，在此状态下，口颌面各组成部分之间处于功能性平衡或协调。这种状态时的生理功能和局部环境相适应，牙齿承受的咬合力能够均匀地分散到颌骨中去而不产生有害的应力集中，牙齿的负荷状态和其下的支持组织、咀嚼肌及颞下颌关节的适应性(adaptation)之间能够达到功能性平衡(functional equilibrium)。

这种生理性咬合状态常见于无症状的健康人中，咬合可以呈现非常标准的正常关系，也可以并不处于理想的关系。这种咬合状态无需治疗，即使咬合出现一些个体偏差，只要和每个个体的功能相适应，即是可接受的功能性咬合关系。为了维持这种生理性平衡，咀嚼系统必须不断适应内部生理性和外部环境的变化。而颞下颌关节和咀嚼肌系统均具有一定的适应性。这种适应可以通过牙周组织的弹性、肌张力的改变、颞下颌关节内部弹性组织的缓冲及髁突的改建来实现。这样才可以解释为什么人群中咬合异常的比例高于颞下颌关节紊乱病(temporomandibular disorders，TMDs)的发病率，以及有咬合异常的人并非都出现TMDs症状的现象。这种生理性平衡受到中枢神经系统的调控和外周神经系统的调节。

处于生理性咬合状态的患者由于美观、牙周、不良修复体等原因需要重新修复时，应该尊重原有颌位关系和咬合状态，将原有咬合关系复制到新的修复体上或加以改善。

二、非生理性咬合或病理性咬合

1. 含义　非生理性咬合(non-physiologic occlusion，traumatic occlusion or pathologic occlusion)是指咀嚼系统在功能上失去了和咬合结构的协调，不能满足充分发挥正常功能需要时的咬合关系，又可称做病理性咬合。换言之即出现了外伤及系统性疾病以外原因所致的颞下颌关节或咀嚼肌功能异常症状时的咬合状态。

2. 可能的原因　非生理性咬合状态可以由生理性咬合状态在某些变化的影响下转化而来，也可以由于患者原有解剖结构的紊乱或薄弱引起。生理性咬合状态向非生理性咬合状态的转化多由于各种刺激或诱因使关节结构或咀嚼肌系统功能出现异常的程度或速度超过了咀嚼系统功能的适应性，或者神经调控系统出现问题，例如创伤、医源性咬合改变等突然的急性的结构改变或者口腔副功能、过度负荷、炎症或疾病等刺激使原有解剖结构不能适应负荷增加的程度或持续的时间。在这种状态下，形态的异常可能和TMD功能异常及症状的发生有关。

3. 治疗原则　非生理性咬合状态时，虽然不排除有牙齿排列整齐、咬合关系良好的个体，但是常见各种咬合异常。非生理性咬合状态或者病理性咬合状态需要治疗。

由于咀嚼系统的肌及关节的功能适应性减弱或受到破坏，为了重新建立功能和结构的平衡，必须对结构进行改善调整，对可能的诱发因素进行排除。要控制造成病理性咬合状态的诱因，采用多学科结合的综合方法(包括物理疗法和药物疗法等)缓解关节、肌的症状，并利用𬌗垫或暂时修复体调整颌位、咬合垂直距离、咬合接触等以利于缓解关节、肌症状，寻找适宜于发挥生理性功能的咬合状态。将病理性咬合状态调整到生理性咬合状态后，为了获得稳定的长期效果，通过咬合重建的方式，将咬合建立在理想状态(图1-3)。

4. 诊断方法　非生理性咬合状态的诊断多依据：

(1)患者是否能在无症状状态下完成咀嚼、大张口等口颌面生理功能。如果伴有口颌面咀嚼肌系统或颞下颌关节症状，咬合检查有异常，则可考虑为非生理性也即病理性咬合状态。

(2)口内外对𬌗平面及咬合垂直距离的检查，在口内(咬合纸、咬合力分析仪等)及口外(𬌗架上模型分析)的咬合接触点及咬合干扰的检查。

（3）通过影像学检查确认颞下颌关节和头颅面骨性结构形态及角度比例等异常。颞下颌关节 X 线片（许勒位片、经咽侧位片、下颌曲面体层片、CT 检查及磁共振）检查关节间隙改变及骨质变化，磁共振检查可以发现关节盘移位变形情况和骨质的细小变化。

（4）也可以通过一些客观检查手段进行辅助诊断。这些检查同时也可用于观察病理性状态的改善情况。

1）下颌运动轨迹描记检查是否有下颌运动轨迹（髁突代表点和切牙点）的偏斜、不规则、双侧不对称、运动不顺畅、运动过大或过小等异常表现（图 1-4）。

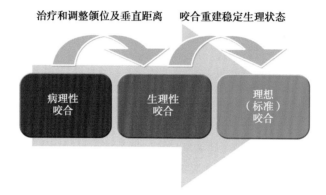

图 1-3　将病理性咬合状态调整到生理性咬合状态后按照理想咬合的标准重建咬合

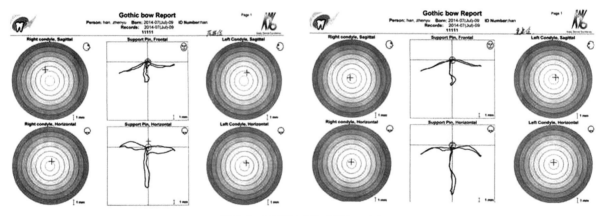

图 1-4　下颌运动轨迹描记示例

为了辅助检查和确认咬合治疗前后下颌运动协调性和髁突位置的变化，进行了下颌哥德式运动弓描记。左上图为治疗前的哥德式弓描记轨迹（上下箭头状线条分别表示正面观和水平面观的下颌前伸、侧方运动轨迹）和下颌运动描记仪上显示的左右侧髁突位置（圆中"+"位置）。右上图为治疗后的下颌哥德式弓描记轨迹和髁突位置。结果显示治疗后下颌运动轨迹重复性提高，下颌偏移程度减小，而髁突位置更趋于中央

2）双侧咀嚼肌肌电图检查是否存在肌电活动的不规则、过强过弱、持续性紧张性收缩、双侧不对称等异常表现。

3）其他方法（重心测定、咀嚼效率等）。

如果患者既有临床症状又有各项检查的异常，则可以明确诊断，并通过调整咬合状态辅助缓解口颌面功能障碍，观察症状及各项检查结果的变化直到有明显改善。但是一部分患者的主观症状和客观检查结果并不符合，可能症状重而客观检查并无明显异常或者反之，应该综合患者的心理、身体健康、适应性、检查结果的可靠性等因素综合并具体分析，在充分医患沟通之后尽量采取保守的方法进行试探性或诊断性治疗。

有研究显示,在无症状的人群中超过 30% 的人有咬合接触分布和颞下颌关节影像的异常。这些人是否都需要治疗,答案是否定的。人体具有很强的适应和改建能力,只要能够无症状地行使生理功能,则无需进行积极的尤其是侵害性或非可逆性的治疗。因此,各种检查结果只能作为制订治疗方案时的参考。

三、理想咬合或治疗性咬合

理想咬合(ideal occlusion)是一种为了达到理想的健康、功能、舒适和美观状态,而在理论上设计出的概念性咬合状态。通过包括𬌗垫、暂时修复体、关节及肌系统调整等综合诊治方法缓解或解除症状或不适,或者达到满意的修复学上和美观上的要求,将病理性咬合调整到生理性咬合后,理想咬合就是重建咬合的标准。

在这种状态下,所有牙齿恰好位于牙弓的理想位置,牙齿之间有理想的咬合接触点及接触面积和强度,颌间关系也符合理想的要求。按照理想咬合的标准,采用固定修复进行全牙列的咬合重建后,为了保证颌间关系的稳定,应该做到以下方面:牙间邻面接触点稳定确实;在最大牙尖交错位时每牙和对𬌗牙有至少一点(最好三点)的咬合接触。前牙接触稍轻,以可以通过一条 10μm 的咬合检查箔为准;闭口时双侧支持牙尖同时均匀接触。侧方𬌗时达到尖牙引导或前牙引导,平衡侧牙尖无接触;前伸𬌗时后牙不接触;牙尖高度尽量低,中央窝尽量浅;𬌗平面平整连续符合生理曲度;尽量保持每个牙的生理动度。

理想咬合的标准详见第二章。

第三节　咬合重建的目的

通过咬合重建可以达到以下目的:恢复咬合支持、恢复或抬高垂直距离、改善𬌗平面、改善并稳定颌位、保护余留牙、改善美观、改善和维持口颌系统功能。

一、恢复咬合支持

1. 咬合支持的概念

(1)全牙列支持的概念:完整的恒牙列由 32 颗牙组成,上、下颌牙列各 16 颗牙。由于多数个体的第三磨牙因各种原因阻生或缺失,临床上的完整牙列常指由 28 颗组成的牙列,上下颌有 14 对牙齿保持咬合接触。在生理状态下,颌位关系和咬合关系稳定。

(2)四个咬合支持区概念:为了维持稳定的咬合,是否需要全牙列的完整?对于这一问题,学者 Eichner 认为,牙列上的咬合支持区有四个,分别为双侧前磨牙区和磨牙区(图 1-5)。每个支持区只要保证有一对牙齿咬合接触,这一区的咬合就是稳定的。即当牙齿缺失后,每个支持区只要有一对牙齿接触,即可认为这一区咬合支持存在。当三个以上咬合支持区存在时,全牙列的咬合是稳定的。

(3)短牙弓的概念:随着年龄的增长,高龄者对生理功能的要求有一定程度的下降,并不一定需要全牙列的牙齿来维持口腔功能。也即当后牙缺失后,只要余留前牙和前磨牙形成连续的咬合支持,每个牙弓保有至少 10 颗牙,上下颌有 20 颗左右的前方牙齿即可以维持咬合支持和咀嚼功能。对这种后方牙齿减数后依然能够保持功能的牙弓称为短牙弓。

短牙弓的概念多数适用于高龄者。提倡短牙弓的学者认为,牙列缺失的患者根据年龄段的不同,对咀嚼功能的恢复程度也要求不同,年龄越高,对功能恢复的要求降低,恢复程度离理想的水平越来越远,有时可以只修复到前磨牙而不必为了避免垂直距离可能降低的问题而修复磨牙,上下颌保持 8 对咬合,对于生理功能要求下降的老年人来说,多数可以满足基本的咀嚼功能要求。

有些卫生组织(如 WHO、日本厚生省等)提出了"8020"概念,即 80 岁的老年人保有 20 颗以上的天然牙,一生用天然牙咀嚼。在满足口腔功能要求的前提下,维持后牙咬合对数减少的咬合状态。

2. 咬合支持的重要性　牙齿的长期缺失,会带来邻牙的移位、倾斜和(或)对𬌗牙的过长及倾斜。多数后牙的缺失造成咬合支持的不稳定或丧失,不但影响咀嚼功能,还可能影响下颌位的稳定。

Table 1　Classification by Eichner Index

Eichner Index	Example from typical patient's dentition
A	7 6 5 4 3 2 1 1 2 3 4 5 6 7 / 7 6 5 4 3 2 1 1 2 3 4 5 6 7
	7 6 5 4 3 2 1 1 2 3 4 5 6 7 / 7 4 3 2 1 1 2 3 4 5 6 7
	7 4 3 2 1 1 2 3 4 6 / 7 6 5 4 3 2 1 1 2 3 4 5 6 7
B1	7 6 5 4 3 2 1 1 2 3 4 5 6 7 / 5 4 3 2 1 1 2 3 4 5 6 7
B2	5 4 3 2 1 1 2 3 4 5 / 7 6 5 4 3 2 1 1 2 3 4 5 6 7
B3	7 6 5 4 3 2 1 1 2 3 4 5 6 7 / 3 2 1 1 2 3 4
B4	3 2 1 1 2 3 4 / 7 6 5 4 3 2 1 1 2 3 4 5 6 7 / 3 2 1 1 2 3
C	─ / 7 6 5 4 3 2 1 1 2 3 4 5 6 7 / ─ / ─

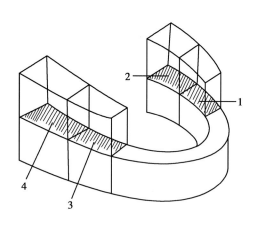

图 1-5　Eichner 的咬合支持区的概念及划分

左表中一个虚框表示一个咬合支持区；右图中数字代表 4 个咬合支持区的位置

　　在后牙缺失的修复上，传统观念认为后牙缺失可带来垂直距离的降低，进而引起颞下颌关节及耳部等器官的症状。但这种观念随着研究的科学性提高而受到质疑。有学者认为磨牙区的缺失并不一定导致垂直距离的变化，并无确切证据证实磨牙的缺失和颞下颌关节功能紊乱症状之间有密切关联。短牙弓（shorted dental arch）的观点也是基于这种观念被提出。

　　但是近年有临床研究报告肯定了后牙缺失和颞下颌关节结构紊乱的关系。磁共振影像检查结果表明，后牙缺失的数目和 TMD 患者的关节盘移位之间有显著的相关关系。

　　3. 咬合支持的恢复方式　完整的咬合支持可以通过活动义齿、𬌗垫式活动义齿、嵌体、高嵌体、部分冠、全冠和固定桥等修复方式得以恢复。

二、恢复或抬高垂直距离

　　1. 垂直距离下降的原因　垂直距离（vertical dimension）是指上下颌任意标定两点之间的距离，一般选取鼻下点和颏点。咬合垂直距离（occlusal vertical dimension）指位于牙尖交错位时的上下颌两点之间的距离。垂直距离决定于颌骨本体、牙槽突、牙齿的整体高度，其中牙槽突和牙齿高度可变而颌骨本体相对稳定。起支持作用的牙齿缺失、重度磨耗可使牙齿所占高度下降，垂直距离下降（图 1-6），牙列缺失后牙槽骨的吸收也可使垂直距离下降。

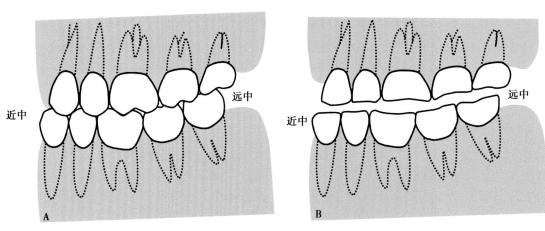

图 1-6　牙齿重度磨耗可导致咬合垂直距离降低

牙齿逐渐磨耗的过程缓慢，有时会发生牙槽骨的代偿性增生，尤其是局部前牙的磨耗。骨增生代偿的结果是维持垂直距离不变。因此，并非牙齿磨耗必定带来咬合垂直距离的下降。

降低的垂直距离可以通过义齿修复而得到恢复。患者对失而复得的垂直距离多可以适应，但是垂直距离有生理性范围，如果恢复垂直距离时高度超出患者的生理适应范围，则可能引起口颌系统功能异常。

2. 维持垂直距离的意义　后牙的支持对于维持垂直距离十分重要。垂直距离降低可能会引起髁突及下颌后移，关节上间隙及后间隙改变，下颌位改变，升颌肌群的肌纤维得不到拉伸而出现疲劳。但是，对有明显垂直距离降低的患者是否都需要抬高垂直距离，则要根据不同情况具体判断。

抬高垂直距离的指征是：垂直距离明显降低的同时有 TMDs 的症状体征；有修复适应证而缺乏修复所需的𬌗龈间隙；明显影响牙列及面形美观。

抬高垂直距离的方法有永久性𬌗垫、𬌗垫式义齿、覆盖义齿及通过固定修复加大牙冠高度达到的咬合重建。

三、改善颌位关系

1. 常用生理性颌位　在咬合重建中经常考虑的颌位关系有以下几个：

（1）最大牙尖交错位（maximum intercuspal position，MIP，MI）：曾称 intercuspal position（ICP）或 centric occlusion（CO），是指在闭口咬合状态下上下颌牙咬合面达到最广泛稳定均匀接触时的下颌位置。正常情况下，这一位置和习惯闭口位一致，在此位加重咬合，不发生下颌的滑动和偏斜。当患者原有颌位关系符合生理要求也即在功能负载时没有任何关节肌肉的不适症状时，应该在患者已经适应的原有下颌位建立最大牙尖交错关系，否则根据理想模式重建最大牙尖交错咬合。

（2）正中关系位（centric relation，CR）：指髁突 - 关节盘复合体在关节窝内抵于颞下颌关节结节后斜面时的髁突位置。引导下颌向上后方可达到此位。正常人髁突位于正中关系位时只沿着髁突的铰链轴做铰链运动，下颌相应可以做以关节重心为转动中心的圆弧状小张口运动，张口范围在 15mm 左右。这个范围内下颌的最上位即上下颌牙齿发生接触时的位置称做下颌后退接触位。在失去稳定的牙尖交错位时，常利用 CR 作为参考解剖位而恢复新的下颌位。传统观点认为，咬合重建时的颌位应该建立在正中关系位。临床上有卷舌吞咽法、Dawson 的双手引导法、发音法、哥德式弓描记法、肌电图检测法等方法引导下颌到正中关系位。双手引导法和哥德式弓描记法是重复性比较好的方法，但是哥德式弓描记法比双手引导法所得到的下颌位靠前方。

（3）最适下颌位（most comfortable position，MCP）：是患者自觉最舒适的咬合位。这个位置是一个生理性功能位，因人而异，并不能用一个明确的解剖位置来表示。但是检查这一位置时，往往会发现无论是咬合垂直距离还是咬合时前牙覆𬌗覆盖的程度，下颌均位于最接近理想的位置，尤其是有症状的患者常常有感觉上的反馈，可以引导到此颌位。当发生牙齿生理性或病理性磨耗、牙齿缺失、医源性牙齿磨改、不良习惯、外伤、正畸治疗、发育不良等原因使下颌位改变，如后退、偏斜，患者自觉咬合无力、咀嚼易疲劳、下颌不稳定等情况时，如临床能诊断患者处于病理性咬合状态，可通过引导下颌克服偏斜、前后向移动到某个浅覆𬌗、浅覆盖的位置，并在下颌闭口时应用𬌗垫、软弹性咬合垫或暂时修复体引导下颌到此位置并稳定于此。患者自觉咀嚼无力情况改善，关节及肌肉系统的不适症状减轻，经过一定时间观察并无异常症状的反复出现，则可以确认此位置是患者的最适下颌位（图 1-7～图 1-11）。

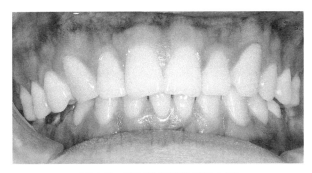

图 1-7　固定义齿修复后口内观

患者 B 双侧磨牙经过数次固定义齿修复后，自觉咀嚼无力，双侧颞部易疲劳不适。口内检查见双侧下颌磨牙全冠修复但临床高度低，𬌗面有明显磨改痕迹

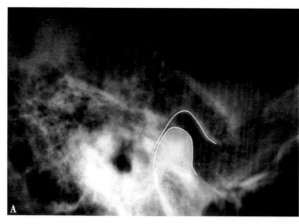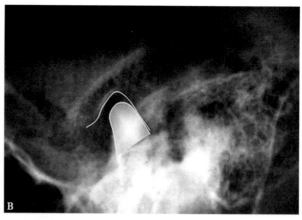

图 1-8　患者 B 颞下颌关节许勒位 X 线片显示闭口位时双侧颞下颌关节髁突后移位

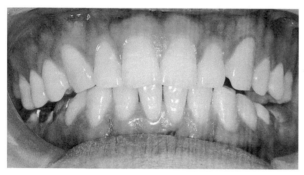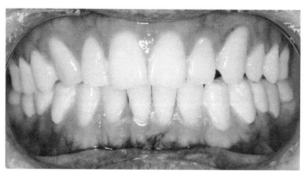

图 1-9　当患者 B 的下颌轻接触上颌前牙,位于前牙浅覆𬌗关系时,颞部症状减轻。此时后牙区咬合面之间出现间隙

图 1-10　在上述位置给予患者暂时修复体抬高下颌后牙,使上下颌保持咬合接触,将颌位调整并稳定于此位

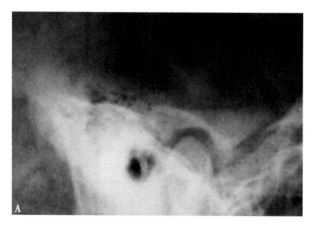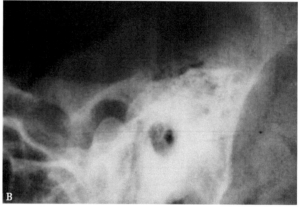

图 1-11　颞下颌关节 X 线检查
戴用暂时修复体调整颌位后三个月再次进行颞下颌关节 X 线检查,髁突位置明显改善至关节窝中央

　　2. 下颌位异常的原因　发育性错𬌗、下颌偏斜、咬合平面偏斜及咬合平面不齐等可以是下颌位异常的常见原因。牙齿缺失、牙齿重度磨耗可使咬合垂直距离下降,下颌位随之后移。

　　正畸治疗时如不注意控制也有可能使下颌位得到改变,例如只注意形态上的美观而未保持下颌位在生理正常范围,可出现下颌位不稳、双重下颌位等问题,造成新的功能异常。

　　3. 下颌位调整的适应证　下颌位存在异常,但是如果并不影响下颌生理功能,未出现颞下颌关节或咀嚼肌系统的功能异常症状,没有修复适应证时,可以不进行下颌位的矫正。但如果出现了上述功能异常并需要进行咬合治疗时,则通常在𬌗垫或暂时修复体上对下颌位进行诊断性调整。观察下颌功能的改善情况及是否出现颞下颌关节及咀嚼肌系统的症状。当戴用𬌗垫或暂时性修复体 2、3 个月后,如无颌面部肌的不适症状出现,影像学检查颞下颌关节内部结构未发生不良变化后,即可在新的良好的下颌位上建立新的咬合关系并提高美观效果。

四、改 善 美 观

需要咬合重建的许多情况也伴随缺牙、牙齿缺损、牙齿不整齐、不美观、殆曲线不规则等各种表现。通过全口咬合重建改善牙齿美学表现是现代修复后的必然效果,也是患者的自然要求。通过牙齿排列、形态、色泽、曲线和牙龈软组织的协调,达到整体改善的良好美学效果。通过咬合垂直距离和颌位的调整,改善面部比例关系和软组织外形,提高美容效果。在咬合重建时,维持口颌系统生理健康是基本,恢复和改善咀嚼功能是必需,改善美观是最高层次的要求(图 1-12)。

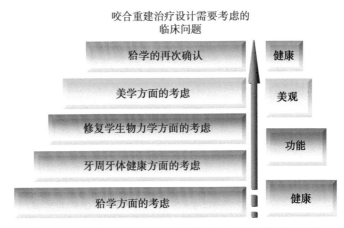

图 1-12　进行咬合重建必须兼顾健康、功能和美观的要求

五、改善和维持口颌系统功能稳定

将病理性咬合状态改善到生理性咬合状态并通过理想咬合的标准将这种生理性状态长久维持,这种功能上的提高是咬合重建的最基本也是最高追求。通过咬合重建,不能只达到改善美观的目的,也必须提高和维持口颌系统功能,有益于全身健康的维持。

第四节　咬合重建的适应证

咬合重建不同于普通修复,因为常常需要改变颌位、殆曲线和垂直距离,是一个耗费时间、精力和财力来完成的复杂修复,应慎重开始。

一、需要咬合重建的病例在临床上通常存在的问题

1. 多个牙的残根残冠或牙列缺损需要全面修复,有时伴有颞下颌关节和(或)咀嚼肌系统症状。
2. 缺牙需要修复而缺牙区殆龈向距离不能满足义齿修复的要求,有必要抬高垂直距离。
3. 牙列中多数牙重度磨耗,垂直距离下降、咬合平面不齐、咬合不协调、咀嚼无力。
4. 牙齿排列及形态不美观。
5. 前牙深覆殆,下牙长期刺激造成上颚黏膜溃疡。
6. 下颌位异常,咀嚼无力易疲劳,有慢性口颌面肌症状。

二、各种类型咬合状况的重建

进行咬合重建根据是否需要改变咬合平面(殆曲线)、垂直距离、下颌位而分为局部或全牙列、单颌或双颌、伴或不伴有颞下颌关节咀嚼肌症状等复杂程度不等的各种情况,列举如下:

1. 牙合平面基本齐整符合生理要求 牙合平面、下颌位均无需调整，可以直接采用固定义齿、固定活动联合义齿或种植义齿修复缺损牙列或牙体。

（1）单颌重建：这种情况时，上下颌其中之一牙列基本完整，咬合平面基本齐整无偏斜，牙合曲线无需调整或仅存在轻度的不齐，在对基本齐整的单颌牙牙合曲线进行调磨或固定义齿局部修复后，使此单颌的牙合曲线达到正常要求，然后再对需要修复的对颌牙列进行再建（图1-13）。

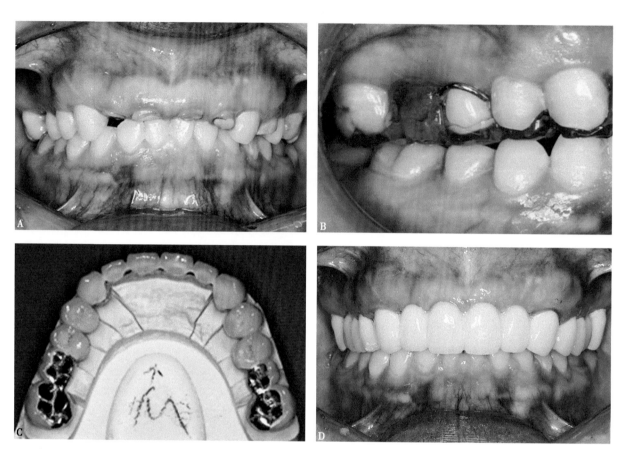

图1-13 患者C，上颌牙列缺损需要修复，但是缺牙区牙合龈距离不足，需要抬高垂直距离后行上颌重建的病例
下颌基本正常，仅需修复上颌。A. 初诊时闭口位口内观；B. 戴用全牙列稳定牙合垫抬高垂直距离进行过程观察的情景；C. 上颌全牙列的金合金烤瓷冠桥修复体；D. 上颌牙列咬合重建修复后闭口位正面观

（2）交错咬合：为上下颌双侧牙齿交错缺失或缺损，余留牙相对于缺牙区，无咬合支持。修复后容易出现双侧咬合支持的方式不同或咀嚼力不平衡。例如，左侧上颌和右侧下颌牙齿缺损或缺失，天然牙的对颌是黏膜支持或混合支持的可摘义齿，则义齿呈现跷跷板样的受力。

2. 牙合平面不齐整不符合生理要求 这种情况时，咬合平面需要调整或再建，可伴有垂直距离的降低。包括咬合平面不齐需要部分或整体调整、牙列重度磨耗需要抬高垂直距离和大面积牙列缺损等情况。

（1）牙合平面不齐，需要部分调整（图1-14）。

（2）牙合平面不齐，需要整体调整（图1-15～图1-18）。

（3）牙列重度磨耗，需要抬高垂直距离（图1-19～图1-21）。

3. 下颌位需要调整 在现有颌位上行使功能时，伴随颞下颌关节和咀嚼肌系统的不适症状包括关节或肌的疼痛、咀嚼无力、咬合不适等。这种情况，也即患者处于病理性咬合状态，在咬合重建前需要先对口颌系统的健康状态进行综合诊断和治疗。当怀疑此时的颌位关系可能不利于患者病理性状态的恢复时，对颌位关系进行试探性调整，运用牙合垫或暂时修复体调改和观察颌位改变对患者不适症状的治疗作用。当能够有效缓解症状并经过充分长期观察（通常3个月）后才能开始咬合重建修复（图1-22～图1-24）。

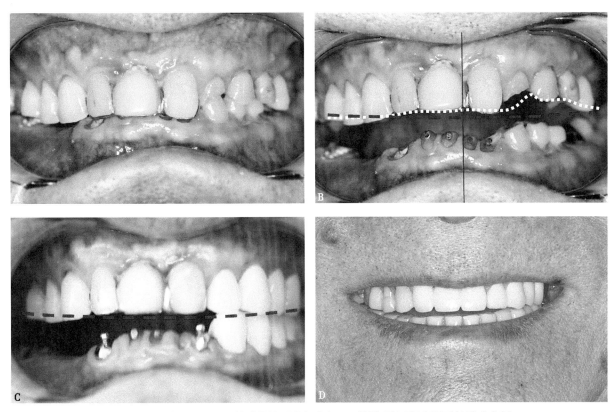

图 1-14　患者 D，上颌调整𬌗曲线后进行上颌牙列局部及下颌全牙列的重建病例

A. 初诊时闭口位的口内正面观；B. 下颌姿势位时的正面观，红色虚线表示理想的𬌗曲线，白色虚线表示现有的牙尖顶连线，左侧上颌后牙中度磨耗后𬌗曲线呈倒曲线，右侧上颌后牙稍有下垂，可以稍加调磨后基本符合正常𬌗曲线；C. 上下颌左侧后牙经过冠修复，𬌗曲线经过局部调整后恢复比较平滑整齐的𬌗平面，再对余留牙进行修复；D. 修复完成后的正面微笑像

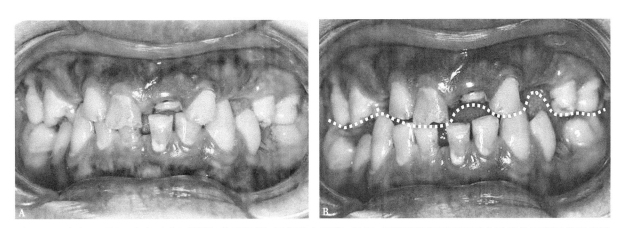

图 1-15　患者 E，图 A 为由于乳牙滞留、磨牙倾斜、牙间散在间隙、残根、深覆𬌗等问题需要咬合重建的年轻男性患者的咬合位正面照。图 B 为下颌姿势位时的口内正面照。白色虚线显示𬌗曲线不齐，牙尖顶及切缘形成上下方向呈"过山车"样曲线。这类患者需要多学科综合治疗后再进行咬合重建修复

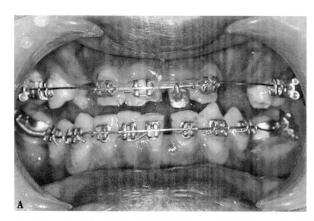
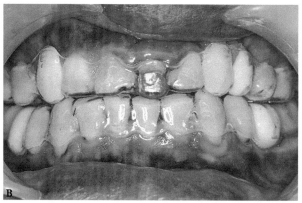

图 1-16 为患者 E 首先拔除滞留乳牙,通过牙齿正畸关闭牙间隙、拉出残根、调整牙齿位置、扶正倾斜磨牙、压低过高牙齿抬高垂直距离、减轻深覆𬌗达到调整𬌗曲线的目的
A. 显示正畸中;B. 为正畸结束后戴保持器的情景

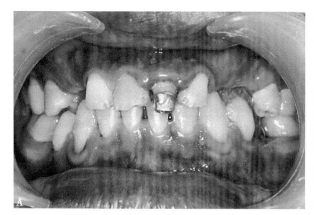
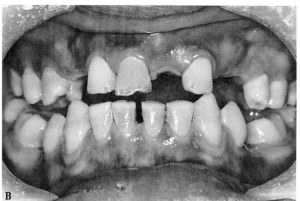

图 1-17 由于前牙牙龈缘线不良(A),进行牙冠延长手术调整前牙牙龈缘连线(B),术中拔除有隐裂的残根

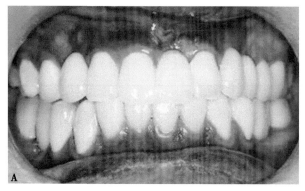
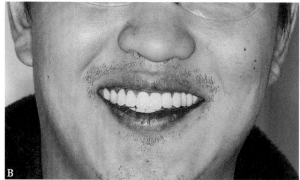

图 1-18 患者 E 全牙列行固定义齿和全瓷贴面修复,获得患者满意的修复效果

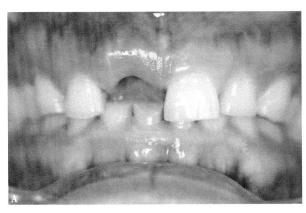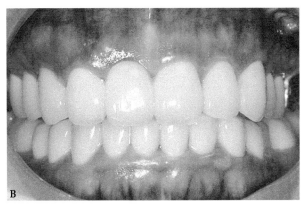

图 1-19 患者 F，上下颌全牙列重度磨耗后垂直距离下降的病例
A. 初诊时的口内观；B. 咬合重建后的口内观

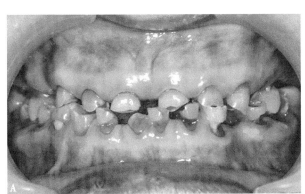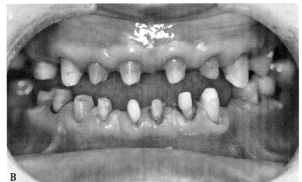

图 1-20 患者 G，上下颌全牙列重度磨耗病例
A. 初诊时咬合位正面观，可见前后牙均有重度磨耗和牙颈部楔状缺损，咬合垂直距离下降；B. 下颌前牙经过牙髓治疗和桩核修复后恢复一定牙冠形态，再经过上颌前牙的牙冠延长手术保证充分的牙本质肩领高度和牙周的生物学宽度，余留牙进行全冠的基牙预备

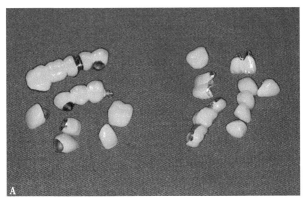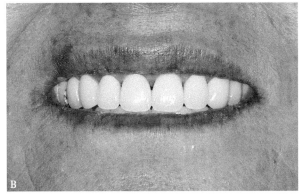

图 1-21 患者 G 的全牙列进行固定义齿修复，达到全口咬合重建
A. 部分金合金烤瓷冠桥修复体；B. 咬合重建后患者的微笑像

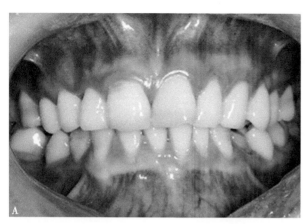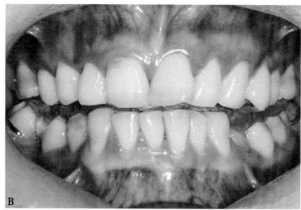

图 1-22 患者咬合像，中年女性，以后牙咀嚼无力为主诉就诊，自觉后牙缺失后牙齿倾倒，咬合低，咀嚼时容易疲劳。下颌逐渐后缩，面型改变后不美观，要求抬高后牙

A. 初诊时的咬合位正面像，可见右下第二前磨牙缺失，磨牙轻度近中舌向倾斜，后牙区咬合垂直距离低；B. 显示给患者使用𬌗垫抬高垂直距离并调整下颌向前到达患者的最舒适位置

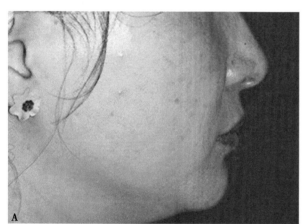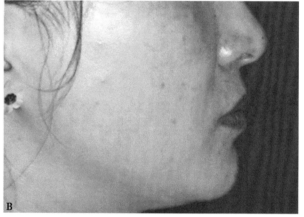

图 1-23 戴𬌗垫后可见面部侧面外形由下颌后缩到直面型，美观随之改观

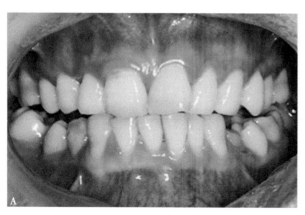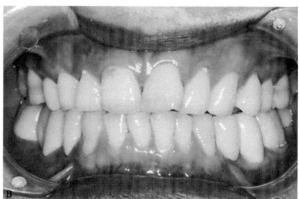

图 1-24 戴用𬌗垫三个月后进行后牙冠桥修复，抬高咬合

A. 患者希望调改后达到的颌位，在此位置前牙为浅覆𬌗浅覆盖状态，后牙咬合面之间出现间隙；B. 后牙冠修复抬高咬合垂直距离后的闭口位正面像，患者习惯性闭口位和下颌最适位一致，可以将牙尖最大交错位稳定在最适位。修复后无颞下颌关节及咀嚼肌系统不适症状，临床症状改善，患者对面型的改善满意

　　4．其他类型　包括伴有游离端缺失牙，需要固定活动联合修复或附着体、种植体固位覆盖义齿进行修复。

　　区别于上述类型的固定活动义齿修复、种植体支持覆盖义齿等情况由于各有其特点，可以属于其他类型，由于篇幅所限，这次没有收入到本书的阐述范围之内。

关于髁突位的几点讨论：

　　关于髁突位应该建立在什么位、是否能达到正中关系位以及正中关系位的定义或本质，目前学术界还有很多争议。执着于正中关系位的学者认为在此位髁突只能做单纯的转动即铰链运动，可重复性强，是生理性后方参考位。当缺失牙位参考但是准备做咬合重建时，应该建立在正中关系位。经典教科书和参考文献中的咬合重建病例也多表明水平颌位建立在正中关系位。但是另一方面也有研究显示，在无症状人群中，有相当比例人的髁突并不在关节窝的中央，关节盘可有增生、变形，而盘突关系发生变化（可复性盘前移位及不可复性盘前移位）的情况也高发，所以并不容易寻找到理想的所谓正中关系位。有研究利用磁共振方法检查髁突位置，发现用不同方法诱导正中关系位后的髁突位置均有差异。如果因为关节结构的变化或器质性改变而无法获得影像学上能确认的正中关系位，是否还能实现满意的咬合重建这一问题还需要根据具体情况分别讨论。很多研究显示，髁突和关节盘甚至于关节盘后软组织都可以在无进行性破坏的前提下发生相应的适应性改建，例如髁突形态改变、表面骨质改变、关节盘形态变化、关节盘后软组织出现纤维化等。事实上，由于人体结构存在一定范围的可适应空间，所以，有学者提出颌位应该建立在下颌最舒适位、习惯闭口位、功能位等患者感觉舒适并有利于发挥最大咀嚼功能的位置。只要使患者的颌位建立在无症状、比较美观、比较舒适、可以满足口颌面生理功能的位置，也即下颌舒适位，或者叫做功能位，应该可以获得满意的咬合重建效果和长期的临床稳定性。

参 考 文 献

1. The glossary of prosthodontic terms. J Prosthet Dent，2005，94（1）：10-92.

2. Iven Klineberg，Rob Jagger. Occlusion and clinical practice. Edinburgh，Wright，2004.

3. Keough B. Occlusion-based treatment planning for complex dental restorations：part 2. Int J Periodontics Restorative Dent，2003，23（4）：325-335.

4. Ash MM Jr. Occlusion，TMDs，and dental education. Head Face Med，2007，3（3）：1.

5. Okeson JP. Oralfacial Pain：guidelines for assessment，diagnosis，and management. Chicago：Quintessence Publishing Co.，1996.

6. Makzoume JE. Variations in rest vertical dimension：effects of headrest in edentulous patients. Gen Dent，2007，55（4）：316-319.

7. Panek H，Matthews-Brzozowska T，Nowakowska D，et al. Dynamic occlusions in natural permanent dentition. Quintessence Int，2008，39（4）：337-342.

8. Herbert T. Shillingburg，Jr，Sumiya Hobo，Lowell D. Whitsett，et al. Fundamentals of fixed prosthodontics. 3rd ed. Chicago：Quintessence，1997.

9. Eichner K. Renewed examination of the group classification of partially edentulous arches by Eichner and application advices for studies on morbidity statistics. Stomatol DDR，1990，40（8）：321-325.

10. Yoshino K，Kikukawa I，Yoda Y，et al. Relationship between Eichner Index and number of present teeth. Bull Tokyo Dent Coll，2012，53（1）：37-40.

11. Witter DJ，Creugers NH，Kreulen CM，et al. Occlusal stability in shortened dental arches. J Dent Res，2001，80（2）：432-436.

12. Witter DJ，de Haan AF，Kayser AF，et al. A 6-year follow-up study of oral function in shortened dental arches. Part Ⅰ：Occlusal stability. J Oral Rehabil，1994，21（2）：113-125.

13. Witter DJ, De Haan AF, Kayser AF, et al. A 6-year follow-up study of oral function in shortened dental arches. Part Ⅱ: Craniomandibular dysfunction and oral comfort. J Oral Rehabil, 1994, 21（4）: 353-366.

14. Mohl ND, Zarb GA, Carlsson GE, et al. Introduction to occlusion. Chicago: Quintessence Publishing Co, 1988.

15. Elnaz Moslehifard, Sakineh Nikzad, Farideh Geraminpanah, et al. Full-Mouth Rehabilitation of a Patient with Severely Worn Dentition and Uneven Occlusal Plane: A Clinical Report. Journal of Prosthodontics, 2012, 21: 56-64.

16. Sudsukh Thongthammachat-Thavornthanasarn. Treatment of a Patient with Severely Worn Dentition: A Clinical Report. J Prosthodont, 2007, 16: 219-225.

17. Cho BH, Jung YH. Nontraumatic bifid mandibular condyles in asymptomatic and symptomatic temporomandibular joint subjects. Imaging Sci Dent, 2013, 43（1）: 25-30.

18. Kandasamy S, Boeddinghaus R, Kruger E. Condylar position assessed by magnetic resonance imaging after various bite position registrations. Am J Orthod Dentofacial Orthop, 2013, 144（4）: 512-517.

19. Ciavarella D, Parziale V, Mastrovincenzo M, et al. Condylar position indicator and T-scan system II in clinical evaluation of temporomandibular intracapsular disease. J Craniomaxillofac Surg, 2012, 40（5）: 449-455.

20. Nakai, Abekura, Hamada and Morimoto. Comparison of the most comfortable mandibular position with the intercuspal position using cephalometric analysis. Journal of Oral Rehabilitation, 1998, 25（5）: 370-375.

（姜　婷）

（Dr. Ting Jiang

Professor, Prosthodontist,

School of Stomatology, Peking University, Beijing, China）

咬合重建修复中的拾学问题

Chapter 2　Considerations in Occlusal Reconstruction

本章内容提要：口腔修复的最终目标是恢复符合口颌面生理功能同时满足美观要求的咬合关系。由于患者个性化需求的提高，没有任何一种咬合模式能满足所有患者。所以，针对不同患者作出正确的咬合诊断和制订符合生理要求的修复方案十分重要。如果原有咬合关系是非生理性的，或者说是病理性的，则要改善咬合关系。而在改善及重建咬合时，其目标是理想咬合关系。在咬合修复时，需要考虑下颌位、咬合垂直距离、拾平面走向和位置、上下前牙位置和功能引导、后牙咬合面形态、咬合接触点位置和接触强度等重要影响因素。修复治疗不仅要获得美观的效果和功能的恢复，更需要维持对口颌面余留组织无害的长期健康状态。

Summary：The final goal of dental restoration is reconstruction of excellent occlusion which should fit not only the requirement of esthetic but oral-facial physiological function. No single occlusal scheme can be used for all patients. The occlusal diagnosis and decision making for each restorative treatment are fundamental and need thorough understanding of concepts of physiologic occlusion，pathologic occlusion，and ideal occlusion. For occlusal treatment，at least seven elements should be considered：mandibular position，vertical dimension of occlusion，occlusal plane，anterior guidance，morphology of posterior teeth，position and strength of occlusal contacts，and harmony of occlusion and masticatory system.

　　口腔修复是针对不完整的牙列或牙体进行完整修复、恢复咬合、改善咬合的治疗过程。各种修复方法是手段，目标是达到良好的咬合关系，维持口颌面正常的生理功能。

　　临床经验显示，没有一种标准的咬合形态、模式或材料能成功地适用于所有患者的修复。对于诸如咬合引导方式、下颌位、后牙形态、材料等的选择，不同的医师可能依据于不同的咬合学理论来进行临床实践，但是没有哪一个方法是适用于修复所有患者的。按照理想的模式进行修复，虽然对于多数患者可以获得成功的结果，但也有不成功病例的存在，这些患者修复后咬合不舒适，出现局部牙齿创伤甚至颞下颌关节及颌面部肌肉的功能异常。为了满足患者的各种个性化需求和极大的个体差异，医师首先必须理解什么样的咀嚼系统能维持健康，行使生理功能；懂得哪些因素和状态是导致口颌系统病理变化的原因并了解其机制，然后根据诊断和患者的具体情况，选择使用最适合的修复方案。有研究已明确提出，成功修复后的咬合关系必然能够使咀嚼系统行使生理功能，保证颞下颌关节、神经肌系统正常作用，牙齿和其周围支持组织维持在一个良好的健康状态。因此，对于修复治疗，医师的诊断和制订修复计划的能力尤为重要。而这些患者的修复不仅仅是获得美观的效果、功能的恢复，而是维持对口颌面余留硬软组织无害的长期健康的状态。

　　在设计修复丧失或部分丧失的咬合关系的方案时，原则上如果原有咬合关系是生理性的，在不引起颞下颌关节和口颌面神经、咀嚼肌系统病理改变的前提下，尊重和维持原有咬合关系。如果原有咬合关系是非生理性的，或者说是病理性的，则要改善咬合关系。而在进行改善咬合、重建咬合时，是以理想咬合关系为目标的。所以，要理解生理性咬合、病理性咬合及理想咬合的概念。

　　1. 判断什么样的咀嚼系统能维持健康，行使生理功能——生理性咬合。

2. 了解哪些因素和状态是导致口颌系统病理变化的原因并了解其机制——病理性咬合。

3. 按照理想的模式进行修复——理想咬合。

4. 根据诊断和患者的具体情况,选择使用最适合的修复方案满足患者的各种个性化需求和极大的个体差异。

第一节　咬合重建修复需要考虑的重要因素
（seven elements should be considered in occlusal reconstruction）

当准备进行一个比较复杂的牙列重建时,咬合因素可以影响到颞下颌关节和咀嚼肌的正常生理功能。需要复杂咬合重建的患者将涉及咬合的 7 个因素。这些因素是下颌位、咬合垂直距离、咬合平面走向及位置、上下前牙位置和下颌运动时的牙尖功能引导、后牙咬合面形态、咬合接触点位置和接触强度及咬合和口颌系统功能的协调等。这些因素决定了最终修复体的功能和美观,这些因素的互相协调决定了修复体的长期稳定性。修复治疗并没有因为固定或活动义齿的戴入而结束,经久维持良好的效果是咬合重建修复成功与否的关键。本章对其中尤为重要的一些因素加以讨论。

一、下　颌　位

1. 生理性颌位的保持　咬合重建中,根据患者的下颌位是处于生理状态还是病理状态,决定是否需要改善颌位。如患者的习惯闭口位可以顺畅一次达到最大牙尖交错位而没有下颌进一步的滑动、偏斜等异常表现,现有下颌位能满足正常咀嚼功能而无咀嚼肌和颞下颌关节系统的不适症状,则应该维持原有颌位关系,在原有颌位上进行咬合重建而不做过大的改变,以免患者适应困难。

2. 最适下颌位的确立　如果原有颌位处于病理性状态,则需要调整并寻求患者的最适下颌位,在新的满足正常功能的位置上重建咬合支持关系。

如第一章所述,最舒适下颌位是处于无颞下颌关节及口颌面咀嚼肌系统症状、比较美观、比较舒适、可以满足口颌面生理功能的位置。最适下颌位的摸索和建立可通过在原有牙列上戴用稳定𬌗垫、调位𬌗垫或暂时修复体,对下颌位进行诊断性调整。例如,如果因为磨牙的重度磨耗出现咬合垂直距离降低及下颌退后状态,在将下颌向前引导至前牙浅覆𬌗浅覆盖后,往往后牙咬合面之间离开,需要抬高后牙的咬合垂直距离。观察关节及肌肉的症状 2～3 个月后,影像学检查颞下颌关节内部结构改善或未发生不良变化,患者感觉舒适,在新的颌位上可以无障碍完成功能,各项口颌面功能检查无明显异常,则可以在此位建立新的最大牙尖交错咬合(图 2-1～图 2-4)。

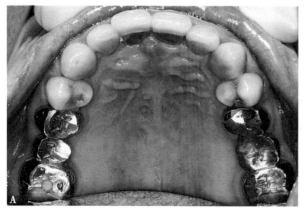
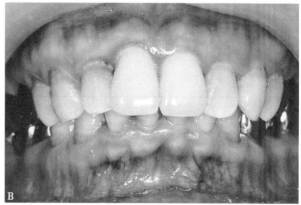

图 2-1　A、B、C. 患者 I 初诊时自觉咬合无力,上下颌后牙冠修复,咬合面有明显磨耗;D、E、F. 闭口位侧面照可见下颌后缩,前牙覆盖大于 10mm,后牙咬合垂直距离下降;G、H、I. 当下颌前移至前牙浅覆𬌗浅覆盖时,患者自觉肌肉放松舒适,这时后牙咬合面之间出现明显间隙

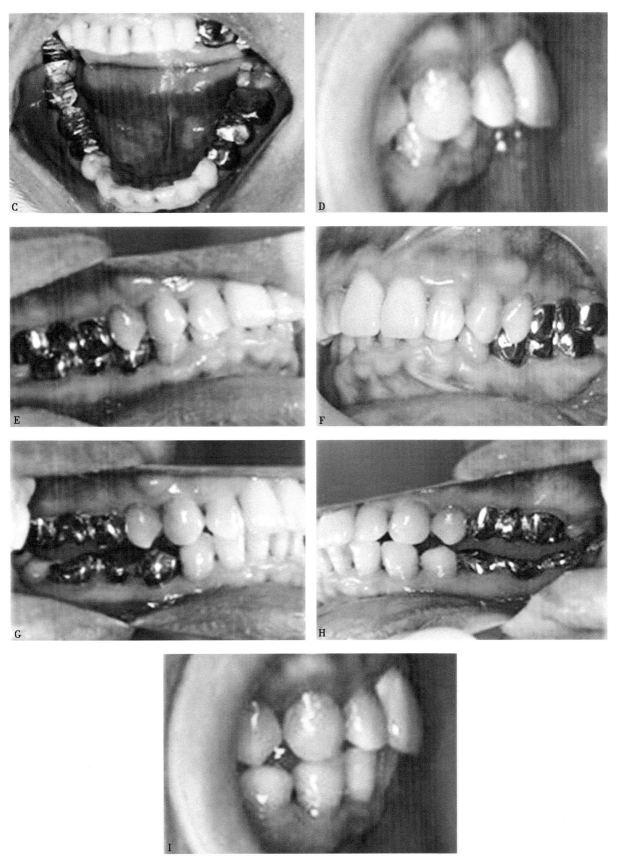

图 2-1（续）

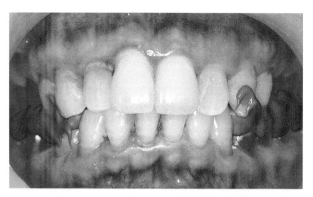

图 2-2 患者 I 下颌前移至前牙呈浅覆𬌗浅覆盖关系,后牙
的咬合面间隙内注入咬合记录硅橡胶材料进行颌位关系记录

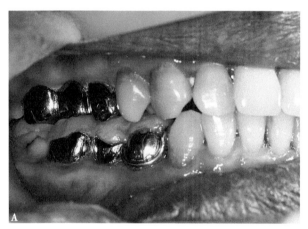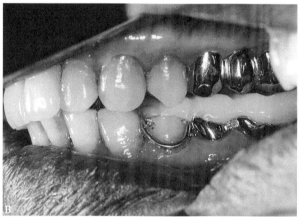

图 2-3 患者 I 下颌前移调位后戴用后牙调位𬌗垫

在𬌗垫上精细调整下颌位并稳定在患者的最适下颌位。待患者适应此位并无任何颞下颌关节和咀嚼肌系统不适症状,
并且各项检查无异常后,再进行后牙冠修复抬高后牙垂直距离,达到咬合重建

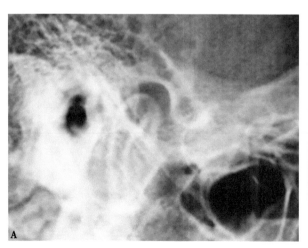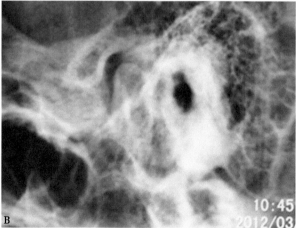

图 2-4 患者 I 后牙咬合垂直距离抬高,下颌调位前后的双侧颞下颌关节薛氏位 X 线影像,双侧髁突从后移位调整到中
央位

A、B. 颌位调整前髁突位置略偏后

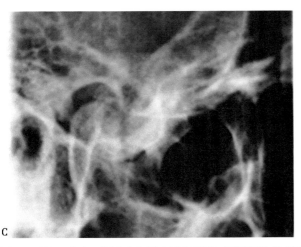
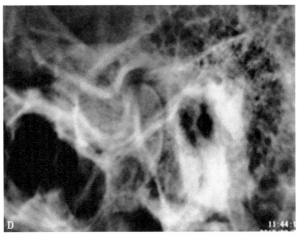

图 2-4（续）　患者 I 后牙咬合垂直距离抬高，下颌调位前后的双侧颞下颌关节薛氏位 X 线影像，双侧髁突从后移位调整到中央位

C、D. 调整后髁突位置基本在关节窝中央

　　3. 颌位的确定和面弓转移　原有咬合关系稳定时，可以直接对合石膏模型后上殆架，咬合关系不稳定时，需要通过颌位记录基托、咬合记录材料等记录口内的颌位及咬合关系。

　　根据 Eichner 的咬合支持区分类，有三个咬合支持区存在时，口内和模型上的咬合关系都稳定，无需咬合记录材料记录上下颌间咬合关系；有两个咬合支持区时，由于有颞下颌关节的支持，口内咬合状态稳定而模型上不稳定，需要颌位记录基托和咬合记录材料记录咬合关系；仅有一个或没有咬合支持时，无论是口内还是模型上都没有稳定的咬合关系，需要稳定的全牙列颌位记录基托和精确咬合记录材料记录颌位关系（图 2-5）。

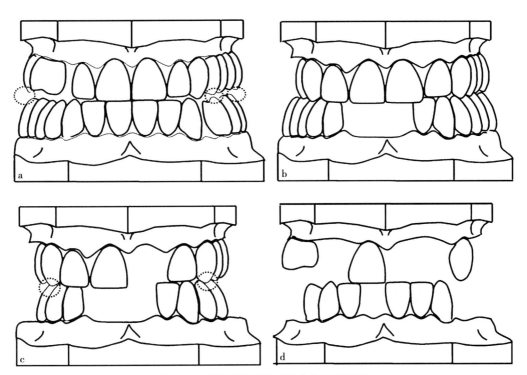

图 2-5　需要采取颌位或咬合记录的情况

a 及 b 有三个咬合支持区，在口内及模型上都有稳定的咬合支持，无需采取颌位记录；c 有两个咬合支持区，在口内稳定，在模型上不稳定，需要采取颌位记录；d 无咬合支持区，在口内及模型上均不稳定，需要采取颌位记录

需要改变或再建下颌位时,先在暂时修复体上建立稳定的颌位关系,调整咬合接触位置和强度,通过精确的咬合记录材料进行分段或交叉咬合记录。再通过面弓,转移牙列和颞下颌关节的空间位置关系,通过咬合记录材料转移上下颌牙列的咬合接触关系。有关颌位关系的转移请参照后面章节。

如果患者颌位不稳定,无法通过单纯咬合记录取得正中关系位时的颌位记录,则需要患者达到肌松弛状态(通过疲劳性肌松弛、肌松弛仪等方式)后再行颌位引导,或通过哥德式弓描记的方法获得颌位记录。

二、咬合垂直距离

垂直距离是指上下颌之间两点之间的距离,而咬合垂直距离是指在习惯性闭口位咬合后上下颌两点之间的距离,常用鼻下点和颏点测量垂直距离。咬合垂直距离有一个可适应的范围。在姿势位休息时,上下颌之间应该有 1~3mm 的间隙。这时的垂直距离称做姿势位时的垂直距离。息止𬌗间隙根据个体的肌活动状态和姿势、年龄、病痛状态甚至时间不同而有所不同。姿势位时的肌电活动并不是最小的,而肌活动最放松时的息止𬌗间隙为 4.5~12.6mm,平均 8.6mm。息止𬌗间隙具有临床适应性,但老年人适应性减低。

1. 对于现存垂直距离的评价 垂直距离的降低一般发生在牙齿缺失、重度磨耗等情况后。其中后牙的支持对于维持垂直距离十分重要。如果后牙无明显磨耗、移位、倾斜、缺失,和对𬌗牙保持咬合关系,则提示没有垂直距离的降低;反之,如果后牙出现严重的上述表现,则可能存在垂直距离的降低。如果后牙没有严重磨耗而前牙磨耗明显并出现临床牙冠缩短的表现,容易产生垂直距离降低的假象,这种情况很可能是由于患者有不良的下颌前伸习惯或解剖形态上颞下颌关节结节较高,表现为髁导斜度大,形成前牙接触过重造成。前牙区磨耗后为了维持牙齿的接触,如果牙槽突代偿性增生,则表现为前牙区牙龈缘线低于后方牙龈缘线。如果仅发生前牙磨耗,很难单纯用牙冠等方式修复前牙,因为为了获得足够的修复间隙,在抬高前牙的同时也必须抬高后牙,而后牙如果健全,则将带来不必要的牙体组织损伤。这时较好的方法是进行前牙的冠延长手术或通过正畸的方式压低前牙。如果后牙也发生了明显的磨耗,则需要对前后牙同时抬高,对全牙列进行修复重建。

2. 垂直距离的确定方法

(1) 利用姿势位时上下牙之间息止𬌗间隙确定法:在姿势位时通常上下牙之间有约 1~3mm 的间隙。如果这个间隙大于 3mm,则可抬高多出息止𬌗间隙的高度,如果小于 3mm,则不能轻易增加垂直距离。有学者认为姿势位时的息止𬌗间隙本身随着姿势、头位、时间等因素的变化在不断变化,但是也有研究并不支持这一说法;但是通过皮肤测量点确定垂直距离的方法有一定误差,所以根据姿势位时息止颌间隙来确定垂直距离的方法并不是理想的方法。

(2) 利用面部解剖标志测量法:利用面中 1/3 高度(眼角到口角)约等于面下 1/3 高度(鼻底到颏底)的规律确定面下 1/3 的高度。但是,由于鼻底和颏底并没有明确的点状解剖标志,测量点的标出会出现一定范围的差异;老年人面下 1/3 会因为骨及软组织的退缩而短于面中 1/3,面部比例也会受到脸型及发育的影响。因此,这种方法确定的垂直距离也有局限性,需要参考其他标准进行校正。

(3) 利用发音确认法:正常状态下当发"S"音时上下前牙之间有一定的微小间隙,称之为最窄发音间隙(closest speaking space)。

(4) 利用旧义齿寻找抬高咬合的高度:在旧义齿的咬合面上直接添加自凝树脂抬高咬合,调磨成形后让患者继续戴用观察 TMD 的症状体征变化,通过添加或磨除树脂达到减轻症状的目的后,记录新的垂直距离,在新的高度上制作义齿。

(5) 利用肌电监控寻找理想垂直距离:利用表面电极监控咀嚼肌群的电生理活动情况,从而寻找肌电活动最小状态,即肌最松弛状态时的垂直距离。从理论上看,这时的垂直距离应该是最理想的下颌高度,但是在实际应用中及临床意义上存在问题。这种方法受到肌电监测操作者主观判断的偏差影响、操作上的差异、时间的差异,使得测定结果的重复性不能得到保证。文献报道肌电监控下肌最松弛状态时的垂直距离需要抬高 6～10mm，这样大的抬高量往往脱离临床要求，容易超出患者对于舒适和美观要求的可适应范围。

三、验 平 面

根据以下标准判断验平面是否符合生理要求：

1．验平面平分上下颌间距。

2．验平面在额状面与瞳孔连线平行。

3．验平面在矢状面和鼻翼耳屏面平行。

4．验曲线圆滑规则，纵验曲线和横验曲线符合正常的解剖生理规律。

5．上颌前牙的切缘在放松状态下和上唇下缘平齐，接触下唇干湿线，微笑时暴露中切牙冠长的 1/3 或 2～4mm，大笑时暴露中切牙冠长的 2/3 并没有牙龈乳头之外的牙龈暴露。

验平面如果符合以上要求则多可直接修复。如果单颌（多为上颌）的验平面需要轻度调整，可以采用对余留牙进行调磨或局部固定义齿修复的方式使之恢复正常，再对对验牙列进行再建修复。如果验平面明显不能满足以上要求，则根据患者的修复需求进行调整或再建。再通过面弓转移、研究模型的蜡型雕刻等方式确定正确的验平面，通过戴用验垫、暂时修复体等方式观察患者反应并在口内精细调改。

调整验平面后再建咬合的临床病例如图 2-6～图 2-19 所示。

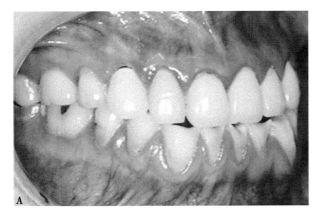
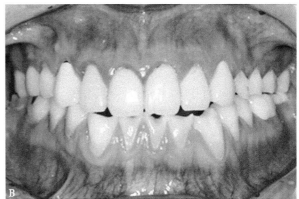
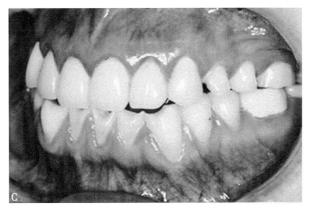

图 2-6　患者 J 初诊时的最大牙尖交错位咬合情况
上颌后牙及下颌前牙区重度磨耗，后牙区验曲线呈上凸的倒曲线

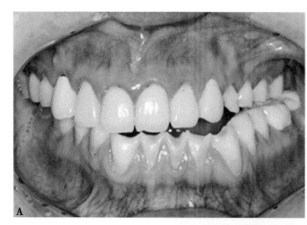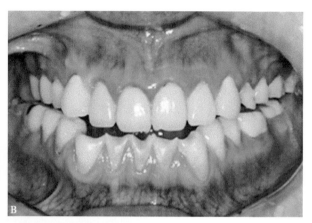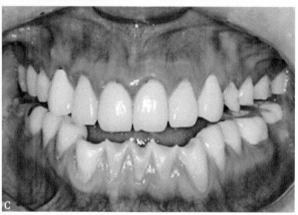

图 2-7 患者 J 初诊时的下颌前伸（A）及下颌左（B）、右（C）侧方运动情况

可见在咀嚼运动时，仅有单侧上下颌前磨牙的个别点接触，咀嚼效率差，咀嚼肌易疲劳

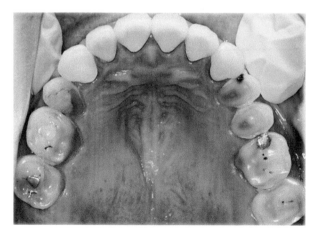

图 2-8 患者 J 初诊时的上颌咬合面可见舌尖明显磨耗，横
𬌗曲线呈上凸的倒曲线

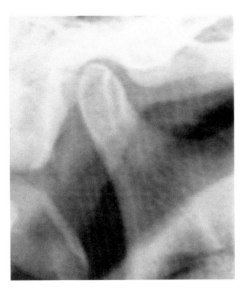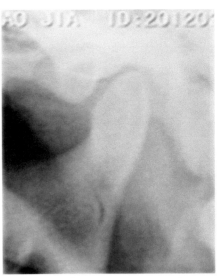

图 2-9 双侧髁突在颞下颌关节窝内的位置偏后上

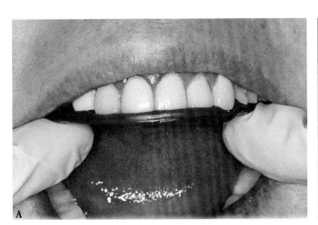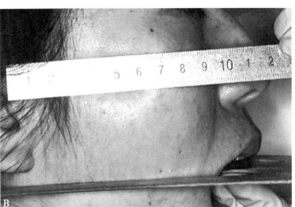

图 2-10 该患者咬合重建修复前的关键是先确定殆平面

A. 制作马蹄型蜡板压在上颌咬合面；B. 调整蜡板厚度和方向，用殆平面板确定上颌殆平面，殆平面在前牙区和瞳孔连线平行，在后牙区和鼻翼耳屏面平行

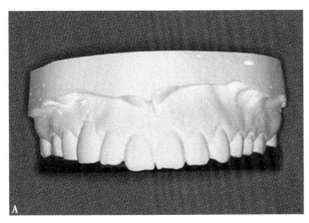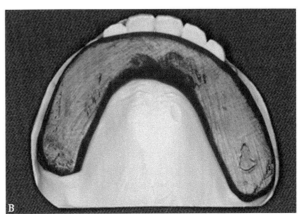

图 2-11 蜡板所代表的殆平面

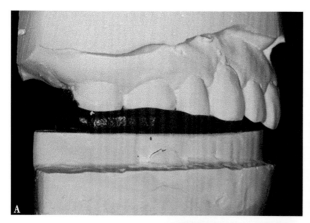
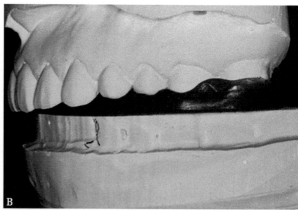
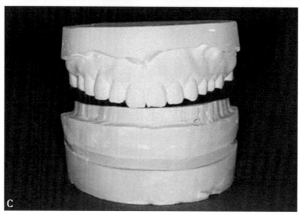

图 2-12 在蜡板下方放置一个石膏平台

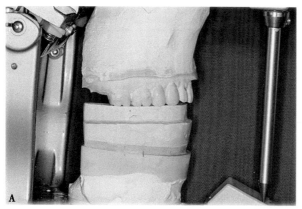
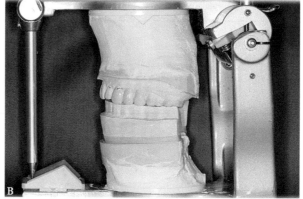

图 2-13 将上颌模型、蜡板、石膏平台一起上平均值𬌗架，取下蜡板后，在蜡板和石膏平台之间留下的空隙内用白色嵌体蜡雕刻后牙的牙冠形态形成恢复上颌正常𬌗平面的诊断蜡型

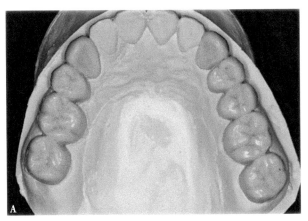

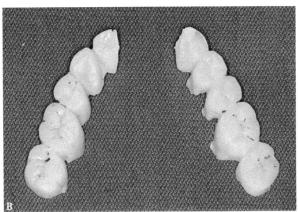

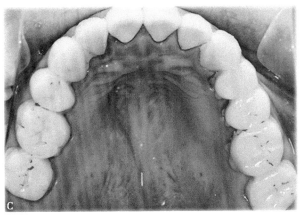

图 2-14　根据诊断蜡型制作暂时冠戴入上颌
A. 上颌后牙诊断蜡型；B. 根据诊断蜡型翻制的暂时冠；C.暂时冠戴入口内

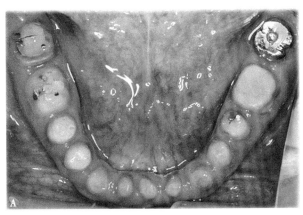

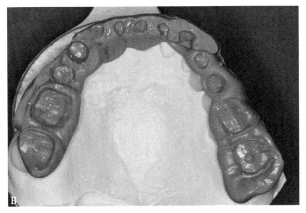

图 2-15　下颌基牙初预备，在口内确定垂直距离，采取硅橡胶颌位关系记录
将上颌通过面弓转移上𬌗架，确定上颌和颞下颌关节的关系，再通过颌位关系记录，对合上下颌模型上𬌗架

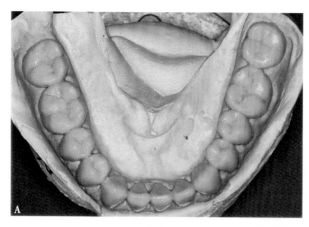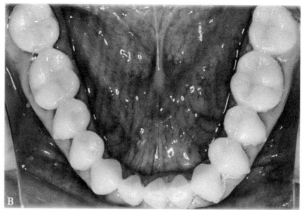

图 2-16 雕刻下颌诊断蜡型（A），翻制下颌暂时冠并戴入口内（B）

调整咬合接触，暂时冠戴用两个月，患者无颞下颌关节和咀嚼肌系统不适，并能确认最适下颌位后，制作最终修复体

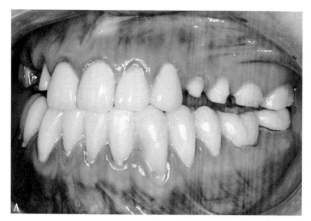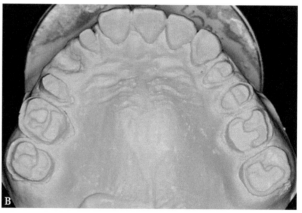

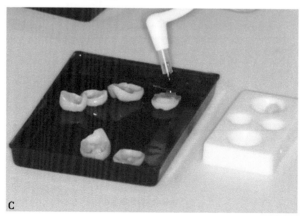

图 2-17 双侧上颌后牙采用全瓷嵌体（CAD/CAM，eMax，Vivodent Ivoclar），其他基牙采用金合金烤瓷冠修复

A. 上颌后牙的高嵌体基牙预备；B. 后牙的工作模型；C. 后牙全瓷高嵌体粘接中，氢氟酸酸蚀，树脂粘接水门汀粘固

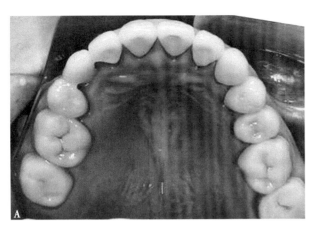 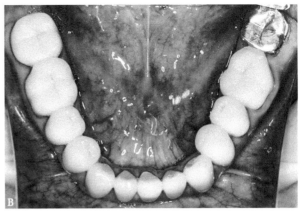

图 2-18　修复完成后的上下颌咬合面观

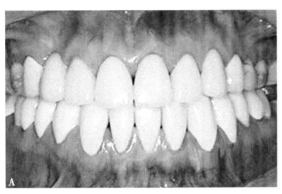 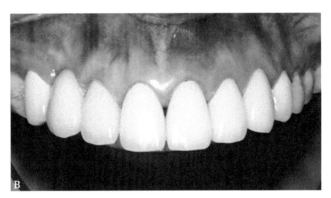

图 2-19　患者修复完成后的正面像及殆曲线

四、下颌运动中髁突运动和牙尖引导的协调

1. 髁道斜度、切道斜度、牙尖斜度三者协调　健康个体在行使下颌前伸运动时,上下颌前牙多颗成组同时接触,而 77% 的后牙咬合面发生离开而不接触。切牙位置和角度、有无尖牙接触、后牙位置等影响下颌前伸运动时的动态模式。髁道斜度、切道斜度、牙尖斜度这三者协调,才能满足顺畅无干扰的下颌功能运动(图 2-20～图 2-22)。

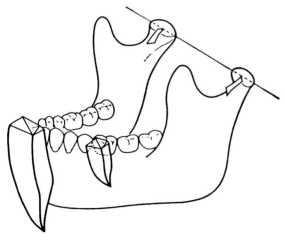 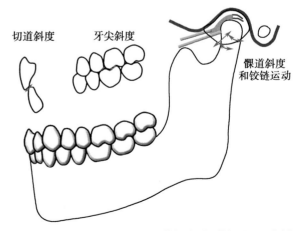

图 2-20　下颌运动时髁突点和牙齿标记点的运动轨迹

图 2-21　下颌前伸运动时,髁道斜度、切道斜度、牙尖斜度三者协调

髁道斜度（condylar path angle）指的是下颌运动时髁突在矢状面移动轨迹和眶耳平面（Frankfort plane）之间的夹角。在𬌗架上引导髁突移动的对应部分即髁导的角度称为髁导斜度（condylar guide angle，condylar track angle）。

2．切导和舌面形态　中切牙的唇舌向长轴倾斜角度和舌面形态决定了前牙切道斜度（图2-23），在人工牙修复时称做切导斜度。切牙舌面磨耗后切道斜度变大，覆𬌗加深，切缘磨耗后切道斜度可能会变小，覆𬌗减小。覆𬌗和覆盖既受舌面形态影响，又受上下颌牙齿位置和长轴影响，呈现各种对𬌗状态（图2-24）。

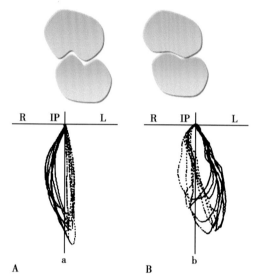

图2-22　后牙咬合面形态和咀嚼时下颌运动轨迹一致
牙尖斜度大的（A），下颌运动轨迹窄，为叩齿型咀嚼；
牙尖斜度小的（B），下颌侧方移动量大，为研磨型咀嚼

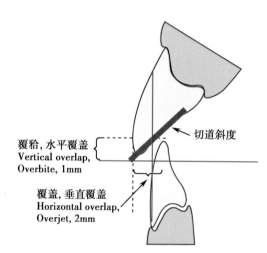

覆𬌗，水平覆盖
Vertical overlap,
Overbite, 1mm

切道斜度

覆盖，垂直覆盖
Horizontal overlap,
Overjet, 2mm

图2-23　切牙舌面形态决定切道斜度

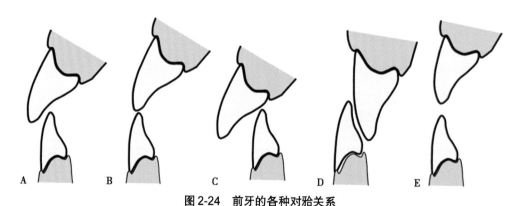

图2-24　前牙的各种对𬌗关系
A．正常覆𬌗覆盖关系；B．前牙对刃关系；C．深覆𬌗覆盖关系；D．反𬌗关系；E．开𬌗关系

3．下颌运动及其对修复体制作的影响　了解下颌运动方式和轨迹，可以在以下方面有助于修复体的制作：

（1）在𬌗架上确定前伸髁导斜度。

（2）在𬌗架上确定侧方髁导斜度或根据前伸髁导斜度计算出侧方斜度。

（3）在可调式𬌗架上调整Bennett角和迅即侧移的量，有助于确定后牙牙尖高度和牙尖斜度，精确恢复后牙咬合面形态。

（4）根据髁导和切导斜度确定牙尖高度及斜度。达到咬合平衡或者下颌前伸时前牙引导而后牙离开1mm。

（5）调整前牙舌侧形态，确定切导斜度。

（6）后牙咬合面形态及咬合接触的分布和下颌运动轨迹协调，达到无咬合干扰。

4. 前牙引导（anterior guidance）的意义　在切牙的美学表现上，如何提供前牙引导，切牙位置和长轴方向，牙冠长度和长宽比例，以及形状、颜色、表面特性等同样关键。前牙引导对于建立稳定协调的兼顾美观和功能的修复效果极为重要。如果不能达到下颌前伸时前牙引导后牙离开（disclosure），则可能因为后牙接触过重，导致牙周组织容易受到破坏。尤其对于后牙的种植修复，有必要强调前牙引导的重要性。下颌前伸时前牙的接触并不会引起咀嚼肌群的过强收缩，对于前牙不会造成咬合力负荷过大的问题（图 2-25）。

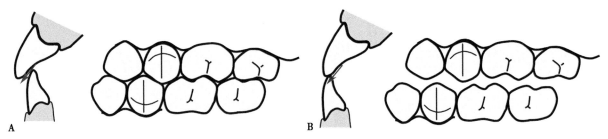

图 2-25　前牙引导下颌前伸时后牙脱离咬合接触
A. MI 位时前后牙接触状况矢状面观；B. 下颌前伸到对刃时后牙接触状况矢状面观

5. 前牙引导如何实现　在修复体制作时，利用半可调拾架调整切导斜度，在拾架上首先达到下颌前伸时上下颌切牙成组接触，而上下颌后牙咬合面离开 1～2mm。如果前牙需要修复而原有前牙引导良好，在基牙预备前将研究模型上拾架，在平坦的切导盘上堆自凝树脂或成型塑料，用手推动模型使下切牙在上切牙的舌斜面滑动，用切导针推出个性切导用于之后固定修复时复制原有切导（图 2-26）。

如果天然牙不能满足前牙引导的目的，如切牙位置不正、开拾、覆拾覆盖异常，可考虑通过正畸的方法调整切牙位置和角度，获得理想的前牙引导。

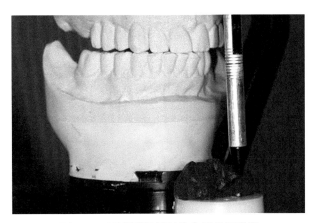

图 2-26　用成型塑料制作个性化切道盘

6. 尖牙引导　下颌前伸及侧方运动时下颌牙尖沿着上颌尖牙舌斜面滑动而其他牙齿脱离接触，称为尖牙引导。在天然牙列中，尖牙引导和组牙功能引导都是最常见的咬合引导方式，但是年轻人中以尖牙引导多见，而随着年龄增加和牙齿的磨耗，组牙功能引导的比例增加。下颌侧方运动时在尖牙的引导下后牙离开可以减轻后牙的过大咬合压力。当发生咀嚼肌疼痛应用稳定拾垫时，在尖牙相对处加高可以有助于减轻症状。但如果尖牙为单冠修复，则可能会导致冠的反复脱落，应该考虑组牙功能引导。

7. 组牙功能引导　下颌前伸时 4～6 颗前牙同时接触而后牙脱离接触，或侧方运动时工作侧后牙颊尖同时接触而非功能尖和非工作侧牙尖脱离接触。尤其在牙周健康受损时，可以避免咀嚼负担集中于单颗牙而达到分散咀嚼力的作用。

五、后牙咬合面形态

1. 后牙咬合面形态及牙尖位置　上下颌磨牙和前磨牙的咬合面形态及牙尖位置如图2-27所示，外圈为咬合面观的牙外形线，内圈里为咬合面，内圈上的加重点为牙尖位置。上颌牙腭尖为功能尖，颊尖为非功能尖；而下颌牙颊尖为功能尖，舌尖为非功能尖。功能尖支持咬合垂直距离，在牙尖交错位时和对𬌗牙的中央窝或边缘嵴接触，非功能尖不接触。下颌侧方运动时，工作侧牙的非功能尖内斜面和对𬌗牙发生滑动接触，而非工作侧牙尖脱离接触。

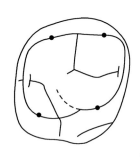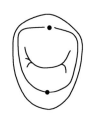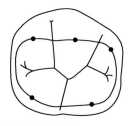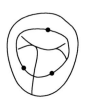

图2-27　后牙咬合面形态及牙尖位置模式图
从左到右分别为上颌磨牙、上颌前磨牙、下颌磨牙、下颌前磨牙，内圈线里为咬合面，加重点为牙尖位置

2. 运用锥形堆蜡法（wax cone）完成咬合面的蜡型雕刻。修复中咬合面的形态恢复需要精确以保证各咬合点接触。咬合面的蜡型雕刻运用锥形堆蜡法（wax cone）可以比较容易地达到良好的咬合接触。以下颌烤瓷冠雕刻为例，首先在金属基底冠的咬合面上留出1.5mm高的平坦空隙，在5个牙尖点处堆蜡呈锥形（红色蜡为功能尖，绿色蜡为非功能尖），高度达到和对𬌗牙接触。再在中央窝和近远中边缘嵴处堆蜡成为对𬌗牙正中支持点的目标平衡点（白色点），和对𬌗牙正中支持点接触，然后用蜡连接牙尖和边缘嵴，连接各锥形蜡堆，在中间空隙处流蜡，最后精雕形成咬合面（图2-28～图2-31）。

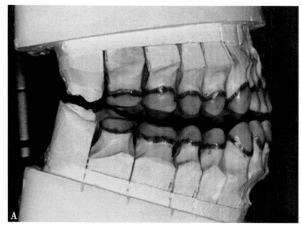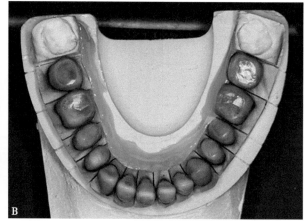

图2-28　形成基底冠蜡型
A. 后牙咬合面锥形堆蜡雕刻技术；B. 工作模型上形成金属基底冠的蜡型

3. 牙尖形态要和下颌运动轨迹协调，避免咬合干扰。雕刻好的后牙形态要调整到牙尖斜面与运动轨迹协调。在前牙引导下颌前伸时后牙脱离咬合接触至少1mm，下颌侧方运动时顺畅无咬合干扰。

下颌由牙尖交错位向侧方运动，沿上牙颊尖舌斜面滑动到颊尖相对或尖牙牙尖相对。侧方运动侧称为工作侧，对侧称为非工作侧。侧方运动时髁突运动不对称，工作侧髁突以旋转为主（向前下内、后上）加以下颌整体轻度向侧方移动（Bennett运动），非工作侧髁突以滑动为主（前内下），最初的4mm内发生侧移（side shift）（图2-32）。根据侧移速度和轨迹，有直接发生侧移的迅即侧移（immediate side shift）和逐渐发生侧移的渐进侧移（progresive side shift）等不同轨迹类型。下颌侧方运动轨迹和中线的夹角形成Bennett角。牙尖斜面必须和此运动轨迹相协调。

　　图2-33用不同的颜色显示下颌侧方运动时上下颌咬合面某一点的运动轨迹。这些运动轨迹必须顺畅无干扰无障碍。

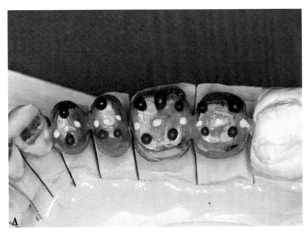
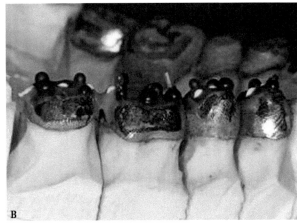

图2-29　铸造成金属基底冠后，在咬合面各牙尖位置堆蜡
A. 红色为功能牙尖，绿色为非功能牙尖，白色为和对颌功能牙尖相接触的位置，蜡形成锥状和对殆牙接触；B. 功能牙尖上放置蜡线

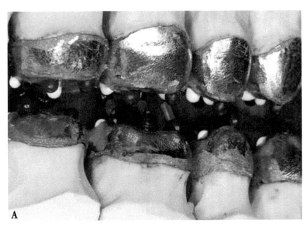
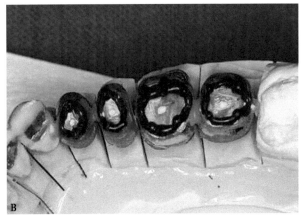

图2-30　A. 功能牙尖上的蜡线指向对殆功能斜面，这样可保证功能牙尖和对殆的咬合接触；B. 用蜡将牙尖和边缘嵴相连包绕

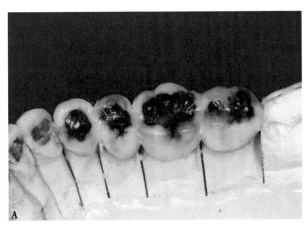
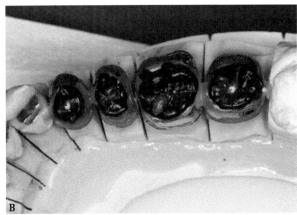

图2-31　A. 在牙尖、边缘嵴之间流蜡形成牙尖斜面和斜嵴；B. 继续加蜡，完成冠的蜡型雕刻（制作技师：北京大学口腔医院技工部　贾璐）

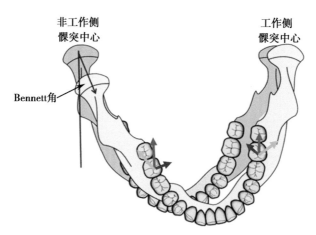

图 2-32　下颌侧方运动和 Bennett 角

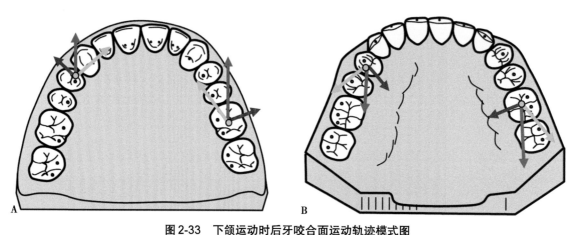

图 2-33　下颌运动时后牙咬合面运动轨迹模式图

➤工作侧运动轨迹　　➤非工作侧运动轨迹　　➤前伸运动轨迹

4. 后牙𬌗面形态和髁导及切导的关系　后牙的牙尖高度、牙尖斜度和髁导及切导应该协调才能顺利完成咀嚼运动。

牙尖高度指后牙牙尖顶到咬合面窝底的垂直距离，随着牙齿长轴的倾斜和牙齿磨耗等有所变化。牙尖高有利于对食物的撕咬研磨，而牙尖磨耗后咀嚼效率减低，垂直距离易于降低(图 2-34)。

牙尖斜度指牙尖颊、舌、近中、远中斜面和𬌗平面的交角。牙尖高度高的往往牙尖斜度也大，牙齿磨耗后牙尖斜度降低。髁道和切道斜度大者，后牙的牙尖斜度往往也大。

下颌前伸运动初始，下颌后牙颊尖近中斜面接触上颌后牙颊尖远中斜面；中期，下颌尖牙近中斜面接触上颌尖牙远中斜面；后期，下颌前牙切缘随上颌前牙舌面引导。髁道和切牙引导及牙尖引导的协调决定了后牙离开的程度。

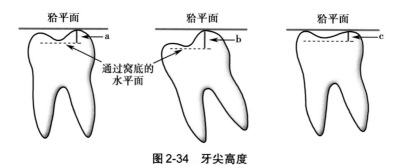

图 2-34　牙尖高度

a. 牙齿直立时的牙尖高度；b. 牙齿倾斜时的牙尖高度；c. 牙齿磨耗后的牙尖高度

六、咬合接触点位置和接触强度

1. 咬合接触点数目和形态　每颗天然牙有 1～5 个咬合接触点，咬合接触程度磨牙最重，往前减轻。MI 时后牙重接触，前牙轻接触，紧咬 12μm 咬合纸时，咬合纸可被抽出。部分人前牙不接触。咀嚼时在 MI 接触，吞咽时在 RCP 接触。强力咬合或紧咬牙时咬合接触点数目可以增加。

正中支持牙尖相对接触时，牙尖斜面呈曲面，磨牙牙尖有 3 点于对颌牙尖呈三角形接触，不是牙尖斜面和窝的面状接触（图 2-35）。

2. 咬合接触点位置　选择性咬合调整或咬合重建后的咬合接触点位置应该尽量达到以下标准。一牙对一牙、呈尖对窝关系时的咬合接触点位置如图 2-36 所示；一牙对两牙、呈尖对窝关系时的咬合接触点位置如图 2-37 所示；一牙对两牙、呈尖对嵴关系时的咬合接触点位置如图 2-38 所示。其中红点为 MI 时的正中支持点（centric stop），而绿点为 MI 时正中支持点对应的目标平衡点（targets），蓝点为下颌前伸时的接触点，从此点滑至对刃关系。

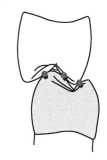

图 2-35　上下颌牙尖呈三角形咬合接触关系模式图

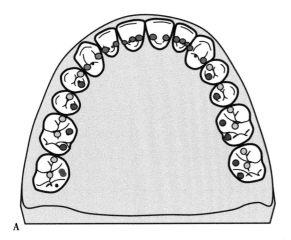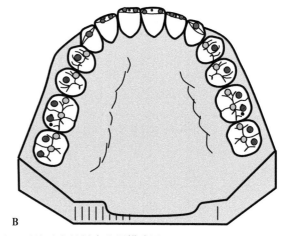

图 2-36　一牙对一牙、呈尖对窝关系时的咬合接触点位置模式图

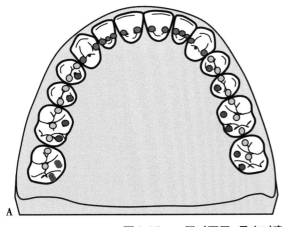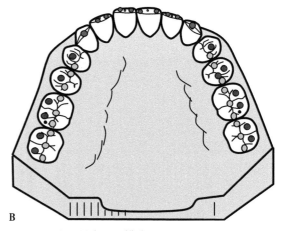

图 2-37　一牙对两牙、呈尖对窝关系时的咬合接触点位置模式图

3. 咬合检查方法

（1）咬合检查器具：

1）咬合纸（articular paper）：不同厚度（8～10μm）的单面、双面、条状、卷状的红色、蓝色、绿色咬合纸（图 2-39），咬合纸夹持器。

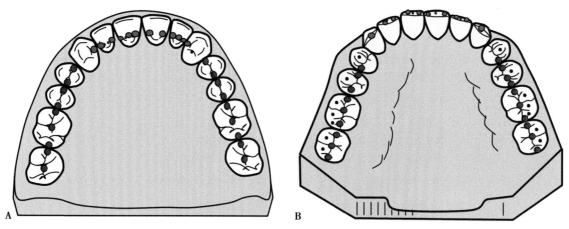

图 2-38　一牙对两牙、呈尖对嵴关系时的咬合接触点位置

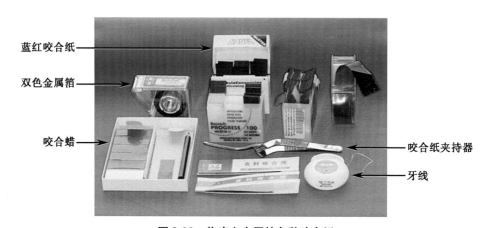

蓝红咬合纸

双色金属箔

咬合蜡

咬合纸夹持器

牙线

图 2-39　临床上应用的各种咬合纸

2）金属箔（metal foil）：不同厚度的条状或卷状。

3）咬合蜡（wax）：不同厚度的条状或马蹄状。

4）硅橡胶咬合记录材料（silicon occlusal recording materials）：彩色或黑色。

5）牙线（dental floss）。

6）仪器及器械（equipments for occlusion analyze）：𬌗叉、面弓及可调𬌗架，咬合分析仪如 T-scan、Prescale Occluzer。

（2）咬合接触程度（咬合高点）检查：正常人有稳定的最大牙尖交错咬合，咬合接触分布及强度均匀，并且后牙咬合重、前牙咬合轻，最大牙尖交错咬合时没有咬合高点（premature occlusal contacts），下颌非正中运动（前伸、侧方运动）时运动顺畅无咬合干扰（occlusal interferences），下颌前伸时前牙切缘同时接触而后牙无接触，下颌侧方运动时，尖牙引导（canine guidance）或后牙颊尖同时接触（组牙功能接触，group function）。

咬合高点的口内检查方法如下：

1）根据需要选择咬合纸的厚度：天然牙列检查选择 20～100μm，固定修复体检查选择 20μm，可摘义齿选择 20～100μm，种植义齿选择 20μm 以下。

2）用气枪将牙列表面吹干或用消毒棉球擦干牙齿咬合面，将条状的咬合纸同时放置在牙列双侧咬合面上后，让患者按照习惯闭口位轻闭口到开始有咬合接触，检查牙齿咬合面接触点染色的位置和程度。

3）如果牙列中个别点先发生咬合接触，则这些染色于牙面的点可能为咬合高点。如果牙列中牙齿同时接触，染色点多，则根据咬合纸留下的染色程度和面积判断是否有咬合高点。染色重、面积大的接触点，尤其是中央透空的点为咬合高点或咬合接触过强点（图 2-40）。咬合纸印记较深但患者咬合后无疼痛，说明咬合高点的高出程度在牙周膜耐受范围内。

图 2-40　冠修复后咬合不舒适，咬合纸检查烤瓷冠的咬合面有高点
#45、46 牙红色咬合纸印记重，中央有透空脱色高点，邻牙咬合程度轻

4）用咬合蜡检查时，将条状蜡片烤软或用温水烫软，将蜡片放置在牙齿咬合面后让患者咬合，观察咬合后蜡片上有无穿透点及穿透点的程度和面积，判断咬合过高点及和牙齿的对应位置。也可使用黑色硅橡胶检查咬合高点。黑色硅橡胶更容易观察透光点，还可以使用计算机软件计算透光点的厚度和面积。

5）如果用咬合纸或咬合蜡无法判断咬合高点，尤其对于不易着色的瓷修复体，可用分段咬合纸抽出法检查。检查时将咬合纸夹在需要检查的牙齿（通常为修复牙）的邻牙咬合面，边让患者紧咬牙边外抽咬合纸。如果咬合纸被完整抽出，则说明修复体咬合高而邻牙咬合面之间有间隙。调整修复体咬合接触程度后反复检查邻牙咬合接触直到咬合纸不易抽出。邻牙咬合接触程度体现了修复体咬合高点的高度。

6）也可用指腹触诊法检查咬合高点。将示指指尖指腹轻触修复体唇颊侧，在咬合状态下使下颌侧方滑动，如果可感知修复体颤动或可目视到修复体摇动，则说明有咬合高点。

（3）咬合干扰的检查：对于天然牙列，下颌前伸至对刃位时后牙应该脱离咬合接触，下颌侧方运动至工作侧颊尖相对时非工作侧牙间应该脱离接触。如果存在接触，则被认为存在咬合干扰。另外，下颌从牙尖交错位滑动到后退接触位的过程中，如果下颌发生偏斜或在后退接触位存在咬合接触高点，也被认为有咬合干扰。

检查时，将咬合纸放置在双侧后牙区后让下颌前伸到对刃，或放置在非工作侧让下颌向工作侧滑动，滑动到位后，如果放置在后方或非工作侧的咬合纸能够被抽出，说明没有咬合干扰，相反，则说明有咬合干扰（图 2-41、图 2-42）。也可以用牙线检查，当下颌前伸或滑动到工作侧后，牙线可以顺利通过后牙区或非工作侧则提示没有咬合干扰；反之，如果牙线被阻碍，则说明在不应该接触的部位形成了咬合干扰。

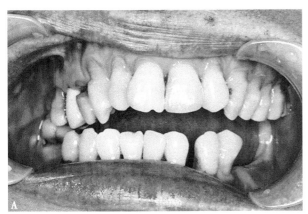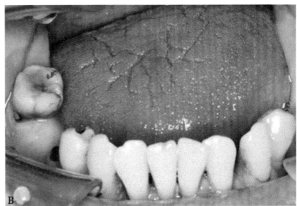

图 2-41　侧方咬合干扰
A. 患者右侧下颌运动时仅有 #17 和 #47 牙有接触；B. 咬合纸检查可见仅有 #47 牙的远舌尖有咬合接触，形成咬合干扰

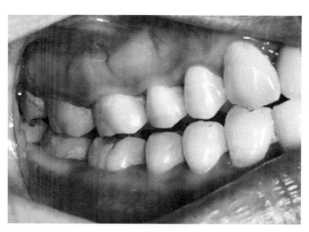

图2-42 前伸咬合干扰

下颌前伸时 #18 和 #48 牙有接触，为咬合干扰。患者有右
侧颌面部肌疲劳疼痛

（4）数字化咬合分析：为了精确分析咬合接触状况，出现了光𬌗分析仪、Prescale Occlusza、T-scan 等数字化分析装置，目前临床上常用的是 T-scan（T-Scan® Computerized Occlusal Analysis，Tekscan，美国）系统。这个系统由咬合传感器、电子扫描手柄、信号转换器、咬合力分析软件等组成，可以分析患者的动态咬合接触状况包括咬合力、咬合位置、咬合接触时间等。该系统功能包括：同时显示咬合力和时间，比较每一接触点和总体咬合力大小，计算力的中心点和左右侧咬合力分别占总咬合力的百分比。

该系统的所得值是相对值，主要用于分析力的平衡、检查咬合的早接触点和接触时间。

七、修复治疗中颞下颌关节紊乱病的预防及颞下颌关节病患者修复时的注意事项

（一）修复中颞下颌关节病的预防

1．医源性咬合创伤的避免，避免修复体形成新的咬合干扰。咬合创伤较少发生在未经变化的天然牙列上，牙、肌、关节之间在漫长的发育和变化中相互适应、相互制约、相互影响，已经形成一定的适应能力。在正常的生理和心理状态下，人体的适应能力常常可以弥补一定范围内解剖结构的不协调或不一致。但是，当外界原因引起突然的或过度的咬合改变后，超出了本身的适应能力，有可能导致咬合的明显不协调甚至咬合创伤。例如不良牙体充填、牙列缺损修复后过高、牙列正畸后咬合接触不均匀或不稳定、拔牙后长期不修复。咬合创伤的表现通常为局部牙体牙髓和牙周的反应，部分人甚至可出现颌面部肌肉痛头痛等症状。

2．在合理的可接受范围内抬高垂直距离。牙齿的重度磨耗等原因造成的垂直距离的下降多具有漫长的过程。在这个过程中，关节结构通过改建，肌纤维的张力通过调整逐渐适应。当下降程度严重到影响下颌生理功能后出现关节或肌肉的症状。垂直距离的恢复也应该遵循一个过程，为机体的适应留出时间和空间。垂直距离的改变必须在可适应范围内，超出适应能力或对于某些适应能力下降的患者则可能带来不良的结果。越是老年人及身体虚弱者适应能力越低。不能只依照通常的抬高标准而无视患者身体状况和年龄来恢复理想的垂直距离。

在为垂直距离降低的总义齿患者抬高咬合时，需要注意总义齿患者伴有牙槽嵴的中重度吸收时，抬高咬合后增加了对支持组织的侧向和垂直向压力。超出适应范围的垂直距离抬高容易引起义齿的不稳定和促进骨吸收。所以，对于这样一些患者在抬高咬合时应该稍低于理想高度。

3．咬合位尽量维持原有状态，避免突然咬合改变。通常情况下，按照机体习惯位置恢复咬合，服从多数天然牙的咬合关系。对天然牙列颌位异常的判断，要根据牙齿缺失、移位等继发性异常表现及口颌面系统不适症状、下颌运动异常等检查发现、颞下颌关节检查所见以及是否有修复治疗的需要综合分析，并参考正畸医师的意见给予矫正。发育性错𬌗发生过程漫长，机体多数已经适应，矫正过程复杂，需要联合正畸和正颌手术。如果没有修复、美观等的要求，没有明显 TMD 症状体征，不一定矫正

现有颌位到理想位置。如需矫正，要考虑异常发生的过程和机体的适应程度，在改变咬合的程度和时间上控制在可适应范围之内。应该通过殆垫或暂时修复体进行修复前的诊断性颌位调整逐渐达到最终状态，避免突然的过大的变化。

4. 避免修复后后牙区咬合接触过轻，下颌的作用力形成以前牙为支点的第三类杠杆，加大对关节的负担，引起关节区的不适。

负荷时牙、咀嚼肌、关节形成了作用力的第三类杠杆（图 2-43），其中牙是支点，升颌肌群的收缩是作用力，而颞下颌关节是力点，支点越向前，力臂越长，作用于力点的作用力越大，关节的负荷越大。在关节的健康状态受损，适应能力下降的情况下，容易造成疼痛（图 2-44、图 2-45）。而作用点后移，可以避免关节的受力过于集中，减轻关节症状。

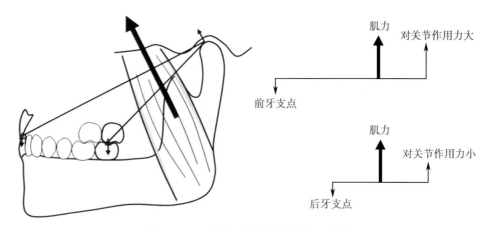

图 2-43　下颌第三类杠杆作用力示意图

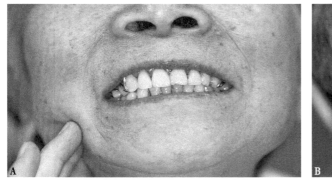
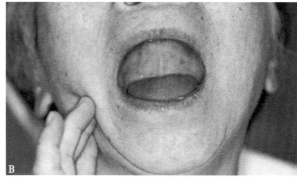

图 2-44　可摘局部义齿戴牙后 2 个月，右侧咬肌处咬牙和张口疼痛，有明确的压痛点 3 个月。理疗及药疗未见症状减轻

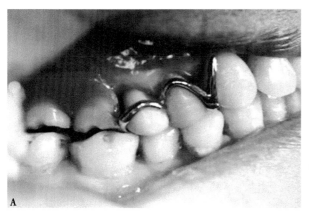
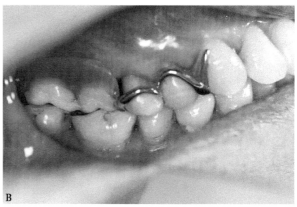

图 2-45　A. 口内检查可见可摘局部义齿的人工牙缺乏咬合接触致使后牙咬合接触轻，根据第Ⅲ类杠杆作用原理，不利于颞下颌关节和咀嚼肌系统健康；B. 加高人工牙后继续使用两周，患者症状消失

5. 固定修复时注意张大口时间的控制,避免对敏感个体的肌损伤而诱发肌疼痛症状。复杂固定修复存在两种危险:①大量磨除天然牙,可能造成咬合突然改变;②长时间大张口造成升颌肌疲劳。如果超出个体患者的适应范围,可能出现某些易感患者颌面部的肌疲劳症状。大量磨牙前缺乏足够的医患交流,容易带来精神心理问题(图2-46)。

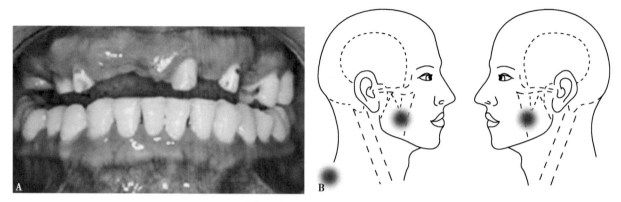

图 2-46 修复后出现口颌面部疼痛症状的病例

A. 初诊时口内像,为了进行上颌固定修复,在未经过充分医患沟通的情况下在基层医院进行了基牙预备;B. 戴暂时冠后患者感觉咬合位置不稳定,面部及颈部出现压痛点(红色区域显示压痛部位)

(二)TMD 患者修复治疗时的注意事项

1. 永久修复之前先行可逆性咬合治疗,有意识地延长咬合治疗时间,延迟最终修复体的制作时期。尤其是有疼痛或慢性炎症时,在治疗期内等待关节的适应,等待关节能够在无痛状态下承担咀嚼或咬合力负担后开始修复。

2. 也可先使用暂时修复体,有利于根据病情变化调整下颌治疗位及咬合关系。

3. 建立修复体时的髁突位置不一定追求理想的正中位或后退位,而是建立在关节负重时不出现疼痛的最舒适位。

4. 髁突多数情况下位于关节窝内的中央或稍前上位,也即在盘突关系协调的状态下位于关节结节的后斜面后。

5. 在稳定𬌗垫上前后调整下颌位。在稳定𬌗垫上让患者前后滑动下颌寻找最适位。如果关节不痛即可定为修复体可以建立的咬合位;如果出现疼痛,让患者小张口,前伸下颌到盘突关系恢复(出现弹响)后再后退下颌,确认关节在加压试验(load test)时不出现疼痛后记录颌位关系,转移颌位关系并将模型上到𬌗架上,在所记录的颌间关系上制作暂时修复体。

6. 修复后 TMD 患者在牙尖交错位上的咬合接触重心需要后移。加重后牙咬合接触强度,以第一、第二磨牙为主发生接触。而前牙接触程度应该稍轻于后牙。

7. 咬合接触的调整方法,在前牙区放置稍厚的咬合纸而在后牙区放置稍薄的咬合纸,调整咬合接触达到强度一致,使全牙列均有咬合接触,但后牙区接触更紧密。

8. 有肌疼痛症状时,应该建立侧方咬合运动时的尖牙诱导。但是,关节本身有病变时,尖牙或前牙诱导可能会加重对关节区的负担,所以应该避免前牙接触过重,尽量达到后牙的组牙功能𬌗。

9. TMD 患者的咬合诱导、覆𬌗覆盖要浅,只要下颌前伸时后牙能离开,侧方𬌗时不出现非工作侧接触即可。在牙尖交错位(MI)上赋予自由正中,在 MI 和 RCP 之间赋予可作一定自由滑动的长正中。

第二节　咬合重建后的咬合模式

理想咬合的标准如下：

1. 上下颌牙齿具有稳定的中性咬合关系。最大牙尖交错位（maximum intercuspation，MI，MIP）时有广泛均匀的一定数目的咬合接触点，呈均衡的正中接触（centric supporting contacts），咬合稳定，习惯性闭口位和最大牙尖交错位之间协调一致、无滑动、无垂直距离的改变。闭口时力量均匀分散。

2. 牙尖的接触为突的曲面接触而不是面状接触（图 2-47）。功能负荷沿牙长轴传导，充分调动牙周韧带的垂直向负荷能力，减小侧向力对牙周组织的损伤。

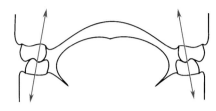

图 2-47　牙尖和对颌牙尖以曲面相接触，红色箭头显示功能负荷沿牙长轴传导

3. 具有满足生理和美观要求的良好的粭（咬合）平面（图 2-48）。粭平面在前牙区和瞳孔连线平行，在矢状面平行于鼻翼耳屏线（Camper's line），并和眶耳平面（Frankfort plane）成 15°夹角。牙长轴向近中倾斜，前牙区切缘连线呈微凸向下的曲线，和微笑曲线协调，上颌切缘接触下唇的干湿线（黏膜和皮肤交界线）；从矢状面观，下颌牙尖相连形成凸向下的 Spee 曲线（图 2-49），而此曲线正好在 Monson 球面

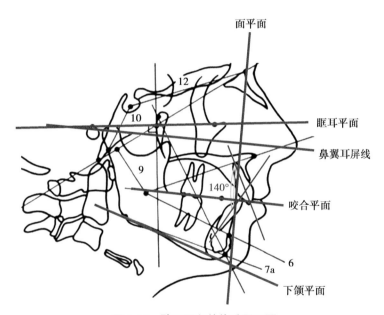

图 2-48　粭平面和其他重要平面

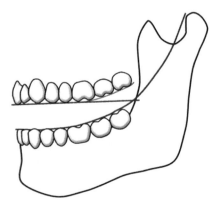

图 2-49　纵粭曲线

［下颌 Spee 曲线和上颌磨牙区补偿曲线（兰色曲线）］

上（图 2-50），上颌前牙和前磨牙区在𬌗平面上，从第一磨牙远中颊尖开始往后离开𬌗平面形成补偿曲线；从正面观，上颌磨牙冠部向颊侧倾斜，下颌磨牙冠部向舌侧倾斜，两侧磨牙颊舌尖相连形成凸向下的横向 Wilson 曲线（图 2-51）。牙齿长轴的倾斜是为了更好地抵抗咬合力，使负荷传导到牙长轴方向并沿牙力轨道和肌力轨道传导分散到头颅部。

4. 前牙的各种连线符合美学要求（图 2-52）。

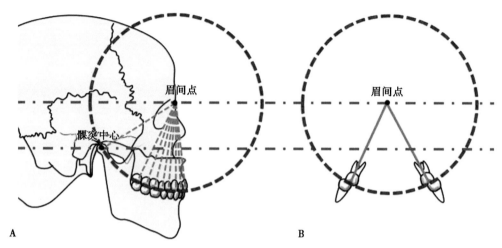

图 2-50 Monson 球面和 Spee 曲线及 Wilson 曲线的关系

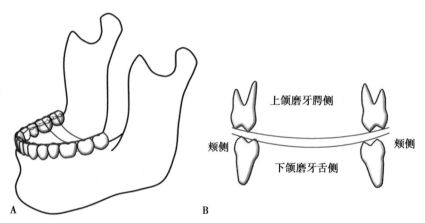

图 2-51 Wilson 曲线

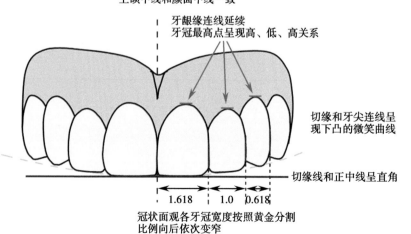

图 2-52 上前牙重要连线和比例

5. 下颌闭口过程中及侧方运动时牙尖引导顺畅无障碍，下颌无偏斜。牙尖引导可以是单个，也可以是多个，所谓尖牙引导（canine guidance）、前牙引导（anterior guidance）或组牙功能引导（group working guidance）。无异常牙尖引导（deflective contacts）又称早接触（premature），下颌回到和离开 MI 时没有干扰，称为自由正中（freedom in centric），下颌在 MI 和后退接触位（retruded contact position，RCP）之间，前后方向上有一个在髁突上 0.1～0.2mm，在牙上 0.2～0.5mm 的自由活动区，也称做长正中（long centric）。

6. 有和咀嚼系统功能相协调的垂直距离和息止殆间隙。

7. 关节结构呈现功能性协调。颞下颌关节的正常生理构造是下颌髁突良好吻合于具有弹性的纤维关节盘的中央窝而形成盘 - 突复合体，其位于关节窝中心并抵于关节结节的后斜面（图 2-53）。在这个位置，关节结构最有利于抵抗咬合力负担。从影像学检查看，髁突位于关节窝的中央，髁突和颅底骨壁之间形成的间隙在上方、前方和后方宽度均匀。没有关节间隙的狭窄，没有盘突关系的错位，没有髁突的骨性病变。当进行开口运动和下颌侧方或前伸运动时，髁突先在关节盘下旋转，然后和关节盘同步前移。闭口和下颌后退运动时，髁突和关节盘同步后移回到关节窝内。

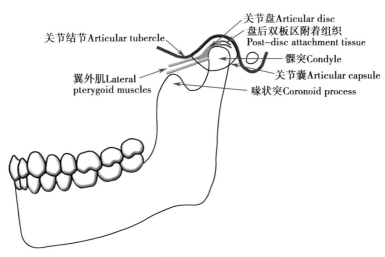

图 2-53　颞下颌关节结构示意图

参 考 文 献

1. Ivanhoe JR，Plummer KD. Removable partial denture occlusion. Dent Clin North Am，2004，48（3）：667-683.

2. Gray HS. Occlusion and restorative dentistry：Part II. N Z Dent J，1993，89（397）：87-91.

3. Keough B. Occlusion-based treatment planning for complex dental restorations：Part 2. Int J Periodontics Restorative Dent，2003，23（4）：325-335.

4. 姜婷. 颞下颌关节紊乱病的咬合治疗和修复治疗 // 谷志远. 颞下颌关节病. 北京：人民卫生出版社，2009.

5. Ash MM Jr. Occlusion，TMDs，and dental education. Head Face Med，2007，3（3）：1.

6. Okeson JP. Oralfacial Pain：guidelines for assessment，diagnosis，and management. Chicago：Quintessence Publishing Co.，1996.

7. Clark GT，Tsukiyama Y，Baba K，et al. Sixty-eight years of experimental occlusal interference studies：what have we learned? J Prosthet Dent，1999，82（6）：704-713.

8. Mackie A，Lyons K. The role of occlusion in temporomandibular disorders-a review of the literature. N Z Dent J，2008，104（2）：54-59.

9. The glossary of prosthodontic terms. J Prosthet Dent，2005，94（1）：10-92.

10. 姜婷. 义齿修复的颌位关系记录. 精粹中国口腔医学继续教育杂志，2010，1：57-64.

11. 伊藤雄策. 暂时性修复体 - 对修复体功能和美观的追求. 姜婷，译. 北京：人民军医出版社，2010.

12. Makzoume JE. Variations in rest vertical dimension: effects of headrest in edentulous patients. Gen Dent, 2007, 55(4): 316-319.

13. Panek H, Matthews-Brzozowska T, Nowakowska D, et al. Dynamic occlusions in natural permanent dentition. Quintessence Int, 2008, 39(4): 337-342.

14. Iven Klineberg, Rob Jagger. Occlusion and clinical practice. Edinburgh: Wright, 2004.

（姜　婷）

（Dr. Ting Jiang

Professor, Prosthodontist,

School of Stomatology, Peking University, Beijing, China）

第 三 章

𬌗架及应用

Chapter 3　Articulator and application

内容概要：𬌗架具有与人体咀嚼器官中上下颌体相对应的部件和模拟颞下颌关节的结构，能在体外模拟上下颌牙列模型的咬合状况，并能在一定程度上模拟颞下颌关节的运动和下颌运动。𬌗架对于精确制作修复体具有重要意义。本章介绍𬌗架的分类、特点和临床应用时的选择。

Summary：Articulators have parts that correspond to upper and lower jaws and temporomandibular joints of masticatory system. They can hold dental models with occlusion to each other and mimic mandibular movements in certain level. Articulators are crucial to fabricate prostheses accurately. In this chapter, the classification, characteristics, and selection for clinic application of articulators will be introduced.

第一节　使用𬌗架的意义

　　𬌗架是一种固定上下颌牙列石膏模型的机械装置。它具有与人体咀嚼器官中上下颌体相对应的部件和模拟颞下颌关节的结构，能在体外模拟上下颌牙列模型的咬合状况，并能在一定程度上模拟颞下颌关节的运动和下颌运动。

　　在修复体的制作过程中使用合适的𬌗架，应用于固定修复、复杂可摘局部义齿修复、全口义齿修复，可以有利于技师更准确地再现修复体的咬合面形态，并且和模拟的下颌运动轨迹协调，使其符合下颌功能运动。𬌗架的使用可以提高修复体的准确度，减少临床医师对修复体的磨改，有效地减少临床椅位时间，缩短患者对修复体的适应期，提高满意度和使用效果。在𬌗架上观察研究模型，可以不受口周组织阻挡和影响，牙齿不受牙周膜的生理可让性影响而移动，有利于更清晰地从各个角度（包括舌侧）观察牙列和咬合情况，提高诊断的准确性。

第二节　𬌗架的分类

　　按照模拟下颌运动的复杂程度可分为简单𬌗架、平均值𬌗架、半可调式𬌗架、全可调式𬌗架。按照𬌗架的构造可分为 Non-Arcon 型和 Arcon 型。

一、单向运动式简单𬌗架（图 3-1）

　　由上颌体和下颌体以及一个铰链轴组成，只能模拟上下颌的开闭运动。其铰链轴并非与人体的上下颌开闭运动的铰链轴相同，开闭口弧线的直径与其真实值也相差较远。利用这种简单𬌗架制作的修复体的误差较大，因而其临床应用性非常有限，主要用于嵌体等不影响咬合的修复体制作。

二、平均值𬌗架（见图 3-1）

　　𬌗架上的髁导和切导斜度为固定的平均值，不可调，但是可做下颌的前伸和侧方运动。常用前伸髁导斜度的平均值为 25°，侧方髁导斜度的平均值约为 15°，切导斜度的平均值为 10°。

其髁导的运动轴不根据颞下颌关节的铰链轴所定,因而应用这种𬌗架所制作的修复体的误差也较大。每个患者的髁道斜度各有差异,虽然临床上为了方便起见使用平均值,但是如果实际的个体髁导斜度与平均值差距较大的话,可能会影响到后牙修复体的牙尖高度。如果实际的个体髁导斜度小于平均值,则用平均值𬌗架制作的后牙牙冠的牙尖会偏高,容易产生咬合干扰。

制作常规全口义齿、单冠、短跨度固定桥(三单位固定义齿)时可使用,要求患者无下颌偏斜、无颞下颌关节异常。

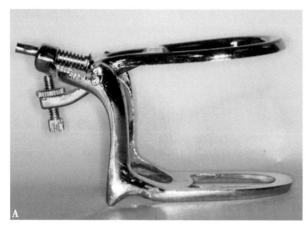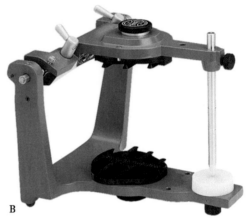

图 3-1 𬌗架

A. 简单𬌗架;B. Hanau-Mate 平均值𬌗架(图片引自 Whip Mix 公司)

三、半可调式𬌗架(图 3-2、图 3-3)

𬌗架上的前伸髁导斜度、侧方髁导斜度、切导斜度可调,但是髁突间距固定,多数𬌗架不能模拟迅即侧移(adjustable radial shift)、运动特征(Hanau Modular 除外),可以部分模拟髁突的运动轨迹。

半可调𬌗架的结构与其代表的人体结构的大小更相似,从而使牙列模型在𬌗架上的开闭弧与患者的开闭口弧线相吻合。髁导也可以沿着髁导盘做直线型运动轨迹,包括前伸和侧移。但是半可调𬌗架还不能够精确地模拟个体颞下颌关节的运动特征,因而会有一定范围内的误差。

半可调式𬌗架主要用在多单位单冠、高嵌体、长跨度固定义齿、全口固定式咬合重建、下颌运动方式超出常规范围的疑难全口义齿等病例的修复体制作。

1. 髁导的变异(Arcon 和 Nonarcon 𬌗架) 根据髁球与髁导盘的位置的不同,半可调式𬌗架又可以分为 Arcon 和 Nonarcon 两种类型(图 3-4)。Arcon 型𬌗架的构造与人体的颞下颌关节相似,髁球位于下颌体,髁导盘位于上颌体,因而其机械髁导盘的角度相对上颌模型是固定的。而 Nonarcon 型𬌗架的构造正好相反,髁球位于上颌体,髁导盘位于下颌体,机械髁导盘相对下颌模型的角度是固定的,而其相对上颌模型的角度会随着上颌体位置的改变而改变。Weingberg 认为髁道实际上是髁球沿着髁导盘运动的轨迹,变换髁球和髁导盘的位置并不会改变两者之间的关系,因而,Arcon 和 Nonarcon 两种𬌗架所产生的运动轨迹是一样的。

半可调𬌗架的前伸髁导斜度(protrusive condylar guidance)可以通过前伸𬌗记录来转移到𬌗架上,但是由于前伸𬌗记录实际上是下颌前伸运动中的某个特定位置的记录,所以根据这个记录所得的前伸髁导斜度并不能准确地反映下颌前伸运动过程中髁突的运动轨迹,而是正中关系位和所记录的特定前伸位置之间的直线段,其准确性也局限于所记录的特定前伸位置。另外,𬌗架上的前伸髁导斜度是相对于水平面而言的,其准确性也受面弓转移过程中水平面(horizontal plane)的选择和记录的准确性的影响。

半可调𬌗架的侧方髁导斜度(lateral condylar guidance,L)可以通过 Hanau 的公式由前伸髁导斜度(horizontal condylar guidance,H)来计算而得:L = H/8 + 12。

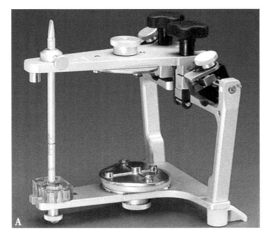
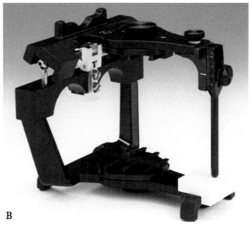
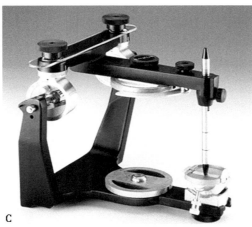

图 3-2 半可调式殆架
A. Hanau Wide-Vue；B. Denar Automark；C. Whip Mix 3000 系列（图片引自 Whip Mix 公司）

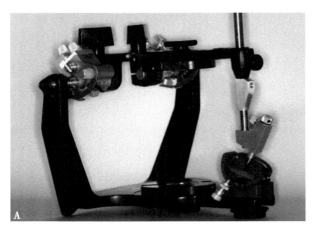
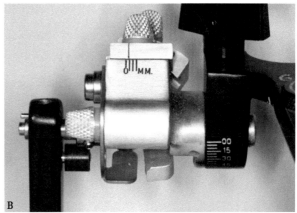

图 3-3 可模拟迅即侧移的半可调殆架（Hanau Modular with adjustable radial shift）

2. 迅即侧移 迅即侧移（immediate side shift）是指侧方运动过程中，非工作侧髁突从正中殆位向近中平直运动的时候，非工作侧髁突的微小的侧方平移。它的存在会影响后牙的牙尖高度、窝底宽度、沟嵴走向等。迅即侧移较大时，后牙的牙尖高度应该更矮一些。

3. 切导结构（图 3-5） 上下颌模型在殆架上的开闭程度是通过调节位于上颌体切导针的刻度来调节的。切导针和切导盘也起到了保持上颌体和下颌体之间的垂直位置的作用。当这个垂直距离需要改变的时候，切导杆可以根据需要升降，从而改变颌间距。但是，上颌体跟切导杆之间的调节盘理想上应该是一个曲面（例如 Denar），以保持切导针在切导盘上的位置不变，从而保证所确定的切导（包括前

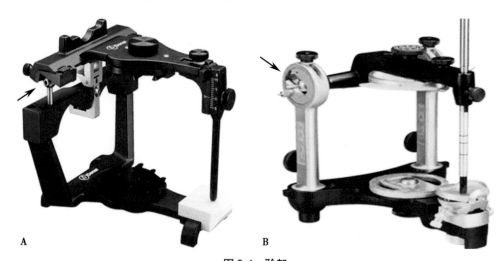

图 3-4　殆架

A. Arcon 殆架；B. Non-arcon 殆架（图片来自 Whip Mix 公司网站）

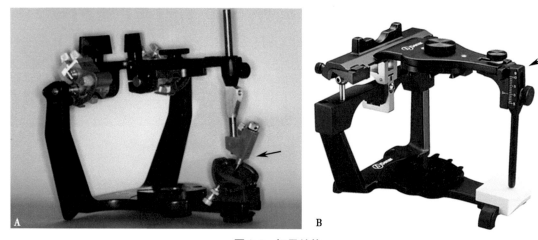

图 3-5　切导结构

A. Hanau Modular 殆架的可调节切导杆；B. Denar Combi 殆架上颌体跟切导杆之间的曲面调节盘（右图引自 WhipMix 公司网站）

伸切导和侧方切导）不变。Hanau 殆架推出了可调节切导杆，将切导杆分为了两段，下段切导杆可以在 5mm 范围内调节垂直距离而不改变转动轴和切导针在切导盘上的位置。实际上，临床应用中很多半可调殆架的上颌体和切导杆之间的连接是非曲面的，当通过调节切导杆的位置改变殆间距时，其开闭弧的轴心也随之改变。经验表明，殆间距在 5mm 范围内的升降并不会对修复体造成很大的影响。

半可调殆架的机械切导盘可以根据上颌前牙的舌侧形态在前伸和侧方运动时做调节。在修复上颌前牙或全口殆重建的过程中，为了更准确地模拟和修复上颌前牙的舌侧形态，也可以用自凝树脂来制作个性化切导盘，以根据修复需要达到跟髁导相协调的切导（图 3-6）。

4. 髁间距的调节及其意义　现有的半可调殆架的髁间距多数采用通过统计测量所得的平均值为参数，即（105±5）mm。然而，个体髁间距存在差异，从而影响侧方运动时牙尖在对颌牙面上所形成的运动轨迹，即影响牙齿殆面的沟嵴走向。当殆架的髁间距比实际值小时，上颌牙尖在下颌牙面上的运动轨迹要比实际的更偏近中，使用该殆架所制作的修复体下颌牙的沟嵴也会相对偏向近中，从而造成可能的非正中殆干扰。

5. 面弓转移（图 3-7）　半可调殆架都配有面弓（face bow），可以将上颌模型和实际测得的铰链轴位置或经验铰链（arbitrary hinge axis）轴的三维位置关系通过面弓转移到殆架上。而下颌模型多数是通过上下颌之间的颌位记录（多数情况下是最大牙尖交错位记录或正中关系位记录）对合上下颌模型并固定到殆架上。

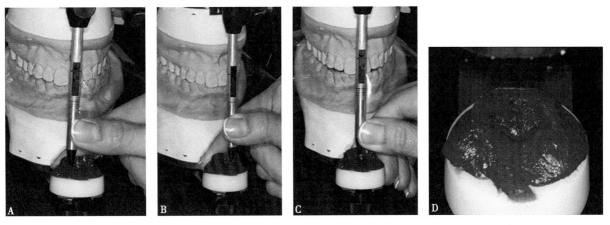

图 3-6　利用自凝树脂制作个性化切导盘（图片由 Dr. kuang-han Chang 张光汉医师提供）

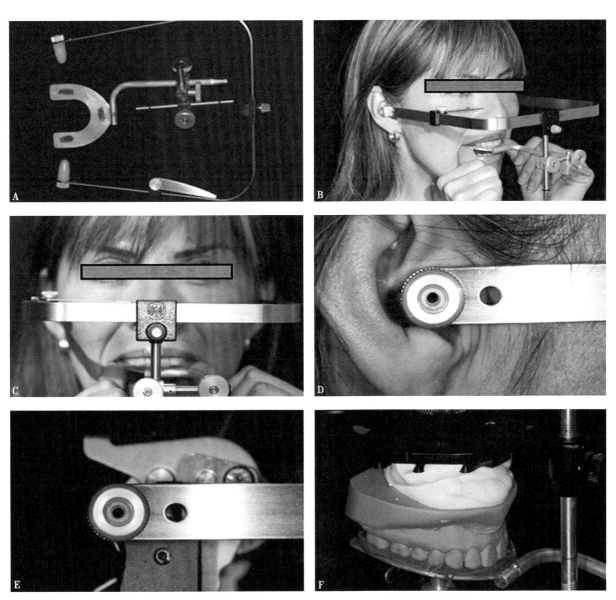

图 3-7　面弓转移（图片由 Dr. Kuang-han Chang 张光汉医师提供）

面弓（face bow）通常有一个𬌗叉来印记上颌牙列模型的位置或者固定于上颌无牙𬌗模型的颌位记录基托的蜡堤上。面弓对于上颌模型在三维空间的位置通常由通过双侧颞下颌关节的水平轴和第三个前方参考点来确定。经验式面弓（arbitrary face bow）多数选择位于耳屏和外眼角连线耳屏前 12mm 处作为经验铰链轴的参考点。一些面弓在定位了参考点后，利用两侧的调节杆将经验铰链轴转移到𬌗架上。也有的面弓通过插入外耳道的耳塞来转移经验铰链轴，在这种情况下，耳塞是固定在𬌗架的转动轴后方约 10～12mm 的位置。因此，通过这两种方法所转移的经验铰链轴的位置是基本一致的。面弓转移过程中水平面的确定也受第三个参考点位置的影响，多数情况下选择眶下点作为参考点，从而使其确定的水平面与 Frankfort 平面一致。

与经验式面弓相比较，运动面弓（kinematic face bows）可以精确地重现患者的开闭口运动，铰链轴可以通过观察下颌的运动而比较精确地定位在 1mm 的误差范围之内。

四、全可调式𬌗架

全可调式𬌗架跟运动面弓配套使用，可记录下颌三维运动轨迹，可以准确地定位铰链轴，并全方位模拟颞下颌关节的运动特征（图 3-8、图 3-9）。相对于半可调𬌗架来说，全可调𬌗架有更大的功能上的优越性：①髁导盘的各个面都可以根据患者的个体特征来调节，并可以利用自凝树脂形成不规则曲面的髁导；②双侧髁导也可以相对独立地进行调节，以表现个体工作侧髁突的运动特征，并且可以模拟迅即侧移；③切导杆和上颌体的调节处是曲面，并且可以根据运动面弓的三维记录来制作个体切导盘；④可以通过调整髁间距来模拟个体颅颌宽度特征。但是由于全可调𬌗架使用上的复杂性，其临床使用也比较局限，多用于研究和复杂疑难病例。

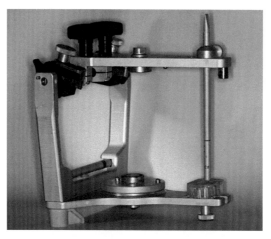

图 3-8　Denar D5A 全可调𬌗架

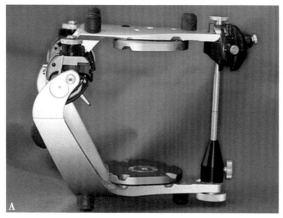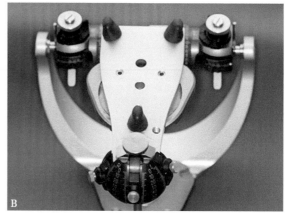

图 3-9　Kavo 的全可调式𬌗架
髁导和切导斜度可做多方向调整

全可调节式殆架的应用必须配套使用下颌运动轨迹描记仪。通常由记录仪的指针或是电子传感器记录下颌运动在水平面、矢状面和冠状面上的投影轨迹。这些来自图像追踪的信息被应用于全可调式殆架,以尽可能准确地重现患者的下颌运动。**Denar Cadiax** 系统为例说明,其由分别附着有记录板和记录指针的上、下两个殆叉组成(图 3-10)。下颌牙弓可以通过金属夹子连接于下方殆叉上,这种殆叉可以由聚乙烯硅氧烷印模材料在口内重衬而个别制作。首先记录正中关系位置作为侧方运动和前伸运动的参考点。髁突决定因素可以由追踪轨迹得到,殆架的调节值包括前伸、侧方髁导斜度、**Bennette** 角、迅即侧移等由计算机自动计算而得。

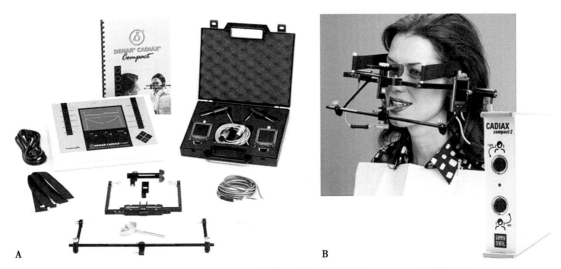

图 3-10 Denar Cadiax 下颌运动描记系统(图片引自 Whip Mix 公司网站)

参 考 文 献

1. Engelmeier RL, Starcke EN. History of articulators: Henry L. "Harry" Page and the Transograph. J Prosthodont, 2006, 15(6): 374-380.

2. Starcke EN, Engelmeier RL, Belles DM. The history of articulators: the "Articulator Wars" phenomenon with some circumstances leading up to it. J Prosthodont, 2010, 19(4): 321-333.

3. Engelmeier RL, Belles DM, Starcke EN. The history of articulators: the Contributions of Rudolph L. Hanau and his company--part I. J Prosthodont, 2010, 19(5): 409-418.

4. Starcke EN, Engelmeier RL. The history of articulators: the wonderful world of "grinders," Part 2. J Prosthodont, 2012, 21(3): 232-252.

5. Walker F, Ayoub AF, Moos KF, et al. Face bow and articulator for planning orthognathic surgery: 1 face bow. Br J Oral Maxillofac Surg, 2008, 46(7): 567-572.

6. Walker F, Ayoub AF, Moos KF, et al. Face bow and articulator for planning orthognathic surgery: 2 articulator. Br J Oral Maxillofac Surg, 2008, 46(7): 573-578.

7. Carlsson GE. Dental occlusion: modern concepts and their application in implant prosthodontics. Odontology, 2009, 97(1): 8-17.

8. Gilboa I, Cardash HS, Kaffe I, et al. Condylar guidance: correlation between articular morphology and panoramic radiographic images in dry human skulls. J Prosthet Dent, 2008, 99(6): 477-482.

9. Boulos PJ, Adib SM, Naltchayan LJ. The Bennett angle. Clinical comparison of different recording methods. N Y State Dent J, 2008, 74(2): 34-38.

10. Galanis A, Ali M, Belles D, et al. A comparison of facebow and dentofacial analyzer mountings. Tex Dent J, 2013, 130(10): 1047-1053.

11. Zonnenberg AJ, Mulder J. Reproducibility of 2 methods to locate centric relation in healthy individuals and TMD patients. Eur J Prosthodont Restor Dent, 2012, 20(4): 151-158.

12. Ahangari AH, Torabi K, Pour SR, et al. Evaluation of the Cadiax Compact® Ⅱ accuracy in recording preadjusted condylar inclinations on fully adjustable articulator. J Contemp Dent Pract, 2012, 13(4): 504-508.

13. Tannamala PK, Pulagam M, Pottem SR, et al. Condylar guidance: correlation between protrusive interocclusal record and panoramic radiographic image: a pilot study. J Prosthodont, 2012, 21(3): 181-184.

14. Tan MY, Ung JY, Low AH, et al. Three-dimensional repositioning accuracy of semiadjustable articulator cast mounting systems. J Prosthet Dent, 2014. doi: 10.1016/j.prosdent.2014.02.005.

15. Port RM. Articulators and gnathology: better care is the real goal. Am J Orthod Dentofacial Orthop, 2006, 129(6): 718.

16. Rinchuse DJ, Kandasamy S. Centric relation: A historical and contemporary orthodontic perspective. J Am Dent Assoc, 2006, 137(4): 494-501.

（郭娟丽）

（Dr. Juanli Guo,

Private practice in Prosthodontics, Virginia, USA）

第 四 章

牙齿磨耗、酸蚀和危险因素

Chapter 4　Tooth Wear，Erosion and Risk Factors

本章内容提要：非龋性牙齿表面硬组织丧失（tooth surface loss，TSL）包括各种形式的牙齿表面结构的磨耗和磨损。因病因主要有磨耗（attrition）、酸蚀（erosion）、外伤（trauma）、不良习惯（habit）等。而病因不同其临床表现也呈现不同特色，可分为几个不同类型。在牙齿重度磨耗的修复中，如果不控制病因，则不能阻止牙齿硬组织继续丧失，即使行使了复杂的牙冠修复，也难以维持良好的长期效果。为了保证最终修复体的长期良好效果，在开始修复前明确病因控制病因，根据磨耗类型制订相应的修复方案十分重要。本章将对不同典型的牙齿重度磨耗的病因、分类和修复方案进行讨论。

Summary：Non caries tooth surface loss（TSL）can be recognized as tooth wear and tooth erosion. The etiology of TSL may be attrition，erosion，truma，and some habits. The clinical features may differ according to different etiology. If the causative factors of tooth wear and erosion remain existing，the dental reconstruction will likely fail even though the restorations are delicate and beautiful. The etiology，clinic features and treatment planning of different types of tooth wear and erosion will be discussed in this chapter.

　　非龋性牙齿表面硬组织丧失（tooth surface loss，TSL）包括各种形式的牙齿表面结构的磨耗和磨损。一项对欧洲成人牙齿健康状态的调查（1998）显示，66% 的人有深入到牙本质的前牙磨耗，11% 的人有牙齿中度磨耗，1% 的人有牙齿重度磨耗。可见牙齿磨耗具有普遍性。来源于咀嚼等牙齿接触发生的轻、中度牙齿磨耗是生理性变化，一定程度的磨耗有利于咬合的稳定性和适应牙体牙周组织的增龄变化，但是中、重度磨耗或伴随一些病理性原因发生的牙齿表面硬组织丧失则由于引起牙体牙髓和牙周组织的不适症状升级为病理性变化。其病因主要有磨耗（attrition）、酸蚀（erosion）、外伤（trauma）、不良习惯（habit）等，而病因不同其临床表现也呈现不同特色。在牙齿重度磨耗的修复中，如果不控制病因，则不能阻止牙齿硬组织继续丧失，即使行使了复杂的牙冠修复，也难以维持良好的长期效果。在开始修复前确认磨耗的类型、进行病因诊断、判断是否有牙齿硬组织继续丧失的可能性、预测病因持续存在对修复体和口腔软硬组织的不利影响和修复效果，对于保证最终修复体的长期良好效果十分重要。

第一节　牙齿重度磨耗的临床表现和类型
（clinical manifestation and classification of severe tooth wear）

　　牙齿重度磨耗根据其发生位置不同、磨耗形态各异、可伴随或不伴随咬合垂直距离的变化而呈现不同的临床表征。

一、磨耗的位置和范围

　　可见如下不同表现：①前牙明显磨耗而后牙基本正常；②后牙明显磨耗而前牙基本正常；③全牙列磨耗；④个别牙局部磨耗。

　　1. 前牙磨耗而后牙基本正常时，垂直距离一般并无下降（图 4-1）。如果前牙切缘磨短呈现对刃咬合甚至开𬌗，则为水平向磨耗，下颌位和髁突位置容易前伸。可能的原因有不良下颌前伸习惯，造成前牙磨耗。另外，由于受到遗传、发育、口周软组织紧张度、唇舌习惯等影响造成牙齿在牙列中的萌出位置变异，前牙接触程度重于后牙，使前牙磨耗加重。从解剖形态看，如果颞下颌关节结节的后斜面（髁道斜度）比较平坦，下颌前伸运动时后牙较少接触，前牙接触重，前牙区受水平向分力较大，也容易造成前牙磨耗。如果前牙舌面磨耗严重，切缘变薄，水平覆盖（horizontal overlap）变小，垂直覆盖（vertical overlap）加深，则为垂直向磨耗，下颌位及髁突位置容易后缩。解剖形态上，关节结节后斜面多较直立，髁道斜度大。下颌前伸运动时，前牙区受垂直向分力较大。

2. 后牙磨耗明显而前牙唇面外形基本正常时，多伴随咬合垂直距离的下降（图 4-2）。下颌位容易

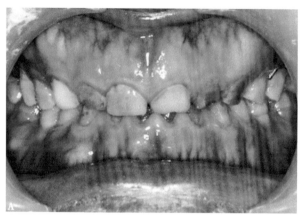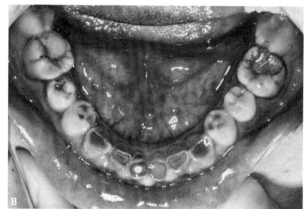

图 4-1　前牙磨耗而后牙基本正常

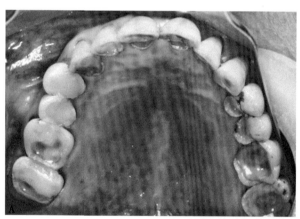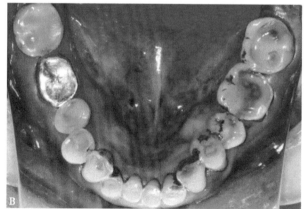

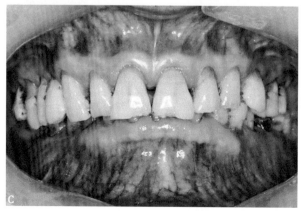

图 4-2　喜食硬物患者后牙重度注陷磨耗、前牙垂直向磨耗、下颌闭口位轻度退缩
A. 上颌咬合面观；B. 下颌咬合面观；C. 唇面观

后缩,前牙区舌面多同时有垂直向磨耗。磨牙症患者后牙呈现牙尖的水平磨耗,牙尖高度降低,呈现光滑磨耗小面;喜食硬性食物或有习惯性紧咬牙习惯患者后牙中央窝局部杯状磨耗,牙尖锐利。

3. 全牙列磨耗多伴随咬合垂直距离的降低,也可表现为前后牙牙尖均被水平向磨耗或前牙垂直向磨耗而后牙牙尖高度降低或局部性杯状磨耗,下颌位相应变化(图 4-3、图 4-4)。

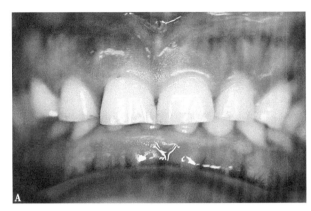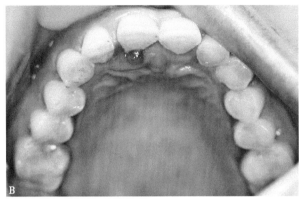

图 4-3　全牙列磨耗多伴随咬合垂直距离的降低

夜磨牙患者全牙列磨耗,后牙咬合面磨平,尖牙牙尖出现水平向磨耗,咬合垂直距离下降,下颌切牙咬在上切牙舌侧牙周造成慢性牙周炎。A. 唇面观;B. 咬合面观

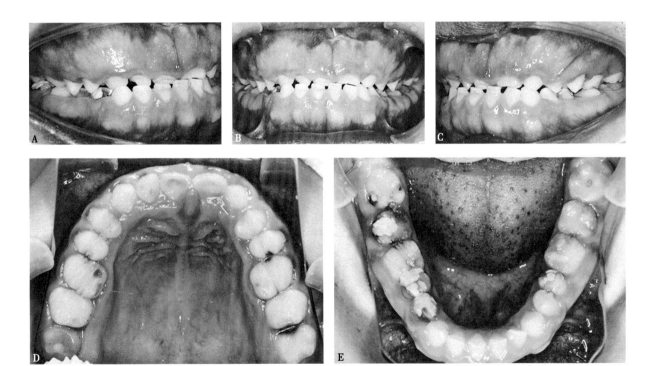

图 4-4　常饮碳酸饮料造成全牙列脱钙重度磨耗,后牙咬合面纵向磨耗痕迹,垂直距离降低

4. 局限性杯状磨耗,以中老年人第一磨牙尤为多见,磨耗深达牙本质深层,和对殆牙之间有细微空隙(图 4-5)。这可能和下颌第一磨牙萌出时间早、使用时间长有关,一旦釉质受到破坏,牙本质破坏的速度加快。

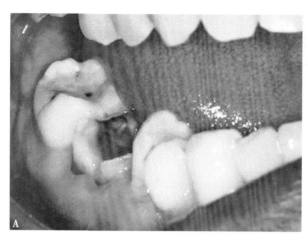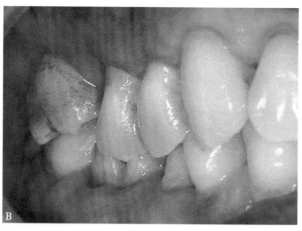

图 4-5　下颌第一磨牙局限性磨耗
A．咬合面观；B．颊面观

二、牙齿磨耗形态

可见以下不同表现：

1．牙齿接触磨耗（wear）　上下颌牙之间有对应的光滑磨耗小面。

2．牙齿特异性磨损（attrition）　上下颌牙之间有对应的特有缺损，是牙齿和其他物质如瓜子、铁钉等习惯性切咬的物体之间摩擦造成，磨损面形态和摩擦物质的外形有一定关联。

3．咬合面酸蚀症（acid erosion）　后牙咬合面杯状或点状凹陷，表面粗糙，上下颌牙咬合面无接触（图 4-6）。

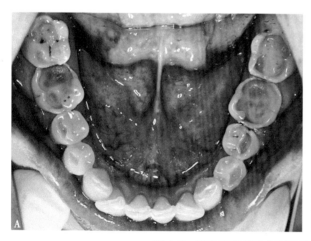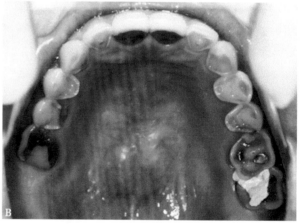

图 4-6　酸蚀症造成咬合面凹状塌陷，牙本质暴露，牙本质敏感

4．胃食管反流症（GERD，bulimia）　上颌牙舌面或舌尖釉质消失，为反复的多食反刍强迫症所造成，酸性食物流由食管中喷出，酸蚀食物流接触的牙齿舌侧表面造成釉质层变薄。

5．牙齿唇侧饮料性酸蚀症　上颌前牙唇面颈部釉质剥落，为常饮碳酸饮料或酸性环境影响又不能及时改善口腔酸性环境造成。

三、牙齿磨耗的物理性原因

1．不稳定的咬合关系，是导致牙列间动态磨耗的因素之一，可能的原因包括：

（1）前牙开𬌗（anterior open bite）的咬合关系，造成后牙的过度磨耗。

（2）正中咬合关系（centric occlusion）和最大牙尖交错位（maximal intercusptation position）的不一致（discrepancy），造成后牙咬合干扰（posterior interference）。

（3）局部多颗牙齿丧失，导致后牙咬合关系不稳定而造成剩余牙齿的过度磨耗。

2. 下颌功能运动（mandibular envelope of function）异常也可造成牙齿间过度磨耗。下颌运动功能是由神经肌肉以及前牙的位置、形态所决定，神经肌肉系统控制了下颌功能运动的幅度以及形式，构成了所谓的神经肌肉功能运动（neuro-muscular envelope of function）。不同于受肌肉韧带和关节限制的下颌最大运动范围也即下颌边缘运动（mandibular envelope of motion），下颌功能运动（mandibular envelope of function）还要受到前牙位置的局限，形成所谓的牙齿功能运动（dental envelope of function）。理想状态下，协调的神经肌肉以及牙齿功能运动可以有效促进口腔咀嚼功能。但是，若神经肌肉和牙齿的功能运动幅度、形式不一致，功能运动的活动范围受限（restricted envelope of function），将导致牙齿的动态性磨耗。不协调的下颌功能运动所造成的牙齿磨耗形式可分为垂直磨耗（vertical wear）以及水平磨耗（horizontal wear）。

四、酸蚀症的表现和原因

1. 酸蚀症的原因　酸蚀是牙齿在酸性环境中部分脱钙后在硬软组织功能负载下牙齿硬组织的过量损耗。酸蚀的原因可能来源于胃酸、酸性饮料、酸性食物、酸性环境等。日常食物和饮料的酸碱度如表4-1所示，生活中不经意的习惯就可以造成牙齿的酸蚀破坏。

表4-1　几种常见饮食的酸碱度

食品名	pH 值
百事可乐	2.95
可口可乐	3.15
橘子汁	3.50
运动饮料	3.38
瘦身饮料	2.80
酸奶	4.0
苹果	3.3～3.7

2. 酸蚀症的表现　过度食用酸性饮料或食物所引起的磨耗有不同表现。如果是用杯子饮用酸性饮料，则口腔内的各个部位都可以受到影响，但是脱钙常常首先发生在釉质较薄的区域即唇侧牙颈部。如果使用吸管饮用较稠的酸性饮料或过度食用酸性水果，则后牙受到更多的影响，后牙颊面和咬合面会出现明显的磨耗。

如果是长期患有胃食管反流疾病或不良习惯，胃液或酸性食物流首先接触上颌后牙的舌侧和咬合面，然后接触下颌后牙的咬合面，而下颌前磨牙和前牙受到舌体覆盖较少受到影响，也不涉及牙齿唇颊面。上颌前牙至前磨牙舌侧釉质从牙颈部以上均匀一层丧失，舌侧牙颈部形成类似肩台的形态，牙本质色透出，表面呈沿解剖形态的光滑曲面，唇侧釉质基本完整（图4-7、图4-8）。这些部位的硬组织表面酸蚀脱钙后，即使在正常咀嚼负荷下也使其磨耗速度和程度加快，使后牙的硬组织丧失明显。反酸时头位对牙齿酸蚀部位也有明显的影响。如果是夜间反胃，则习惯性侧卧侧的牙齿舌面釉质丧失明显而对侧可以不明显，如果习惯于俯卧则上颌前牙舌侧釉质丧失明显。

这些多样化的表现和其发生原因紧密关联。如果不了解其原因、不选择适应的修复方案、不控制造成牙齿硬组织继续丧失的进程，则可能达不到良好的长期修复效果。因此，在制订修复方案之前应该首先进行鉴别诊断，必要时采取口腔各专科甚至结合全身健康管理的综合治疗方案，在开始最终修复之前应该预测修复后的长期效果。

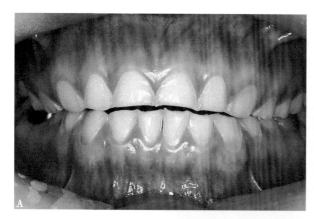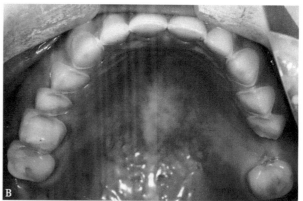

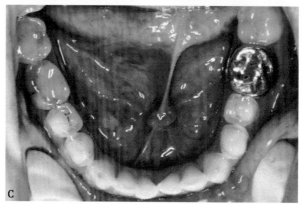

图 4-7　多食反刍强迫症（bulimia）患者

A. 唇面观，前牙切缘磨耗，开𬌗；B. 上颌咬合面观；C. 下颌咬合面观。前牙至前磨牙舌侧釉质从牙颈部以上均匀一层丧失，舌尖消失，舌侧牙颈部形成类似肩台的形态，牙本质色透出，表面呈沿解剖形态的光滑曲面

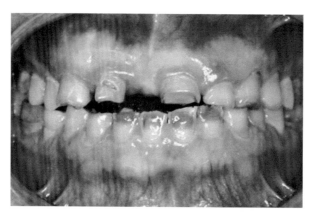

图 4-8　酸蚀症使前牙唇面釉质丧失、前牙开𬌗

第二节　牙齿磨耗的分级指数

有很多学者对牙齿磨耗提出分级方法，常用的有 Smith 和 Knight 提出的牙齿磨耗指数（tooth wear index，1984）和 Lussi 提出的牙齿蚀耗指数（erosion index，1996）分级方案（表 4-2、表 4-3）。这些指数分级方案只是对牙齿硬组织丧失的程度和表现进行描述，并没有和其发生原因产生关联。但是 Lussi 的分级方法由于有更详细的磨耗面的表象描写，对牙齿硬组织丧失发生原因的推测有一定帮助。

表 4-2　Smith and Knight 牙齿磨耗指数

指数	牙面	描述
0	各个牙面	没有釉质表面特征的丧失,没有外形的改变
1	颊、舌、咬合、切缘	釉质表面特征丧失,牙本质未暴露
	颈部	外形轻度改变
2	颊、舌、咬合	釉质丧失但未超过 1/3 面积,牙本质及切缘牙本质暴露
	颈部	浅于 1mm 的缺损
3	颊、舌、咬合	釉质丧失超过 1/3 面积,牙本质及切缘牙本质缺损
	颈部	1～2mm 的缺损
4	颊、舌、咬合、切缘	釉质完全丧失,牙髓暴露或达继发性牙本质
	颈部	深于 2mm 的缺损,牙髓暴露或达继发性牙本质

表 4-3　Lussi 的牙齿酸蚀指数

牙面	指数	特征
唇颊	0	无酸蚀,表面光滑,发育嵴可以缺乏
	1	表面釉质缺失,完整釉质的颈向可有酸蚀区域,为洼陷的宽大于深度的缺损,有别于刷牙的磨耗痕迹。边缘可能为波浪状,牙本质未暴露
	2	牙本质暴露,但未及 1/2 面积
	3	超过 1/2 面积的牙本质暴露
咬合、舌	0	无酸蚀,表面光滑,发育嵴可以缺乏
	1	轻度酸蚀,圆形杯状洼陷,修复体边缘高于邻近牙面,咬合面沟状缺损,釉质表面缺损,牙本质未暴露
	2	重度酸蚀,缺损加重,牙本质暴露

第三节　牙齿重度磨耗的修复方案
（treatment planning of severe tooth wear）

近年来,Lussi 等学者又提出改良简化的牙齿磨耗指数如表 4-4 所示。将上述指数用于记录每个牙的六个象限,各个象限指数之和表示此牙的整体磨耗状态,并根据此提出了对应的处理原则,如表 4-5 所示。

表 4-4　牙齿表面硬组织丧失简化指数

指数	描述
0	没有牙齿表面硬组织丧失
1	牙齿表面硬组织开始丧失,牙本质未暴露
2	牙齿表面硬组织明显丧失,但未超过 50% 的面积,牙本质暴露
3	牙齿表面硬组织明显丧失,但超过 50% 的面积,牙本质暴露

表 4-5　牙齿磨耗程度和临床处理原则

指数之和	磨耗程度	临床处理原则
2 以下	无磨耗	日常口腔护理
3～8	轻度磨耗	检查口腔卫生和饮食习惯,定期(每 2 年)进行口腔检查
9～13	中度磨耗	检查口腔卫生和饮食习惯,判断是否有牙齿硬组织丧失的病因并进行限制。使用含氟化物的口腔保健品,定期(每 0.5～1 年)进行口腔检查
14 以上	重度磨耗	检查口腔卫生和饮食习惯,判断是否有牙齿硬组织丧失的病因并进行限制。使用含氟化物的口腔保健品,定期(每 0.5～1 年)进行口腔检查,留存石膏模型、影像学检查照片等,必要时行局部修复治疗

注:引用自 D. Bartlett & A. Lussi 文献(2008)并修改

通过病因和其造成牙齿表面硬组织丧失的过程分析,当临床上见到某种牙齿磨耗时,首先推测其原因,结合对患者病史和生活习惯等的深入调查,逐渐明确病因的诊断。在最终修复前让患者戴用数周暂时性修复体可以更加确认诊断、观察造成牙齿硬组织丧失的因素是否持续存在和破坏力大小,如果存在不良习惯和全身因素,指导患者排除这些不良因素或接受系统疾病的治疗。

一、前牙磨耗重而后牙磨耗不明显

通常咬合垂直距离没有明显改变,牙槽突可能已经代偿性增生维持原有垂直距离。所以不能单纯通过抬高垂直距离来获得前牙的修复空间,需要采取综合措施获得成功修复所必需的条件。

如果牙根长度正常,则推荐行牙冠延长手术降低基牙的牙周支持骨高度和牙龈缘高度,延长临床冠长度后进行修复。如果牙根长度不能满足冠延长后仍然保持良好根冠比例在1∶1之上,则需要通过正畸的方法压低前牙获得修复空间。对于一些治疗复杂并且修复后远期效果不好的患牙和残根残冠,从修复整体效果和经济价值等考虑,也可策略性拔牙,修整牙槽突外形后利用邻牙行固定义齿修复或种植修复。

如果患者前牙呈过深的覆𬌗覆盖,上颌前牙舌面及下颌前牙唇面纵向磨耗,通常伴有下颌后缩,后牙进食无力,有时伴有咀嚼肌易疲劳等症状。咬合垂直距离抬高并前移下颌位到理想的前牙浅覆盖状态,常能起到减轻症状同时满足修复条件的效果。

英国学者 Dahl 提出了 The Dahl Concept,对于前牙磨耗后变成深覆𬌗的患者,在上前牙舌侧粘接抬高垂直距离的导板,后牙开𬌗,数月后,后牙发生自然过萌直到出现咬合接触,以这种类似于牙齿正畸的方式矫正前牙深覆𬌗(图4-9)。

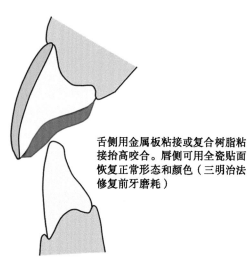

舌侧用金属板粘接或复合树脂粘接抬高咬合。唇侧可用全瓷贴面恢复正常形态和颜色（三明治法修复前牙磨耗）

图 4-9　Dahl 的固定导板,垫高前牙,使后牙腾空,数月后自然过萌直到咬合接触

二、后牙磨耗重而前牙磨耗不明显

后牙临床牙冠短不能满足冠固位形和修复材料强度所要求的空间而又需要修复时,常常考虑抬高垂直距离进行修复。但是,从下颌张口时运动轨迹的特点考虑,如果后牙抬高1mm,则前牙可能出现3mm的空间,如果前牙未发生明显磨耗不需要修复,则单纯抬高后牙会导致前牙开𬌗。后牙抬高得越多则前牙开𬌗越严重。另外,常常会出现后牙磨耗或个别牙缺失后继发对𬌗牙甚至牙槽突的过长。因此,这类修复比较困难,必须结合其他辅助方法进行综合治疗和修复。例如进行牙冠延长术和正畸治疗压低对颌牙。近年来开展的微螺钉辅助支抗压低牙齿的正畸方法可以有效解决许多临床情况。但是需要引起注意的是,并不是所有情况都可以适用这些辅助治疗手段。有研究显示,后牙尤其是下颌磨牙的冠延长手术可能引起较高比例的术后根分歧部位病变,应该谨慎选择手术适应证。

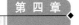

三、全牙列均匀磨耗

发生轻中度磨耗时，检查并控制可能引起牙齿硬组织丧失的病因。针对牙本质敏感或牙髓刺激症状，使用各种脱敏保健品如脱敏牙膏、脱敏剂或含氟及利于牙齿表面钙沉积的各种制品。主要目的是减轻症状，消除异常磨耗的原因。可以夜间戴用软弹性粭垫保护牙齿免受过度磨耗。中重度磨耗时，则需要判断咬合垂直距离是否改变及是否适于抬高，采用树脂充填、高嵌体、全冠、粭垫式义齿等方式恢复牙冠高度和外形。这时，需要考虑颞下颌关节和口颌面肌神经系统的健康，当患者可以接受抬高的垂直距离后，根据咬合重建的适应证、程序和方法逐步进行复杂的固定重建修复过程。

四、局 部 磨 耗

这种情况时，常无需对全牙列进行修复。局部修复时的咬合位及垂直距离尊重原有状态，但是需要对引起局部过度磨耗的原因作出诊断，仔细检查是否伴随牙体牙髓病变及牙齿隐裂。根据临床症状，进行局部脱敏处理、局部树脂充填或全冠修复，恢复咬合曲线的连续和正常的咬合接触关系。

参 考 文 献

1. Office for National Statistics. Adult dental health survey: Oral health in the United Kingdom 1998. London: The Stationery Office, 1998.

2. Spear F. A patient with severe wear on the anterior teeth and minimal wear on the posterior teeth. J Am Dent Assoc, 2008, 139(10): 1399-1403.

3. Spear F. A patient with severe wear on the posterior teeth and minimal wear on the anterior teeth. J Am Dent Assoc, 2009, 140(1): 99-104.

4. Bartlett DW, Shah P. A critical review of non-carious cervical(wear)lesions and the role of abfraction, erosion and abrasion. J Dent Res, 2006, 85(4): 306-312.

5. Lussi A, Jaeggi T. Erosion-diagnosis and risk factors. Clin Oral Investig, 2008, 12(Suppl 1): S5-S13.

6. Braem M, Lambrechts P, Vanherle G. Stress-induced cervical lesions. J Prosthet Dent, 1992, 67(5): 718-722.

7. Ganss C. How valid are current diagnostic criteria for dental erosion? Clin Oral Investig, 2008, 12(Suppl 1): S41-S49.

8. Bardsley PF. The evolution of tooth wear indices. Clin Oral Investig, 2008, 12(Suppl 1): S15-S19.

9. Smith BG, Knight JK. An index for measuring the wear of teeth. Br Dent J, 1984, 156(12): 435-438.

10. Bartlett D, Ganss C, Lussi A. Basic Erosive Wear Examination(BEWE): a new scoring system for scientific and clinical needs. Clin Oral Investig, 2008, 12(Suppl 1): S65-S68.

11. Lux CJ, Conradt C, Burden D, et al. Three-dimensional analysis of maxillary and mandibular growth increments. Cleft Palate Craniofac J, 2004, 41(3): 304-314.

12. Pokorny PH, Wiens JP, Litvak H. Occlusion for fixed prosthodontics: a historical perspective of the gnathological influence. J Prosthet Dent, 2008, 99(4): 299-313.

13. Poyser NJ, Porter RW, Briggs PF, et al. The Dahl Concept: past, present and future. Br Dent J, 2005, 198(11): 669-676.

（姜　婷）
（Dr. Ting Jiang
Professor, Prosthodontist,
School of Stomatology, Peking University, Beijing, China）
（陈延维）
（Dr. Yanwei Chen）
（Prosthodontist, Seattle, USA）

第五章

固定修复的软组织处理 ————

Chapter 5   Periodontal management for fixed prosthodontics

本章内容提要：牙周组织是牙齿的支持结构，牙周健康与修复体的美观和耐久密切相关。固定修复前期工作中的重要一步便是确保牙周组织的健康和稳定，积极治疗和改善诸如牙龈炎、牙周炎、牙龈黏膜缺损及牙槽骨缺损等状况，为修复体建立良好的基础。同时，优良的修复体在修复过程中及修复设计上要充分考虑与牙周组织的协调，要维持牙周生物学宽度，保持牙周健康，防止修复后牙周并发症的发生。

Summary：Periodontal tissue is the supporting tissue for teeth. Periodontal health is closely related to the cosmetic，comfort and longevity of fixed prostheses. Poor prostheses also affect the health of the periodontal tissue. It is important to establish a healthy periodontium before constructing fixed prostheses. On the other hand，well designed and fabricated prostheses can maintain good periodontal health. This chapter describes how fixed prosthodontic procedures can preserve periodontal health and how periodontal treatment can enhance the outcome of fixed prosthodontics.

第一节   牙周健康和固定修复的关系
（relationship between periodontal health and fixed restorations）

一、牙周疾病对固定修复的影响

牙周组织是由牙齿周围的牙槽骨、结缔组织纤维和牙骨质组成。牙周组织是牙齿和种植体的支持结构，它是牙齿和种植体的立足之本。牙周组织的健康和形态与固定修复的美观、舒适及远期效果有密不可分的关系。确保牙周组织的健康和稳定，积极治疗和改善诸如牙龈炎、牙周炎、牙龈黏膜缺损（mucogingival defects）及牙槽骨缺损是固定修复重要的前期工作。患者对口腔卫生的重视直接影响牙周健康和修复体的美观和持久。很多患者对牙周病没有充分认识，仅主诉有时有牙龈红肿出血或口臭，很多时候牙周病体征并不明显。固定修复前的口腔全面牙周及X线片检查非常重要。例如图5-1所示患者主诉需要固定修复，并无牙周病史，在固定修复前的全面牙周检查时，发现前牙有严重的牙槽骨吸收。

除了牙周炎症，牙周组织的缺损也会直接影响到固定修复的效果。例如拔牙区牙槽骨吸收萎缩而出现塌陷（图5-2），影响固定义齿修复体的桥体部美观，桥体下凹陷处也易积藏食物，不利于口腔卫生。应预先进行牙槽嵴扩增后再进行固定义齿修复。而牙龈退缩是常见的牙周组织病变，使临床牙冠变长、牙根暴露而影响美观（图5-3）。另外，一些牙龈病变如扁平苔藓等也直接影响固定义齿的修复效果（图5-4），应该在修复前进行充分的诊断和彻底的治疗。

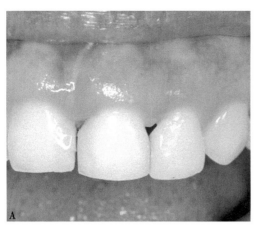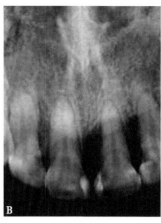

图 5-1 固定修复前检查时发现存在重度牙周病

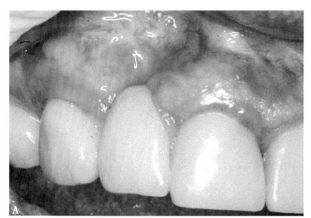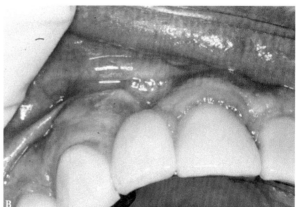

图 5-2 牙槽嵴缺损,需要延长桥体来弥补桥体下的缝隙

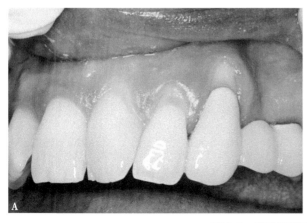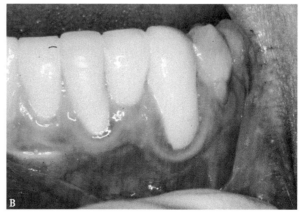

图 5-3 各种牙龈病变影响修复体效果

A. 牙龈组织退缩和牙槽骨缺损;B. 固定修复前未修补牙龈,牙冠过长,附着龈过少,牙冠边缘有慢性牙龈炎,牙龈持续萎缩

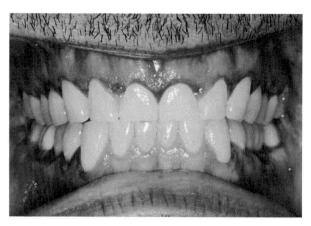

图 5-4 牙龈扁平苔藓

二、固定修复对牙周组织的影响

固定修复需要充分考虑到修复体的形态结构是否会影响口腔卫生和牙周组织健康的维持。不良修复体有损牙周健康(图 5-5),最终导致对牙列的进一步破坏,甚至治疗失败。

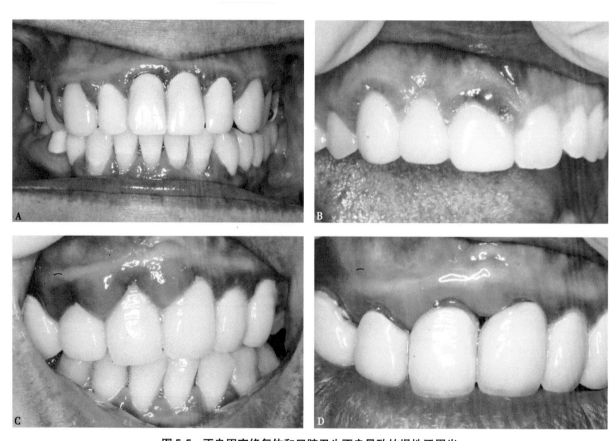

图 5-5 不良固定修复体和口腔卫生不良导致的慢性牙周炎

牙周深度洁刮治后,牙周炎症有所好转,但需重新制作固定修复体及进一步牙周治疗后才能恢复牙周健康和修复体的美观

三、固定修复过程与牙周组织健康

1. 基牙预备 基牙预备(preparation of abutments)过程中如果不慎,则高速旋转的车针会伤害到龈下组织如牙龈基底上皮甚至附着龈和结缔组织。多数情况下,这些伤害可以修复,但如果伤害超过

附着龈底部，则可能导致永久性牙周组织丧失而出现牙周退缩。为了避免对牙周组织的伤害，基牙预备体的边缘需要终止在牙龈缘下 1mm 以内，使用排龈线也可以保护边缘牙龈少受损伤。

2. 取印模　取印模（impression）前的排龈难免对牙龈下组织造成伤害。有些医师为了打开龈沟采用电刀去除牙龈，但是电刀处理往往会造成牙龈萎缩和附着龈丧失。因此，电刀排龈的方法不值得推荐。

3. 暂时冠制作　暂时冠（provisional restoration）多用自凝树脂制成，冠边缘往往达不到永久修复体的密合度。这些空隙容易造成细菌和食物残留而引起边缘性牙龈炎。因此，制作暂时冠时要非常仔细，并留出足够的邻间隙，让出牙间乳突，外形要有利于患者清洁。

4. 修复体形态　修复体边缘悬突（overhang）或牙冠外形过平、过突（over contouring of reconstructions）均可对牙周组织造成不良影响。

牙冠接触点（contact point）的适度恢复是非常重要的修复原则。邻接点丧失可表现为食物嵌塞、牙槽骨角形吸收和牙周炎。在系统的牙周治疗过程中，与修复科医师配合先去除病因（恢复牙冠正常接触点）是非常重要的治疗步骤。当牙冠接触点恢复后，经系统的牙周治疗（龈下洁刮治、翻瓣术结合骨再生等）效果才会提高。但是，如果邻牙间隙被过度充满，牙龈乳突也会受到侵害而发生退缩，并发生食物嵌塞。反之，过大的牙间隙也会带来不美观、发音漏气、食物嵌塞等问题，需要在接触面积和接触高度上适度恢复邻牙接触点。

近年来，为了达到前牙修复体更美观自然的目的，卵圆型桥体（ovate pontic）设计得到普及应用。它主要被应用于桥体下方软组织的塑形。但是需要严格选择适应证：桥体下牙龈组织厚度超过 4mm 并拥有丰富的附着龈才可以容纳卵圆形桥体。桥体组织面应高度抛光，能运用牙线等口腔卫生工具充分维持桥体下方清洁。

多根牙的根分叉区常常有口腔清洁的问题，修复时要特别注意将修复体外形符合牙根的形态。同时给予患者特殊的口腔卫生指导以便患者积极配合保持根分叉区域的清洁。

第二节　牙周生物学宽度与固定修复的密切关系
（biological width of periodontal tissue and fixed restorations）

一、牙周生物学宽度

牙齿是人体唯一跨越上皮的钙化组织。牙龈软组织和牙体硬组织的附着是一个很特殊的生理结构。研究发现牙槽嵴的冠向牙龈与牙齿的连接包括上皮附着和结缔组织附着，而且这一连接的宽度较为恒定，其平均值是 2.04mm，包括龈沟深度 0.69mm、附着上皮宽度 0.97mm 和结缔组织宽度 1.07mm。这一特殊的生理结构的宽度被称为牙周生物学宽度（biological width of periodontal tissue）（图 5-6）。

在实际临床中，为了不暴露修复体边缘，提高美观效果，或存在根面龋、冠折达龈下、临床牙冠过短时，为了获得更好的固位型，常需要把修复体的边缘延伸到龈下。修复体一旦延伸到生物学宽度的范围内，或者说修复体边缘超过了上皮附着，就会把细菌等不良刺激物带进生物学宽度的范围，引起炎症甚至牙槽骨吸收。所以，把固定修复体边缘置于龈上最有利于牙周健康。

牙周生物学宽度与牙的相对位置大多顺应釉牙本质连接线及牙槽嵴边缘与牙体的相对位置。釉牙本质连接线在牙与牙之间及牙的各个面之间都有变化。特别在前牙，唇侧与近远中的骨嵴位置起伏很大，若不注意这一解剖特点则很容易在进行邻面基牙预备时磨除过深而侵入生物学宽度，引起牙龈红肿，破坏牙龈健康及美观。

随着全瓷修复材料的发展和现代粘接技术的进步，龈上修复体在临床上的应用会越来越广泛（图 5-7）。

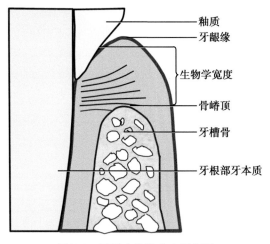

釉质
牙龈缘
生物学宽度
骨嵴顶
牙槽骨
牙根部牙本质

图 5-6　牙周生物学宽度示意图

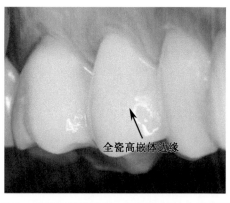

全瓷高嵌体边缘

图 5-7　为避免牙齿隐裂加深而进行的全瓷高嵌体修复体只覆盖颊舌侧 1/2 和邻面接触点之上，对牙周没有影响

二、牙周生物学宽度受侵后的临床表现

牙周生物学宽度受侵后可有以下几种临床表现（图 5-8）：局部牙龈红肿、牙龈萎缩（多发生于附着龈菲薄的牙根唇颊面）、牙槽骨吸收（多发生于牙间或牙槽骨厚的部位）。

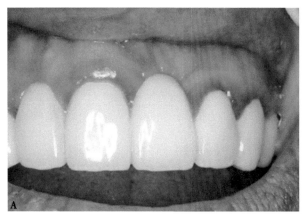
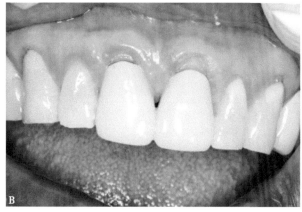

A　　　　　　　　　　　　　　　B

图 5-8　修复体侵犯牙周生物学宽度，造成牙龈红肿（A）及牙龈退缩（B）

三、重建牙周生物学宽度

为了获得更美观的修复效果或者临床牙冠长度不充分、余留牙牙本质肩领高度不足等原因而不得不将修复体边缘放入到牙周生物学宽度范围内时，应该先行牙冠延长手术来重建生物学宽度，确保牙周的健康（图 5-9～图 5-11）。

牙冠延长术是以修复体边缘为参照去除牙周软组织和骨组织和根向修整来重建生物学宽度。牙冠延长术应该在去龋、桩核重建（post and core build up）和临时修复体做好后进行。这样可以获得一个确定的参照缘。修复体应有 1.5～2mm 的牙本质肩领（ferrule）、1mm 的龈沟和 2mm 的龈沟底到牙槽嵴顶宽度。也就是说，从牙槽骨嵴顶到修复体边缘需要 3mm 的宽度才能得到牙周组织的稳定。进行牙冠延长术要有足够的修复经验，要能预测修复体边缘位置来重建相应的牙龈和牙槽骨高度。

有很多因素影响冠延长的量，如牙本质肩领高度、术后龈缘高度是否与邻牙协调、牙根与牙冠的比例、患者微笑时上唇的位置等。如果这些因素不能达到理想状态，种植牙修复会是更好的治疗手段。

进行牙冠延长术前还要考虑术后牙冠和牙根的比例，即术后牙根是否有足够的牙槽骨支持，能否满足修复学中生物力学原则。还要考虑手术对邻牙健康和术后美观的影响。正式固定修复体的制作应

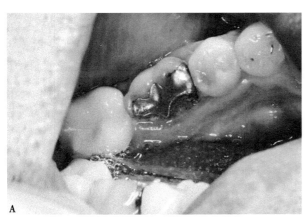
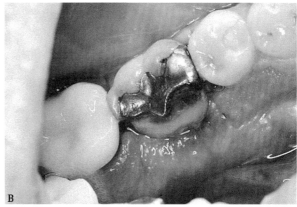

图 5-9　冠折裂达牙龈缘下，通过牙冠延长术暴露折缘

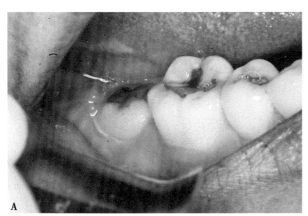
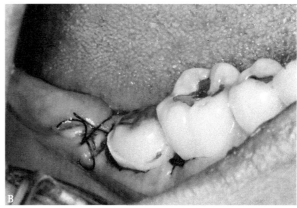

图 5-10　牙冠延长术使临床牙冠过短的基牙获得更好的固位型

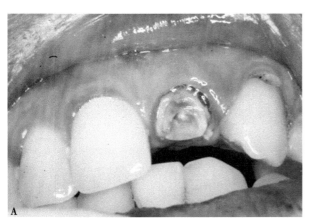
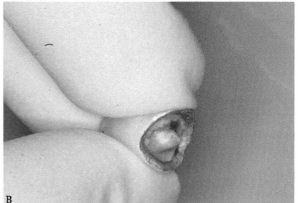

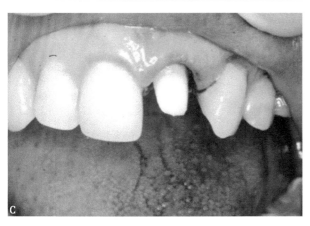

图 5-11　由于缺乏足够的牙本质肩领（ferrule）高度，桩核冠后牙冠脱落。通过牙冠延长术获得 3mm 牙本质肩领和生物学宽度后再重新牙冠修复

该开始于牙冠延长术后6~8周,等待重建的生物学宽度进入稳定状态后进行。

对于牙本质肩领高度不充分的残根修复,如果牙冠延长术后不能保证合理的冠根比例,可以考虑通过正畸方法协助牙根萌出后再行修复。这种方法虽然费时费力,但对美观和邻牙的影响小,只要适应证合适,则值得采用。

1. 牙冠延长术的适应证

(1)基牙牙本质肩领高度不足3mm。

(2)临床冠短。

(3)基牙预备体终止线过深到龈下。

(4)龈下根面龋。

(5)冠折后折裂线达龈缘下3mm以内。

(6)美容牙冠延长术。

(7)牙根切除术后的牙齿和牙槽骨的修整。

2. 牙冠延长术的禁忌证

(1)缺少系统的牙周诊断治疗计划。

(2)口腔卫生差。

(3)牙齿没有保留的价值,牙冠延长术后依然不能符合牙周健康和修复学原则。

第三节 咬 合 创 伤

一、牙齿受力分析及牙周膜潜力

1. 受力分析 咬合力在传导的过程中,由于牙尖斜面的作用,将𬌗力分解成轴向力(axial stress)和侧向力(lateral stress)。轴向力受到强大的牙槽斜纤维的对抗,纤维束将其压挤性质的𬌗力转化为牵拉性的力。牙周组织受到拉力可激发其生理活性,促进组织的代偿性改建,以适应所受的压力。

侧向力施加于牙齿后,只有一部分牙槽横纤维的越隔纤维承受,其他纤维束松散无力。侧向力的作用,主要是以第Ⅱ类杠杆作用的方式作用到牙槽骨上,往往因压迫牙槽嵴而引起破坏吸收反应(图5-12)。

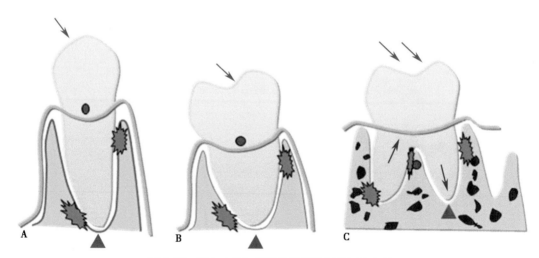

图5-12 侧向力施加于牙齿后牙槽骨的压迫部位
A. 单根牙近远中向力;B. 多根牙颊舌向力;C. 多根牙近远中向力

2. 牙周膜潜力 如果牙齿受到侧向力,牙周膜在生理动度之内可耐受一定程度的牙齿移动。牙齿水平方向生理动度(Muhlemann, 1960)范围如下:切牙0.1~0.12mm,尖牙0.05~0.09mm,前磨牙0.08~0.1mm,磨牙0.04~0.08mm。

二、咬合力的类型

咬合力有多种类型,生理性咬合力是维持健康的良性作用力,而创伤力是造成牙周组织创伤的原因。

1. 生理性正常咬合力 生理性咀嚼吞咽力,比较小,在功能范围内,对牙周组织和牙槽骨有积极的功能性刺激作用(图5-13)。牙槽嵴每年的功能性改建为20%。

2. 碰撞力 较大但短暂的力。牙周纤维的弹性可短期内耐受,超过一定时间和程度,造成牙周膜和牙槽骨的破裂。

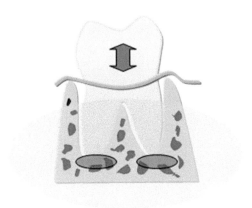

图5-13 咀嚼力为维持骨代谢的良性生理性刺激

3. 持续加力 一定方向的小而持续的力,可使牙齿移动。

4. 不稳定力 间断的来自于不同方向的力,如咬合干扰、咬合高点、早接触,造成牙周膜和牙槽骨的破坏吸收。

三、咬合创伤的临床表现

(一)咬合创伤的定义

过大的咬合力可以造成牙周组织结构上和功能上的改变,当这种咬合力超过了一定适应范围后造成病理性改变及成为咬合创伤。

1. 创伤𬌗 具有引起创伤的咬合力时的咬合状态。可以是急性碰撞力,也可以是慢性不稳定力。

2. 原发性𬌗创伤 作用在健康的非炎症状态的牙周组织上的过大或非生理性咬合力造成的创伤,可以引起牙周病理状态(图5-14)。

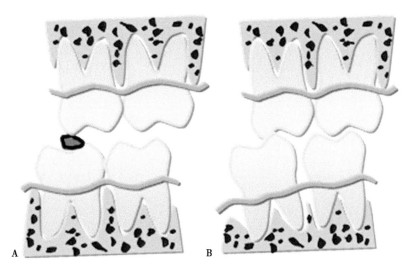

图5-14 原发性𬌗创伤(A)和继发性𬌗创伤(B)

3. 继发性殆创伤　作用在炎症状态的牙周组织上的过大咬合力或有早接触的咬合力造成的创伤。可以加重牙周病理状态（见图 5-14）。

（二）殆创伤的病理表现

常见牙齿动度增加，下颌前伸或侧方运动时，可见牙齿晃动或者指腹可触及牙齿移动，有垂直向的骨吸收和骨下牙周袋。影像学检查可见牙周膜间隙增宽和角形吸收（图 5-15、图 5-16）。

有慢性咬合创伤存在时，还容易发生牙齿折裂、牙齿隐裂、牙髓坏死、牙齿变色等临床表现。某些患者还可以出现咀嚼肌功能障碍等异常。需要仔细检查分析病因。

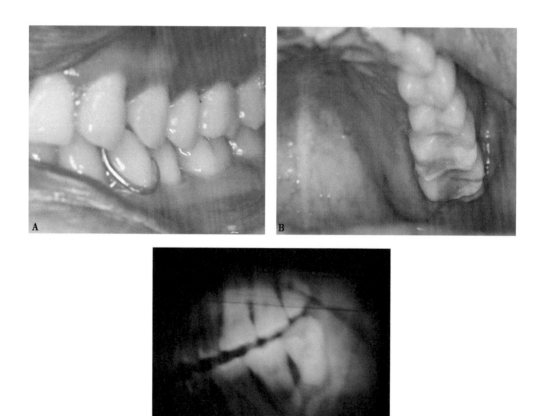

图 5-15　紧咬牙习惯造成后牙殆面不均匀磨耗，牙尖过锐，侧方力加大。X线检查可见牙周膜间隙增宽

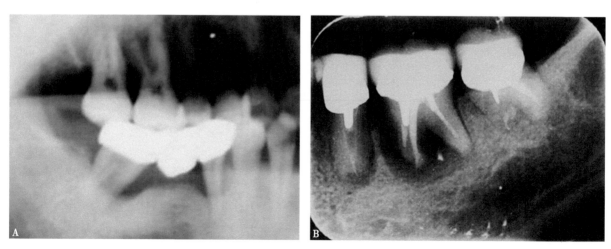

图 5-16　X线检查

A. 基牙倾斜，侧方力过大，造成邻面牙槽骨吸收；B. 冠修复后有咬合干扰，造成根周膜间隙增宽，牙齿松动疼痛

四、咬合创伤的预防和治疗

1. 牙周基础治疗是根本。
2. 早期消除𬌗创伤。
3. 早接触点的磨改。
4. 牙尖高度的降低(图 5-17)。
5. 覆𬌗覆盖的减小。
6. 牙齿冠根比例的改善(图 5-18)。
7. 侧方运动时牙齿松动度的限制。
8. 牙周病牙的连接固定(图 5-19)。

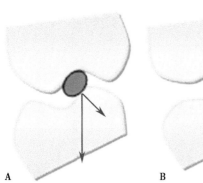
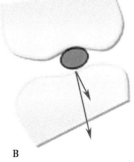

图 5-17　牙尖高度降低可以减小作用于牙尖上的侧向力

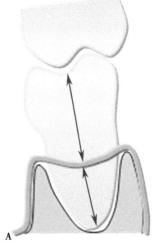
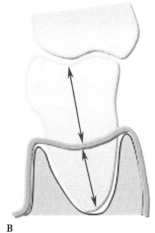

图 5-18　冠根比例改善有利于牙周组织稳定

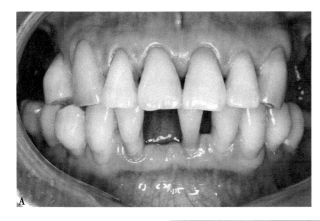
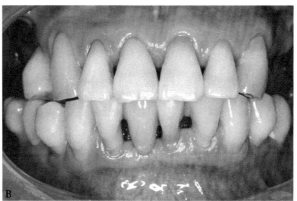

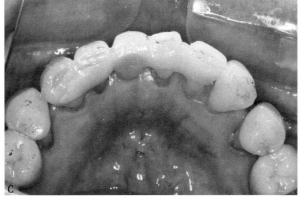

图 5-19　玻璃纤维增强树脂粘接义齿修复缺失牙的同时作为牙周夹板有效固定牙周病松动牙

A. 牙周病拔除右下颌中切牙后的口内正面照;B. 玻璃纤维增强树脂粘接义齿粘接后正面照,在修复缺失牙的同时对邻近牙进行夹板固定;C. 粘接义齿的舌侧照

第四节　牙周美容与前牙固定修复
（periodontal management and esthetic restoration）

近年来，随着口腔科材料和技术的不断提高和发展，牙周修复美容学发展非常迅速。人们意识到很多社交和工作上的成功都与他（她）们的外表密切相关。因此，患者的要求也从一般牙齿缺损或缺失的修复到较高的美学修复。每一个口腔科医师均需要满足患者在美容上的要求。可以说，在做前牙的固定修复时，美学效果是确定临床治疗方案的主导因素。

美丽的微笑呈现给我们的是协调的牙齿位置、形态、比例和色泽，但也少不了健康牙龈组织的搭配衬托。牙龈组织就像是一幅画的画框，它对牙列及修复体的美观有很大的影响。虽然人们对美的鉴赏各有见解，但对于人体的审美观还是有统一性的。我们会看到迷人的微笑时的牙齿切缘、牙龈缘和唇缘的弧线和谐一致，牙齿和牙龈左右对称，牙龈暴露较少。

图 5-20、图 5-21 展示两例露龈笑患者在前牙牙冠延长手术后美观效果得到提高的实例。

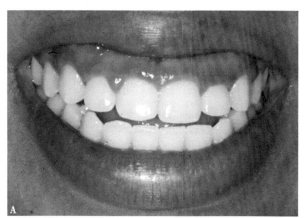
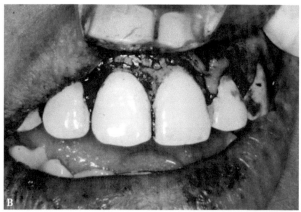
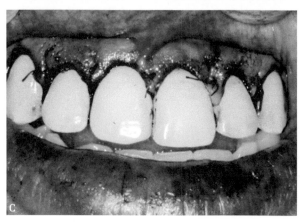
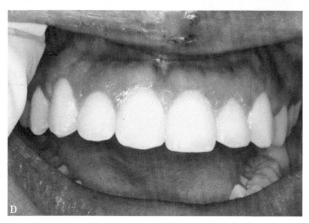

图 5-20　20 岁女性，主诉临床牙冠短不美观，露龈笑

A. 初诊时口内正面照，微笑时有大量牙龈暴露；B. 牙冠延长术中；C. 牙冠延长术后牙龈缝合；D. 术后 6 周，牙龈恢复并稳定

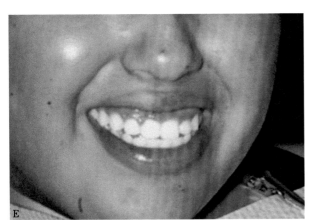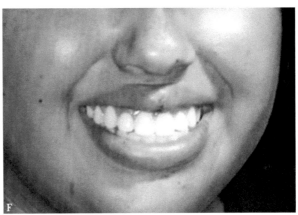

图 5-20（续） 20 岁女性，主诉临床牙冠短不美观，露龈笑
E. 术前微笑像；F. 术后微笑像，美观效果提高

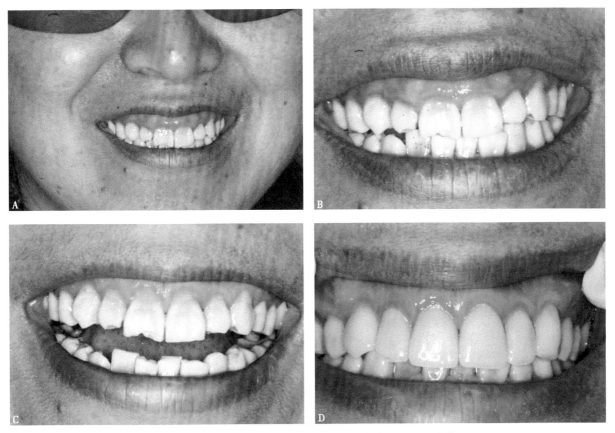

图 5-21 32 岁女性，主述露龈笑和前牙颜色不美观而就诊
A、B. 初诊时；C、D. 前牙冠延长手术后进行了全瓷贴面修复，牙龈暴露程度减轻，牙齿美观性得到明显改善

第五节 牙龈的修复和再生
（restoration and regeneration of periodontal tissue）

牙周组织的破坏会带来牙龈缺损、牙龈乳突萎缩、牙间隙增大等后果。使微笑不美观，给人衰老的印象。

一、牙龈乳头再生

目前还没有可靠的牙龈乳头再生法。经过牙周治疗达到牙周健康稳定后，如何让牙周病患者恢复年轻丰满的笑容呢？研究发现牙间接触点到牙槽骨的距离决定了牙间乳突是否能充满牙间隙。当这一距离小于 5mm 时，牙间乳突可以再生而充满牙间隙。当此距离达到 6mm 时，牙间乳突充满牙间隙的可能性会从 100% 减少到 44%。当此距离超高 7mm 时，牙间乳突就基本不存在了。牙间接触点到牙槽骨的距离 5mm 可以作为修复邻接触点的一个指标。在牙槽骨丧失的情况下，需把邻接触点修复到更靠根端的位置，保持牙间接触点到牙槽骨的距离为 5mm，避免牙间黑三角的出现（图 5-22、图 5-23）。

在用桥体修复缺失牙时，在有足够的软组织厚度时，用卵圆形桥体挤压软组织，也可造就牙间乳突的效果，让桥体更逼真美观。

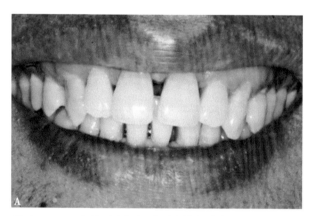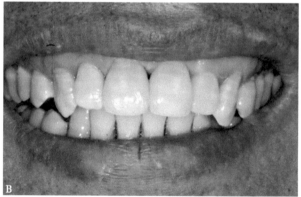

图 5-22 A. 上前牙之间间隙要求修复的患者；B. 在中切牙全瓷贴面关闭间隙，将邻接点降到牙龈乳头上方，保持和牙槽骨之间 5mm 的距离

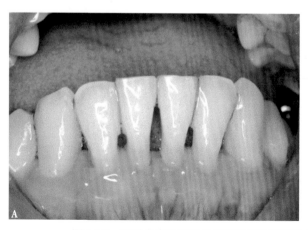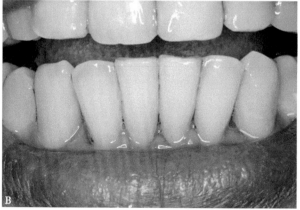

图 5-23 通过全瓷贴面关闭牙间隙并将邻接触点降低到和骨嵴顶 5mm 距离，牙间黑三角消失

二、牙龈修复与附着龈对固定修复的重要性

　　有研究发现,如果固定修复体基牙的附着龈少于 2mm,比起附着龈较多的牙更容易出现牙龈炎和牙龈萎缩。牙龈萎缩后容易出现牙本质敏感和根面龋。所以,如果修复体边缘必须做到龈下时,应预先重建有角化上皮的附着龈(图 5-24、图 5-25)。

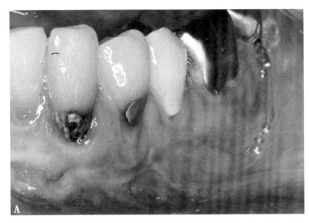
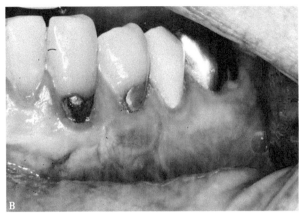

图 5-24　A. 颊侧前磨牙牙龈萎缩,牙根暴露;B. 在修复前行牙龈重建,覆盖根面

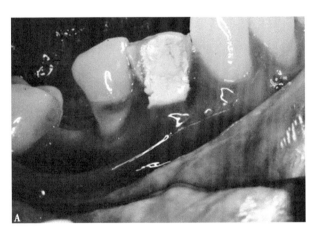
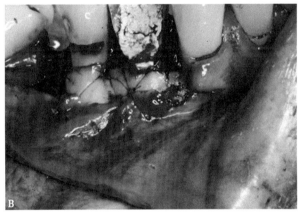
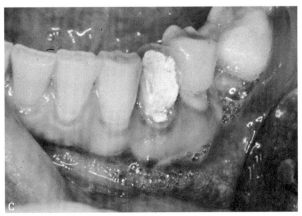

图 5-25　牙冠折裂达龈下,缺乏附着龈。完善根管治疗后,通过牙冠延长术暴露折缘,重建生物学宽度;通过游离结缔组织牙龈转瓣术增加角化附着龈

A. 术前;B. 术中;C. 术后

三、重建牙龈(附着龈)的常见手术方法

1. 结缔组织游离瓣术(free connective tissue graft) 该手术是牙周最常见和最可靠的手术之一。该手术通过获取患者自身的结缔组织(通常在上腭部或上颌结节区)然后移植到患牙区。通过移植术,不但可以成功地增加附着龈,恢复对牙齿的保护功能,而且还能对裸露的根面进行覆盖。优点还包括颜色自然、瘢痕小、成功率高等。对固定修复体的暴露边缘和牙根暴露的覆盖及牙龈重建有较好的疗效。

2. 上皮组织游离瓣术(free epithelium graft) 该手术是增加附着龈从而保护固定修复体基牙的简单易行的手术。供区主要是硬腭第一磨牙到尖牙之间的区域。根据患牙区的大小,取腭部上皮组织(0.5~0.8mm)并立即转移并缝合在受体患牙牙龈区。虽然该手术不能确保牙根覆盖的成功率,但对增加固定修复体基牙的附着龈有独特之处。

3. 用其他材料进行牙根覆盖术(root coverage) 取自体组织有成活率高、色彩自然等优点,但对需要进行多个牙的牙龈覆盖和重建,同样存在着供区组织不充分的缺点,同时给患者带来供区疼痛和出血的危险。因此,用替代自身结缔组织的各种材料越来越受到患者和医师的欢迎。常用的替代材料包括各种生物膜(如 AlloDerm)、釉基质蛋白衍生物(如 Emdogain)等。用这些材料代替自体结缔组织不但避免了腭部的供区创伤,而且近远期疗效也很接近。

第六节　牙周组织与种植牙
(dental implant restorations and periodontal tissue)

一、牙周健康与种植修复

系统的牙周检查和制订全口的诊疗计划在植牙前非常重要。如果没有这些诊疗计划,种植牙的效果会大打折扣,而且容易产生医患纠纷。

二、多学科结合综合治疗

一个较完美的种植牙病例往往是由一个医疗团队共同努力的结果。这个团队一般是由种植牙手术医师、修复科医师、正畸科医师和影像学专家等组成。通过详细的检查和诊断,各科医师一起讨论并制订治疗方案和顺序。由修复医师确定种植牙的数量和位置,手术医师按照这些计划并结合影像资料,实施种植手术并密切观察种植牙术后。必要时正畸医师会协助治疗方案。在种植牙成功后,修复医师进行支架、基台和牙冠的制作工作。只有这样的团队精神,种植修复才会达到较完美的疗效。

三、附着龈保护种植体

附着龈对牙齿具有重要保护作用,同理,附着龈也对种植牙有相同的功能。附着龈缺乏或丧失可导致种植体萎缩和螺纹暴露。口腔黏膜覆盖在种植牙周围往往会使患者刷牙敏感甚至疼痛。如果口腔卫生受到影响,菌斑存积并会引起种植体周围炎。因此,种植牙手术前能确定附着龈的宽度非常重要。如果附着龈缺乏,应通过手术重建附着龈后再进行种植手术。

四、种植修复的生物学宽度

与天然牙相同,种植修复体也有生物学宽度。如果一旦侵犯了这个生物学宽度,炎症、感染和骨吸收均会发生。正因为生物学宽度的重要性,很多种植系统从种植体颈部到修复基台的连接都有特别的设计。近年来的"平台转移"理论也与生物学宽度有密切关联。

五、种植修复的系统维护

种植修复的成功与否在很大程度上取决于是否有一个较系统的维护体制。与天然牙相同,种植修

复也需要定期的专业维护和清洁。这需要在种植手术前就与患者交代清楚并得到患者积极配合。一般建议仔细刷牙后用牙间隙刷清扫。定期 X 线片检查也非常重要。如发现有骨缺损或种植体周围炎,应尽快明确病因并及时治疗。

参 考 文 献

1. Padbury A Jr,Eber R,Wang HL. Interactions between the gingival and the margin of restorations. J Clin Periodontol,2003,30(5):379-385.

2. Rosenblatt A,Simon Z. Lip repositioning for reduction of excessive gingival display: a clinical report. Int J Periodontics Restorative Dent,2006,26(5):433-437.

3. Tarnow DP,Magner AW,Fletcher P. The effect of the distance from the contact point to the crest of bone on the presence or absence of the interproximal dental papilla. J Periodontol,1992,63(12):995-996.

4. Stetler KJ,Bissada NF. Significance of the width of keratinized gingiva on the periodontal status of teeth with submarginal restorations. J Periodontol,1987,58(10):696-700.

〔毛尔加〕
（Dr. Erjia Mao）
（Periodontist,Seattle,Washington,USA）
〔刘　咏〕
（Dr. Karen Liu）
（Periodontist,CA,USA）
〔姜　婷〕
（Prosthodontist,Beijing,China）

咬合重建中的正畸治疗 ———————————

Chapter 6　Orthodontic consideration in full mouth reconstruction

本章内容提要：对于需要口腔修复重建的患者，应该建立和使用多学科的思维方式和手段，口腔正畸治疗是其中重要一环。正畸治疗可以大大增进修复治疗效果和使用寿命，甚至把原来不可能进行修复的情况变成可能。正畸医师必须和修复、牙周等专家一起制订治疗计划并分阶段执行。本章主要介绍制订治疗计划时的注意事项，特别是对颞下颌关节和CR位的考虑和重视，并通过病例展示，介绍修复前的正畸治疗，以达到健康、功能和美学的修复治疗效果。

Summary: It is recommended that the clinicians should cultivate the thinking for multidisciplinary treatment planning in clinical dentistry, especially when they are dealing with patients for comprehensive restorative needs. Certainly, orthodontics is an indispensible part of this multidisciplinary treatment planning process. Orthodontists must work together with other dental specialists during the treatment planning, such as periodontists, oral surgeons, restorative dentists and endodontists. It is advised to follow certain steps and principles when planning for comprehensive dental treatment with emphases on the TMJ health and CR position. Through case presentations, it is illustrated that proper orthodontic care before restorative dentistry can enhance quality and longevity of the restorations, or even provide opportunities for quality restorative dentistry. The ultimate goals for such multidisciplinary treatment are to provide patients with maintainable health, excellent function and appealing dental esthetics.

　　有学者（Christensen，2004）把咬合重建（oral rehabilitation）分为三个层次：①局限于病变牙齿的治疗，患者不要求美学治疗；②除了病变牙齿的治疗，患者有一定程度的改善美观的要求或渴望，这类患者需要阶段性的综合治疗计划，常常需要长时间的治疗；③出于治疗疾病或改善美观的要求，对所有牙齿进行治疗。在这三个不同层次的口腔咬合重建中，口腔正畸治疗都能起到一定的作用。正畸治疗或是使原来不可能重建修复的牙齿得以治疗，或增进重建修复的效果和使用寿命。大多数口腔修复 - 正畸治疗的患者属于上述的第二层次，需要有计划的、阶段性的、多学科的综合治疗。在这种情况下，正畸医师必须与修复科医师密切合作，明确修复治疗的最终目标，而修复科医师必须知道在什么情况下正畸治疗可以大大增进修复治疗效果，甚至把原来不可能进行修复的情况变成可能。修复科医师还必须把修复的计划和目标明确地转达给正畸医师。在很多情况下，这个治疗团队还包括其他专科医师如牙体牙髓和牙周外科，特别是后者。

第一节　咬合重建中口腔正畸的必要性

　　正畸治疗在伴有牙齿移位（drifting）、牙间隙（spacing）、牙齿磨耗（tooth wear）、牙过度萌出（superuption）、牙倾斜（tipping）等口腔修复病例中作为前处置，往往是不可或缺的手段。首先，后牙长期缺失后，缺牙区的近远中邻牙会在近远中向和颊舌向出现倾斜、对𬌗牙过度萌出，出现所谓的"咬合崩塌"（bite collapse）。这种情况给缺牙修复和咬合重建造成一系列困难：①缺牙区往往没有足够的三维空间容纳具有一定体积并且承受咀嚼功能的修复体;②倾斜的邻牙无法使生理性负载沿牙体长轴传导;③倾斜的牙齿常常在倾斜侧有假性深度牙周袋,不利于基牙和修复体的清洁和维护;④对伴有颞下颌关节症状的患者可以影响其关节的长期稳定和健康;⑤对𬌗牙过度萌出后导致邻面接触点改变和食物嵌塞。咬合重建后的修复体需要达到咬合稳定、功能恢复正常、维持长期健康,在开始修复前必须要解决以上问题,这时正畸治疗有助于完善修复方案。其次是夜磨牙、紧咬牙、过度饮用酸性或碱性饮料、胃反酸等原因导致的牙体重度磨耗、磨损,致使前牙的牙体变短,出现前牙咬合的明显改变,切牙间距变短、咬合过紧、龈缘不齐、牙体长轴和切导改变。给前牙功能和美学的咬合重建带来很多挑战。

正畸治疗可以带来功能、美学和健康的改善,结合牙周治疗,为修复做好前期准备。口腔多学科综合治疗是为复杂病例获得令医师和患者双方满意的重要途径,需要一个合作良好的团队,互相支持,发扬各自专长特色,达到最好的治疗效果。

第二节　咬合重建中口腔正畸的考虑

在做咬合重建修复时,从口腔正畸学的角度,至少有以下七方面的考虑:

(一)患者的期待、对多学科治疗的认识程度和经济承受能力

患者对治疗效果的期待往往根据其经验和对目前口腔科发展水平的有限了解。社会经济原因是重要因素,但已不再是唯一决定因素。医者有责任教育患者,把最好的医疗方案和结果展示给他们,使他们的期待有所依据。

(二)咬合重建的目标

存在长期缺牙或牙齿磨耗而需要咬合重建的患者常常至少需要区域性的治疗,通常需要考虑与对颌的关系和双侧咬合关系。由于牙体磨耗多见于前牙,所以前牙咬合和美学重建也较为常见。对于上下颌骨关系严重畸形的患者,要想获得理想的治疗效果,要借助于颌骨整形手术。

(三)正畸治疗的目的

患者常常会因为美学原因而寻求正畸治疗,但很多成人患者却伴有咬合问题。因口腔修复需要而进行的正畸通常是医疗性的,但是兼顾美学改善可以提高修复效果。治疗前明确正畸治疗的目的,有助于建立良好的医患关系,使患者对修复效果更加满意。

(四)患者目前牙体和牙周的健康状况

对生物学疾病包括牙体、牙髓、牙周以及其他相关组织的确诊和治疗必须先于口腔修复和正畸治疗。对于有牙周病的患者,在牙周病得到治疗、控制后,在牙周科医师同意后可以进行正畸治疗。但在治疗过程中,必须继续由牙周医师每隔3～6个月定时复诊和牙周洁治。

(五)治疗程序的制订

如果治疗程序不合理,可能会导致虽然花费较大但是效果不良的结果(图6-1)。如果患者对美学和功能的要求较高,经济上能承担,也愿意经历一段时间的治疗,那么至少修复、牙周(种植)和正畸医师应该一起会诊,确定治疗目标和先后次序。通常是在疾病得到治疗和控制后,先正畸治疗,其中由牙周医师复诊牙周情况,然后种植牙,最后修复。

(六)正畸治疗计划的制订

1. 明确功能和美学目标　正畸完成后的理想功能𬌗(ideal functional occlusion)需要满足以下标准:上下颌最大牙尖交错位(maximum intercuspation,MIP)与正中关系位(centric relation,CR)协调;达到理想𬌗的七个关键——正确的磨牙关系,牙冠的近远中和唇颊舌向倾斜在生理范围内,没有扭转牙,所有间隙得到关闭,邻牙接触紧密,𬌗平面符合平滑呈轻度下凸的Spee曲线,上下颌牙齿大小比例协调;无咬合早接触和干扰。切牙的覆𬌗(overbite)在4mm以内,覆盖(overjet)为2～3mm,尖牙覆盖为1mm。

对复杂的修复/正畸患者,治疗前评估CR位是必需的,特别是对那些有习惯性从CR下颌前伸到MIP的患者。图6-2的患者上下多个前后牙缺失,又有前牙重度磨耗和前后牙反𬌗。无论只是做修复

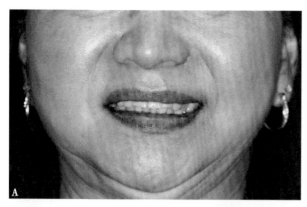
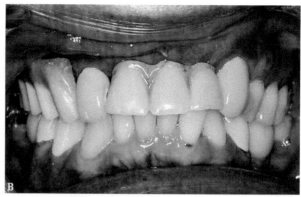
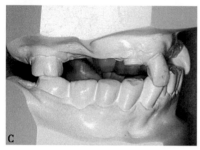
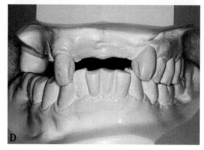
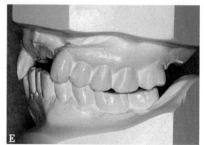
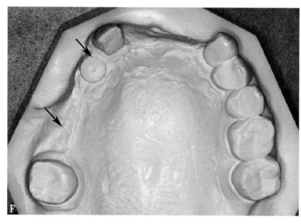
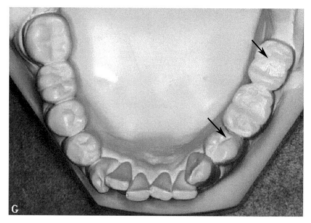

图6-1 55岁女性要求正畸治疗，但正畸开始时，多个种植体已植入（箭头）

患者表现为右侧Ⅱ类尖牙，下前牙拥挤并过度萌出，多个牙齿缺失（UR1，2，4，5，6；UL1，2；LR6；LL5，6，7），前牙区垂直距离变短，上前牙缺牙区间隙不够修复四个前牙，已修复的有LR6（双端桥），种植体桥LL6、7，部分可摘义齿只修复了三个上前牙，上颌牙中线明显偏斜，左下颌修复体过大，有多个不良修复体。这个病例说明多学科综合会诊非常重要，尤其是种植医师和修复医师需要充分协调，否则修复后的美学表现和功能恢复将大打折扣。对于需要多个种植牙的病例，种植牙的位置应该先由修复科医师来决定，而不是先由外科医师植入种植体

或修复/正畸治疗，这都是一个非常有挑战性的病例，但无论如何，治疗前必须确定患者的CR位。此患者习惯性前伸下颌，咬在MIP位上，在CR位时，只有反𬌗的22#和33#接触，这也是为什么患者前伸下颌，避免22#和33#接触的原因，从而进一步导致前牙磨耗。要达到治疗后功能的稳定性，治疗后CR和MIP位必须一致。

　　临床上应在患者咀嚼肌群完全放松的条件下获得CR，然后在CR位进行关节受力测试，即在下颌被动受力下患者的颞下颌关节没有任何不适，最后确定CR位，用面弓把CR位转移到𬌗架。对于咀嚼肌张力高而无法完全放松的患者，可以应用多种方法帮助患者消除肌紧张，即去程序化治疗（deprogramming）。易用又有效的手段有前牙导板如Lucia Jig、NTI-tss装置（nociceptive trigeminal inhibition tension suppression system）及覆盖全牙列的咬合夹板（full coverage occlusal splint）。获得CR位也有多种方法，Dawson的双手引导法方便、准确、重复性高。

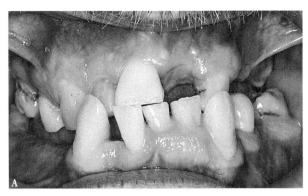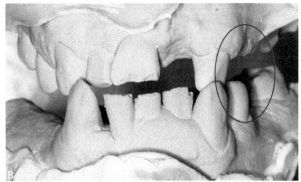

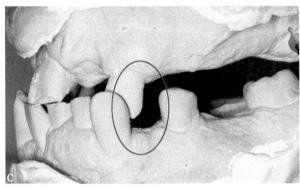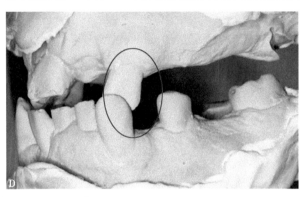

图 6-2　50 岁男性，CR-MIP 不一致

前后多牙缺失和反殆，前牙重度磨耗伴有骨性Ⅲ类畸形，在 MIP 位时下颌前伸到上下前牙广泛接触（A、C），而在 CR 位时只有 22# 和 33# 有接触（红圈）。这种从 CR 到 MIP 功能性的滑动，是导致其前牙重度磨耗的直接诱因

　　在正中关系位，下颌髁突 - 关节盘复合体可以承受来自升颌肌群（the elevator muscles）的最大负荷而没有任何不适感。下颌在正中关系位时满足下列五个标准：

　　（1）关节盘与双侧下颌髁突完全均衡对齐。

　　（2）下颌髁突 - 关节盘复合体在最前最上位并对着关节结节的后斜面。

　　（3）每个下颌髁突 - 关节盘复合体的内侧极（medial pole）由骨结构包绕支撑。

　　（4）翼外肌下腹（the inferior lateral pterygoid muscles）放松没有收缩。

　　（5）颞下颌关节可以接受最大负荷而没有任何紧张感或疼痛不适。

　　如果治疗前没有明确 CR 位，可以导致"医源性"的咬合混乱，甚至医疗纠纷（图 6-3）。

　　分析图 6-3 患者的问题和原因，可以怀疑双侧第二磨牙牙冠咬合过高，但是临床牙冠非常短，牙冠的咬合无法再降低。也可能是患者原来已有 CR 和 MIP 的不协调，并习惯性用左侧咀嚼（左侧牙明显磨耗），新的修复体打乱了原有的 CR/MIP 滑动，使患者咬合时不能回到原有的 MIP 位从而出现症状。新的治疗计划包括正畸和第二磨牙的牙冠延长术和根管治疗，然后重新进行牙冠修复。

　　根据口腔正畸学对患者的软硬组织在三维空间的评估，明确最终治疗的美学目标，决定是否要矫正安氏Ⅱ类（Angle Ⅱ）或Ⅲ类（Angle Ⅲ）的牙性或骨性的错殆关系（malocclusion）。与口腔修复科医师一起，制作诊断蜡型（diagnostic wax-up），明确治疗方案。

　　对成人进行正畸治疗时，还要考虑到个体的限制因素，包括：

　　（1）治疗前的错殆严重程度。

　　（2）是否只限于局部的改善。

　　（3）牙齿的数目、大小和形态的异常。

　　（4）是否及时寻求治疗，能否完成治疗。

　　（5）是否有牙周问题。

　　（6）是否有持续性的不良习惯或不正常的肌肉活动。

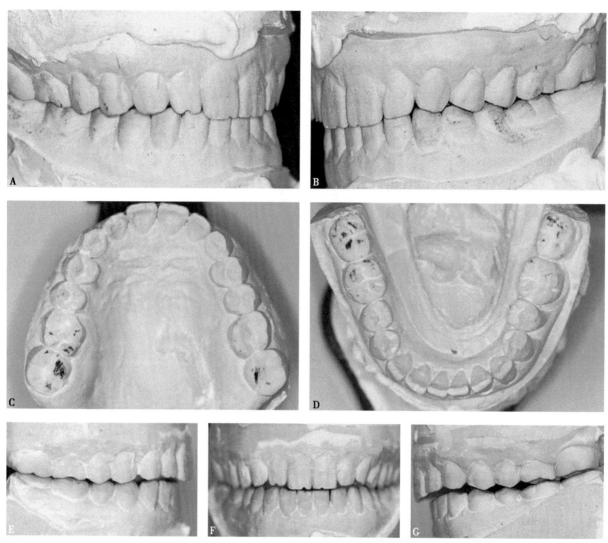

图6-3 患者主述自从后牙牙冠（四个第二磨牙）修复后，不能用前牙咬食物，对合不上，后牙咬合不适，体重下降。临床检查发现有双重咬合，在模型上牙齿磨耗面是上下颌吻合的，下牙弓的前磨牙区较对颌相应区狭窄，前磨牙和前牙都有明显的磨耗面。但进一步检查发现，CR 和 MIP 明显不一致。验架咬合分析表明，在 CR 位，主要咬合接触在两侧修复过的第二磨牙，从右侧第一磨牙到左侧第一磨牙开验，重接触在右侧。这些发现和患者的表述一致

（7）患者没有能力或不愿意配合治疗。

（8）不能高质量或及时完成所需的相关其他科室（非正畸）治疗。

（9）有医学并发症或其他系统性情况。

（10）外院转诊患者的原有治疗计划有缺陷。

（11）正颌外科手术复发或不完善。

（12）治疗后磨牙关系建立在Ⅱ或Ⅲ类关系上，影响咬合。

2．根据牙周医师的评估，选择性地拔除保留效果不佳的牙齿。

3．有效地结合骨钉支抗技术（temporal anchorage device，TAD），竖直（upright）倾斜的邻牙、压低（intrude）过度萌出的牙齿，为局部修复/种植区提供水平间隙（horizontal space）和垂直间隙（vertical space），增加口腔修复治疗适应证。

4．根据正畸移动牙齿可以促进齿槽骨再生的原理，将正畸治疗作为辅助治疗手段（adjunctive orthodontics），选择性移动牙齿，同时促进牙槽骨再生，为种植修复创造更好的条件。

5．在正畸治疗过程中，要反复检查患者的 CR 位，以满足治疗结束时 MIP 和 CR 是一致的。

(七) 正畸治疗中或结束时与其他专科医师的沟通

多学科综合治疗成功的关键之一是要保持与各科医师的及时沟通。成人正畸患者必须每3～6个月随访牙周科医师,并做牙周洁治。对于准备进行种植或修复的患者,正畸医师必须和各专科医师沟通,听取他们对正畸疗效的评估,调整种植或修复时机。在整个正畸治疗期间,正畸医师应该在多学科的团队中起到联络中心的作用。多学科综合治疗后,随访观察1～2年。

在正畸治疗的最后完成阶段,进行种植牙植入,以便在等待种植体骨结合的过程中用现有的固定装置维持位置。

前牙美学修复要在正畸完成后进行。如在正畸治疗中发生牙龈肿胀,应摘除矫治器(appliances),改戴保持器(retainer)3～6个月,等牙龈恢复正常后,再做美学修复。前牙美学修复的患者,通常需要戴夜间保护器(night guard),以防因夜磨牙或紧咬牙所带来的破坏性非功能力,这是维护修复体长期有效的关键之一。

第三节 咬合重建中的口腔正畸治疗

一、正畸治疗作为辅助治疗

1. 以正畸助萌手段增进种植区软硬组织高度。根管治疗失败或牙周病治疗无望的牙通常伴有牙槽骨吸收,在拔牙之前,如果考虑今后种植修复,可以采用正畸助萌(orthodontic eruption)的方法来促使牙槽骨"再生"(图6-4)。正畸萌出力(30～70g轴向轻力)拉伸牙周韧带(PDL),牙-韧带-骨复合体随着牙萌出而向冠方移动。在牙槽窝和牙槽嵴发生2～3mm骨增生,减小牙周袋深度。随着牙冠向𬌗方移出,牙槽嵴和釉牙本质界(CEJ)的距离维持不变,黏膜牙龈交界(MGJ)位置不变,但是角化龈(keratinized gingivae)宽度增加,产生新的角化龈,龈缘向冠方移动,牙龈增高。这样可保留足够的软组织,为成功的美学种植体修复做准备。

患者选择和正畸力大小和方向的控制是成功治疗的关键。

2. 为局部修复/种植区提供水平和垂直间隙。修复前正畸治疗可以水平向或垂直向移动缺牙区的邻牙或对𬌗牙,矫正缺牙区间隙,为理想的咬合重建创造良好的条件(图6-5、图6-6)。

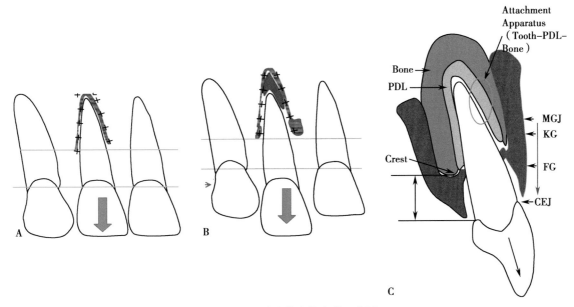

图6-4 正畸助萌生物力学示意图

正畸向𬌗方的牵拉力在齿槽嵴和窝产生张力,促进齿槽骨再生(A)。应该使用轴向轻力,避免向唇侧的倾斜力,否则会破坏唇侧的骨板。牙冠向𬌗方移出时,黏膜牙龈交界处(MGJ)的位置不变,但角化龈(KG)和游离龈(FG)向冠方增高(B)

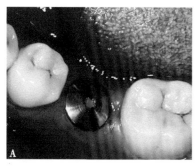
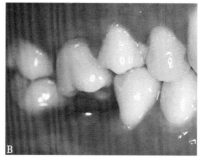
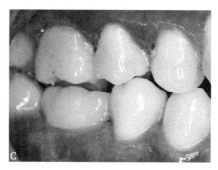

图 6-5 个别牙过度萌出的正畸压低治疗

成人患者长期缺失 46#，16# 过度萌出，造成 46# 牙垂直空间变小，虽然 46# 牙处已植入种植体，但未来修复体的高度不够，局部正畸治疗压入 16#，恢复 46# 的高度，为修复体提供足够的空间。应用骨钉支抗技术将大大提高治疗速度

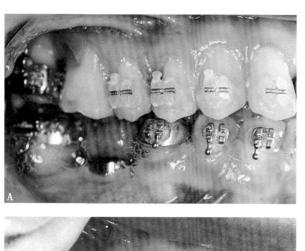
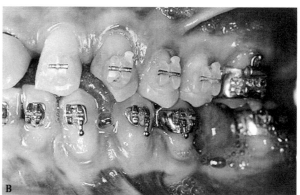
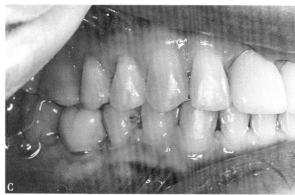
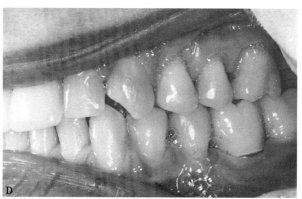
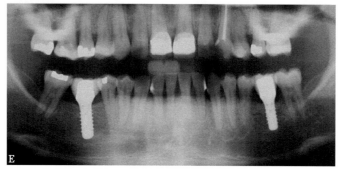

图 6-6 长期双侧磨牙缺失，正畸调整间隙

在正畸治疗前经过牙周全面检查和治疗，拔除双侧下颌智齿。患者在做正畸治疗过程中，每三个月牙周洁治和随访，以维持牙周健康。在正畸快结束时，植入种植体，6 个月后正畸治疗结束，进行牙冠修复

3. 后牙缺失修复前的正畸治疗要考虑颞下颌关节健康。后牙缺失区的近中邻牙往往向远中倾斜，对殆牙过度萌出，咬合处于动态变化之中而不稳定。有些患者还伴有颞下颌关节弹响，关节区酸胀，咀嚼肌紧张。很显然，对这类患者的缺牙修复，不仅要考虑到牙体和咬合关系的恢复，还要考虑到颞下颌关节和咀嚼肌的健康。

在正畸和修复时，要考虑到殆平面的三维关系及其与颌骨的关系，确定 CR 的位置，换句话说，治疗前要明确正畸治疗后的咬合关系在什么地方，它和 CR 的关系如何（图 6-7）。对将来的修复体不仅要考虑到垂直和近远中向的空间要求，还要考虑颊舌向关系。因为这类患者的余留上颌磨牙不仅向近中倾斜，而且通常向舌侧旋转，而下颌磨牙通常也倾斜和旋转。下颌牙冠向舌侧倾斜，牙根则向颊侧，造成实际上的后牙反殆，上颌磨牙间的宽度缩小，而下磨牙间距离增大。

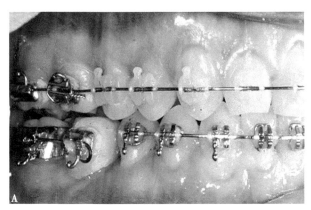
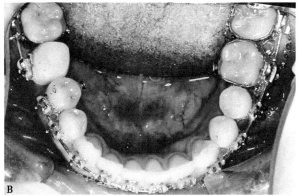
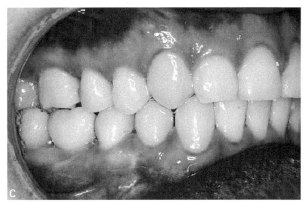

图 6-7　在正畸治疗期间，建立好下颌的牙弓形态和获得缺牙区正常的近远中向间距后，植入种植体，利用种植体的临时牙冠为支抗，矫正上颌磨牙间距的不足从而矫正后牙反殆，用永久冠修复缺失的 46# 牙，治疗后，倾斜的磨牙 17#、47# 和 37# 达到生理性的轴向位置。必要的时候，需要在 CR 位调殆

4. "咬合崩塌"（bite collapse）的矫正　后牙长期缺失后，缺牙区的近远中邻牙会在近远中向和颊舌向出现倾斜移位、对殆牙过度萌出，出现邻牙间隙，Spee 曲线明显加深，甚至出现前牙深覆殆。正畸治疗的目的是改善殆平面和 Spee 曲线，改善上下颌的咬合关系，为修复缺失的磨牙提供条件，并增进修复体功能。对于伴有咬肌酸胀不适、颞下颌关节杂音甚至疼痛的患者，正畸治疗为健康的修复体提供了前提条件，好的咬合为咀嚼肌和颞下颌关节的健康预备了一个好的基础（图 6-8）。

5. 多个前牙和后牙缺失的正畸治疗　对长期多个上下磨牙和前牙缺失的患者进行口腔修复常面临着很多挑战，在基牙条件不充分时，如果将牙周健康的牙齿移动到一定位置，就可能改善包括种植修复在内的口腔修复的条件。随着骨钉正畸技术的发展和应用，使原来无法进行的正畸治疗成为可能（图 6-9、图 6-10）。如果正畸医师和修复、种植外科、牙周医师在治疗前有周全的治疗计划，并分阶段地执行，这个目的是可以达到的，当然患者愿意接受并配合这个过程漫长的治疗是先决条件。对于这类患

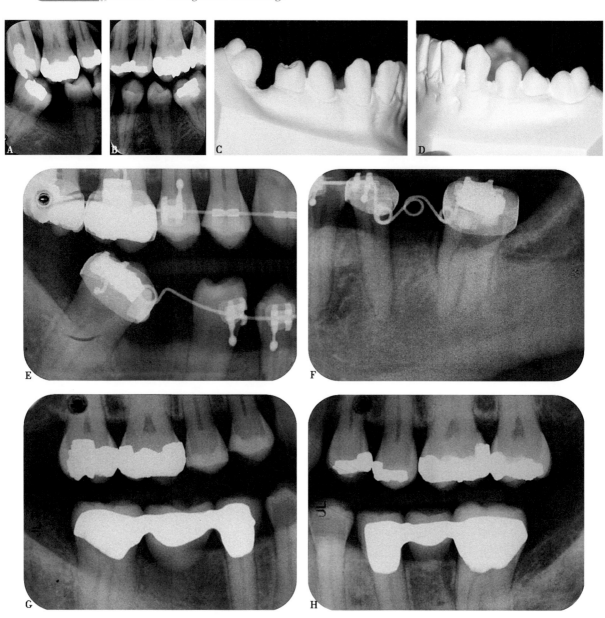

图 6-8 "咬合崩塌"的正畸治疗

43 岁女性，缺失 36# 和 46# 牙，X 线咬合片显示前后邻牙向缺牙区严重倾斜，对颌磨牙过度萌出、伸长，邻牙向缺牙区严重倾斜的后果是导致咬合曲线（Spee）的弧度明显加深，在尖牙和第一前磨牙处出现间隙，倾斜的邻牙还出现严重扭转。正畸治疗的目的是矫正倾斜和扭转的牙齿，重新打开缺牙间隙，关闭其他间隙，矫正咬合关系和咬合曲线。该患者在治疗前有明显的颞下颌关节弹响和咬肌酸胀不适，治疗后得到缓解

者，在治疗前和治疗中，反复检查患者的 CR 位更显重要。在没有 TMJ 病变的情况下，CR 位是相对稳定的，但是 MIP 则随牙齿位置而变。在正畸治疗中，及早发现由于 CR 到 MIP 滑动而引起的咬合创伤和个别牙松动，会为正畸医师避免很多麻烦。学会在 CR 位进行调𬌗有助于治疗的成功！

6. 前牙重度磨耗 / 磨损　下颌的副功能活动（para-function）如夜磨牙（bruxism）和紧咬牙（clenching）是牙齿磨耗力的来源，再加上酸性饮料的摄入，会加重牙齿磨耗的程度。前牙咬合状况决定了前牙磨耗的类型和严重程度。出现重度前牙磨耗的决定因素包括下颌副功能活动、上下前牙交角（inter-incisal angle）、切牙前导类型（incisal guidance）、深覆𬌗（deep overbite）、牙列拥挤（crowding）和前牙反𬌗（anterior crossbite）。

对前牙重度磨耗修复前正畸治疗的目的，应该是建立正常的咬合关系和切牙交角及上前牙切缘与

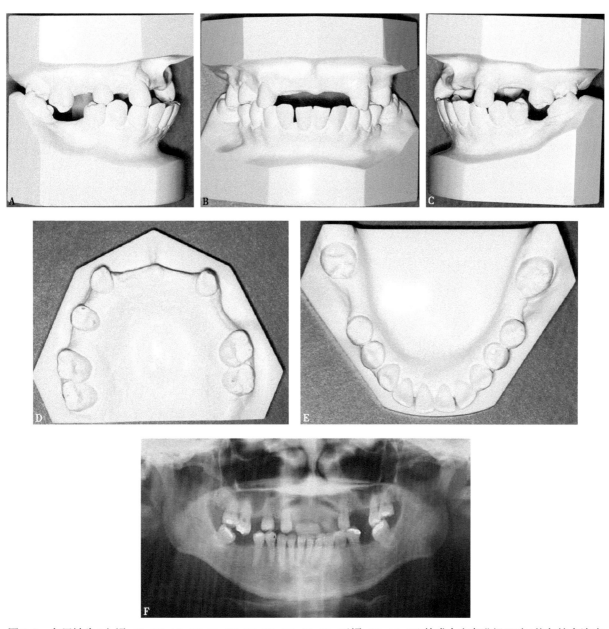

图6-9 多牙缺失（上颌：11、12、14、16、21、22、24、35、36、46、47；下颌：36、46、47）**的成人患者进行正畸 / 修复综合治疗**
现戴有上颌局部活动义齿，咀嚼功能差。余留牙有明显的扭转、倾斜和伸长，伴有后牙反殆，下颌有明显的牙间隙。全景片显示，16# 和 27# 明显伸长，48# 和 37# 向近中倾斜（G）

上唇的关系。前牙重度磨耗患者往往出现前牙的被动萌出，也就是说，随着前牙牙体的不断磨损，上下前牙也不断地萌出，以保持牙齿有咬合接触。

通常情况下，休息位时上牙切缘与上唇下缘平齐或唇下 2mm，大笑时露出切牙冠长的 2/3，没有露龈笑，上颌切牙、尖牙、前磨牙和磨牙的切缘连成一条弧线，上切缘连线的弧度和下唇微笑的曲线（smile arc）协调。对普通人群的调查研究显示，休息位时上前牙露出程度随着年龄增加而减少，在 30 岁左右露出 3mm 左右，而在 60 岁时只显示 1mm。男性在休息位时露出的上前牙比女性少。上中切牙和上尖牙龈缘的最高点处于同一水平，而侧切牙的龈缘最高点略低约 1mm。

牙体长度和形态、牙齿的色度和颊部通道（buccal corridor）也影响笑的美观程度。颊部通道是指上颌前磨牙和磨牙的颊侧面与颊之间的距离。如果这个距离大，笑的时候在口角和后牙区颊黏膜之间显示黑色阴影。

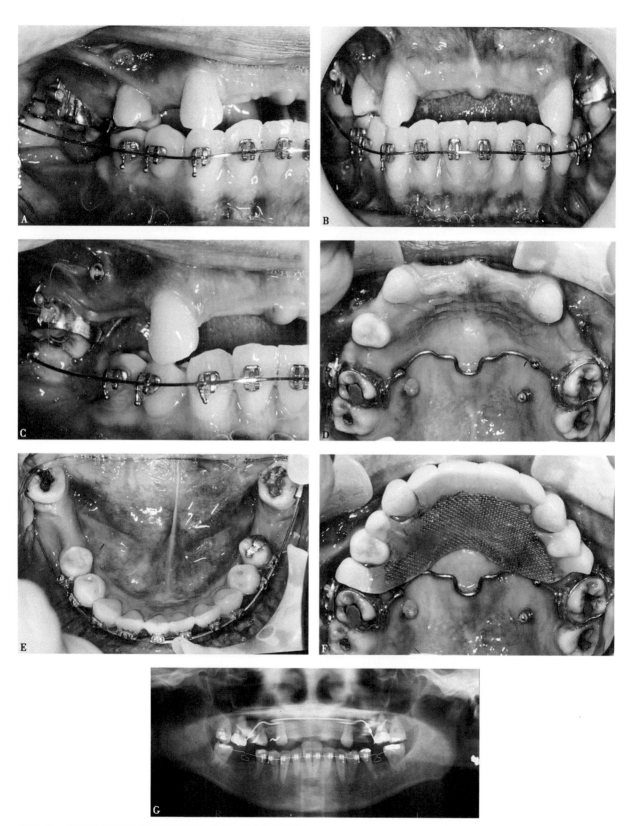

图 6-10　患者治疗计划包括应用 TAD 技术、结合上颌腭弓（transpalatal arch，TPA）、压低（intrude）和扭转双侧上颌磨牙、竖直并向近中移动下颌磨牙、不矫正磨牙反𬌗

上颌磨牙和 TPA 一并被压低，下颌磨牙被竖直且向近中移动。在正畸治疗过程中，反复检查患者在 CR 位的咬合接触，必要时调𬌗，特别是在第三磨牙竖直和近中移动时，避免过重的咬合创伤，帮助下颌达到 MIP 和 CR 一致。修复治疗计划包括：种植体修复双侧下颌磨牙，然后上颌新的部分义齿或种植体修复（如果患者经济上能承受）

在制订治疗计划时,正畸医师要和修复科、牙周科医师一起决定上牙的牙冠宽度与长度的比例(正常牙冠的宽/长比平均为67%～80%)、切缘宽度、切缘位置并与上唇下缘的关系、牙龈沟的深度、是否需要切龈术来增加修复体的长度以及修复后的维护和保养事项(图6-11～图6-16)。

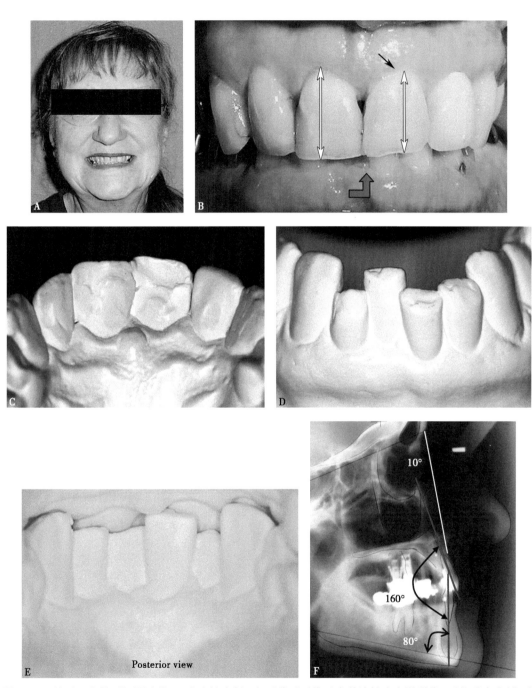

图6-11 显示一名前牙深覆𬌗的63岁女性病例,上下前牙牙体已有普遍性应力微裂线,牙体重度磨耗,上前牙直立,上下切牙间角过大。患者要求修复磨耗脆裂的前牙。由于上下切牙间距离太紧,切牙间交角过大(U1至NA线的角度为10°,L1至MP平面的角度为80°,上下切牙间角160°)。无法基牙预备,必须先正畸然后修复上下前牙。正畸治疗包括用平面交𬌗板打开咬合,控制弓丝增加扭矩,改正切牙间交角(从160°变到132°),改正两侧中切牙的龈缘关系,恢复正常切导关系,为修复提供足够空间

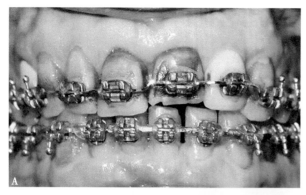
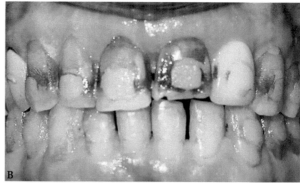

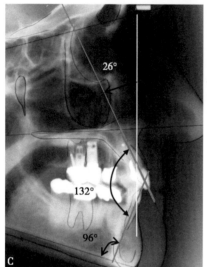
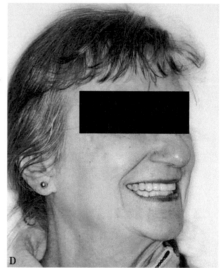

图 6-12　正畸结束,修复开始之前

正畸治疗时间共 18 个月。结合前牙𬌗垫,后牙助萌、前牙压低矫正前牙深覆𬌗,控制弓丝增加上前牙扭矩,直立下前牙,协调龈缘关系,重获下牙列间隙,为修复备牙作准备

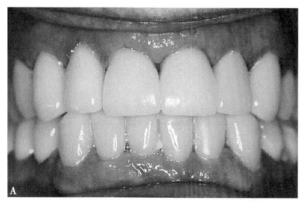
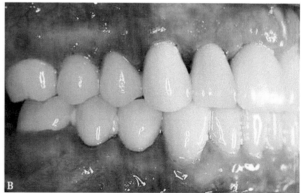

图 6-13　上下前牙贴面修复后

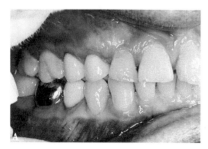
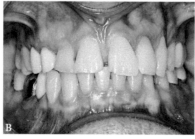
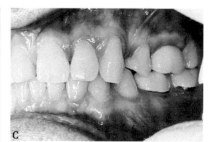

图 6-14

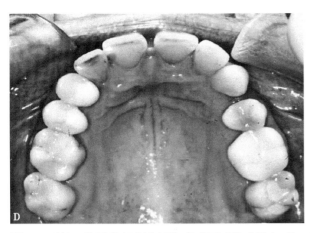
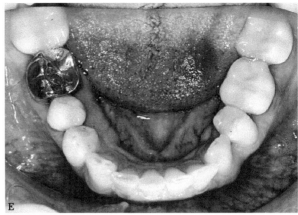

图 6-14（续） 前牙重度磨耗病例，曾有正畸治疗历史，缺 13# 牙和其他三区的第一前磨牙，上前牙的磨损不对称，导致上前牙长短不一，龈缘不齐，上前牙向唇侧移动，造成过度覆盖和上前牙间隙，牙中线不对称，下前也有严重磨损，并代偿性向𬌗方萌出。患者的主诉是要求重建上前牙改善笑容，下前牙可以不修复

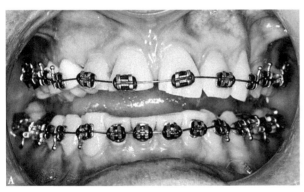
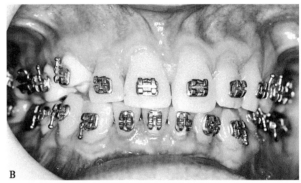
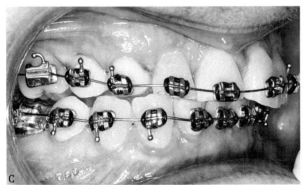
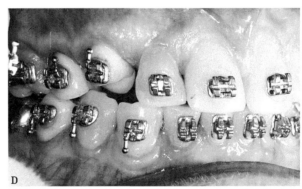
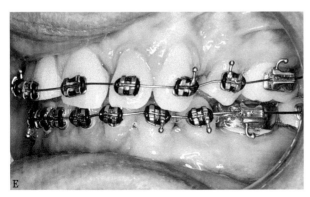
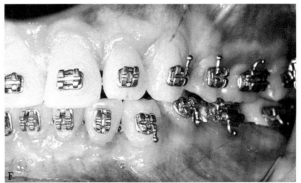

图 6-15　上图患者正畸治疗中

治疗计划包括打开深覆𬌗、排齐牙列、关闭多余间隙、协调上前牙龈缘等。根据前牙牙体长轴放置托槽，以 14# 牙代替 13# 牙，所以要压低 14# 牙，使其龈缘与 23# 牙的相称，在切牙牙体长轴排齐后，临时修复上切牙，然后重新放置托槽。根据患者方脸型和露齿方式和程度，打开深覆𬌗主要通过压低下前牙和提升后牙

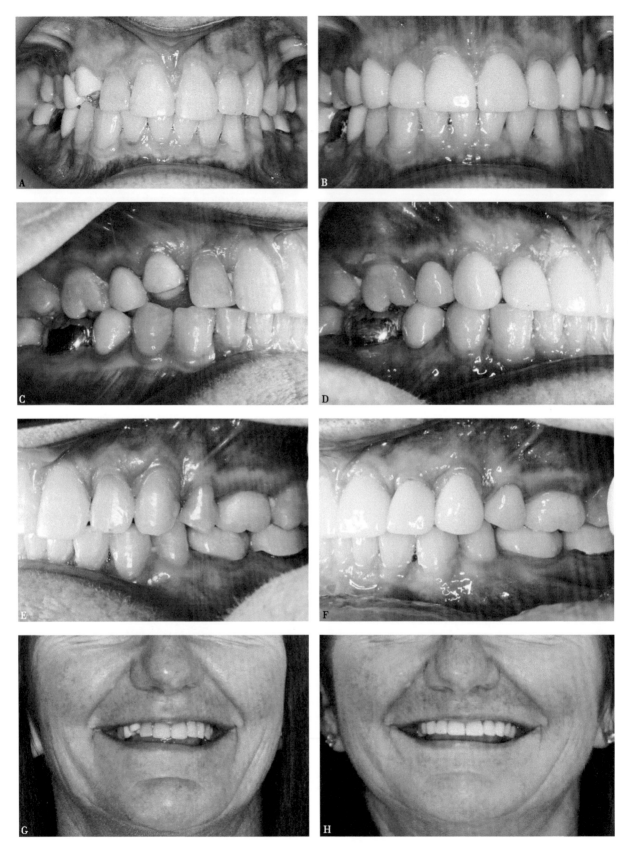

图6-16 正畸治疗后和上前牙修复后

在正畸治疗快结束时，由修复医师复诊检查，确定正畸治疗目的已达到，患者可以摘除矫治器。矫治器摘除后，由于牙龈情况良好，很快开始牙冠修复，更换新的保持器

二、隐形矫治器(Invisalign™)在口腔咬合重建的应用

Invisalign™ 隐形矫治器系统是 Align Technology 公司的专利产品。该产品把患者的牙列模型和咬合关系变成数字化三维图像,用计算机软件进行牙齿虚拟阶段性三维移动,在此基础上重建一系列的新的三维模型,用热性变形的聚碳酸脂胶片压制成一系列的透明矫治器(Aligner)。每个矫治器全天戴用 2 周。这种矫治器可以阶段性移动牙齿达到治疗目的。可采用这种矫治器对前牙进行有限的控根移动、扭转移动和压低移动。这种矫治器对很多类型牙齿移动有预测性效果,如前牙压低移动,重新打开牙间隙,矫治前牙拥挤和间隙等(图 6-17~图 6-20)。可以在第一序列后,进行多次精细调整矫正(refinement),

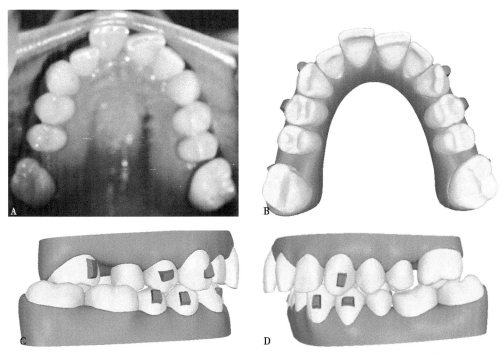

图 6-17 40 岁女性,上牙弓狭窄,双侧后牙反𬌗,UR6 和 UL6 缺失,UR7 和 UR7 向近中倾斜和扭转,上下前牙磨耗,前牙拥挤,缺失 LL1。正畸目的是推 UR7 和 UL7 向远中,重获间隙以修复 UR6 和 UL6。Invisalign™ 专用 Clincheck™ 牙齿移动示意图,红点显示将要粘接附着体(attachments)的位置,以控制相关牙齿的移动

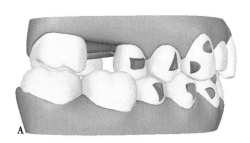

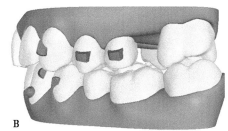

图 6-18 Clincheck™ 第一期治疗后的结果,精细调整(refinement)矫正之前。可以看到 UR7 和 UL7 明显后推,但 UL7 不够,后牙有开𬌗现象。这些可以通过精细调整完成。必要时,在后牙粘接钮扣,让患者戴垂直向橡皮筋。后牙出现开𬌗是 Invisalign™ 治疗的常见副作用,因此在治疗过程中或结束时,正畸医师都应检查后牙的咬合情况,如出现轻度开𬌗,在治疗将要结束时,可把 Aligner 剪成片段,让患者只戴到尖牙的 Aligner1 至 2 个月,让后牙慢慢落定;另外的方法是修改 Aligner,加粘接钮扣,用橡皮筋垂直牵拉

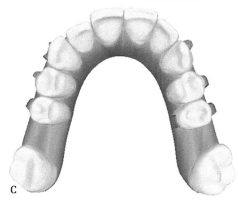

就像固定矫治器的完成阶段。运用这种矫治器，鲜有牙根吸收出现。对有磨牙症的患者还有保护牙齿免受磨耗的作用。正畸科医师可以和修复科医师一起，应用 Clincheck™ 软件做诊断性牙齿移动，调整治疗计划，确定缺牙间隙和前牙的修复高度。正畸医师根据自己的经验选择合适的病例，是成功治疗的关键。对不愿意接受正畸固定矫治器的患者 Invisalign™ 是一个很好的选择。

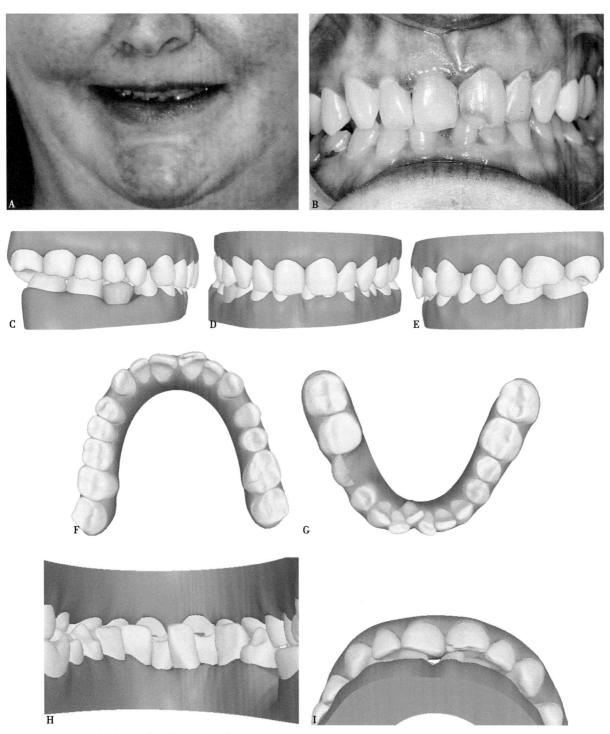

图 6-19 56 岁女性患者，希望做牙齿美容修复。由于长期口腔卫生习惯不良以及深覆𬌗和夜磨牙，上下前牙变色、折裂、磨损、有间隙等。由于上下前牙咬合紧，如果不进行正畸前处置，上前牙的修复难度大，而且难以维护，因此，改善前牙咬合关系决定了修复是否能成功。首先是疾病控制和治疗（牙周病和龋齿），然后利用 Clincheck™ 预设修复治疗计划，如上前牙间隙的分配和 LR5 的修复

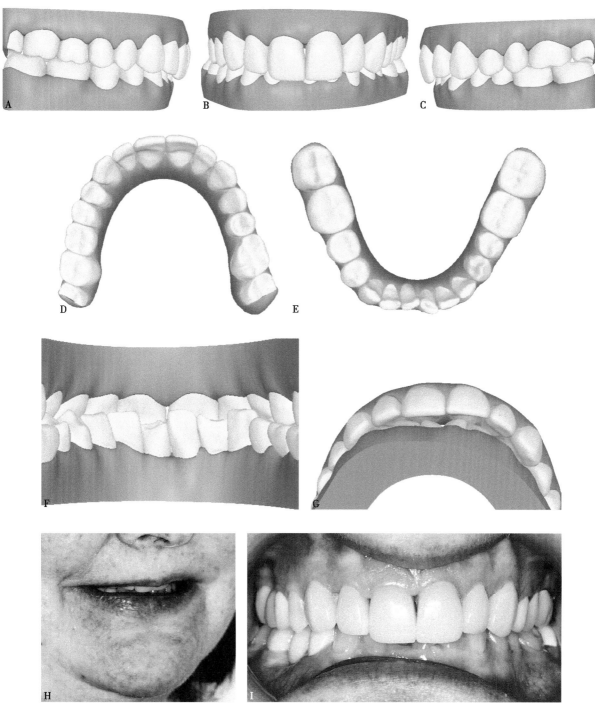

图 6-20　在 Invisalign™ 第一阶段治疗结束时,上颌的间隙按原计划被重新分配,前牙又紧又深的咬合关系得到改善,但下前牙仍有拥挤,深覆𬌗,仍需进行上前牙根的控根。在治疗过程中,上前牙的脆裂情况更明显,因此决定在做第二阶段治疗前,先行修复上前牙(从 UR3 到 UL5)改善微笑。第二阶段治疗进一步改善上述不足。Invisalign™ 的第四代产品对附着体有了较大的改进,如有两个楔形的附着体在同一个牙体表面,以便旋转和牙根竖立移动;Power Ridge 做前牙控根(torque)等。由于 Alinger 并不能完全排齐所有牙齿,必要时需要加粘接固定托槽

结　语

　　口腔医学多学科综合治疗应该成为临床医师日常的工作习惯。近十几年来，口腔各学科在材料、技术、治疗方法等方面的不断进步，为那些以前没有"好办法"解决的疑难杂症提供了新的手段、新的平台、新的思维方法和前所未有的治疗效果。对于需要口腔修复重建的患者，用多学科的思维方式和手段是必需的，口腔正畸治疗也是其中的重要一环。最终目标是为患者达到健康、功能和美学的修复治疗效果。

参 考 文 献

1. Bauer W, van den Hoven F, Diedrich P. Wear in the upper and lower incisors in relation to incisal and condylar guidance. J Orofac Orthop, 1997, 58 (6): 306-319.

2. Buttke TM, Proffit WR. Referring adult patients for orthodontic treatment. J Am Dent Assoc, 1999, 130 (1): 73-79.

3. Brindis MA. Block MS. Orthodontic tooth extrusion to enhance soft tissue implant esthetics. J Oral Maxillofac Surg, 2009, 67 (11 Suppl): 49-59.

4. Christensen GJ. Defining oral rehabilitation. J Am Dent Assoc, 2004, 135 (2): 215-217.

5. Dawson PE. Functional Occlusion: From TMJ to Smile Design. St. Louis: Mosby Elserver, 2006.

6. Korayem M, Flores-Mir C, Nassar U, et al. Implant site development by orthodontic extrusion. A systematic review. Angle Orthod, 2008, 78 (4): 752-760.

7. McLaughlin RP, Bennett JC, Trevisi H. Systemized orthodontic treatment mechanics. St. Louis: Mosby Inc., 2001.

8. Mihram WL, Murphy NC. The orthodontist's role in 21st century periodontic-prosthodontic therapy. Seminars in Orthod, 2008, 14 (4): 272-289.

9. Moore T, Southard KA, Casko, et al. Buccal corridors and smile esthetics. Am J Orthod Dentofacial Orthop, 2005, 127 (2): 208-213.

10. Reikie DF. Orthodontically assisted restorative dentistry. J Can Dent Assoc, 2001, 67 (9): 516-520.

11. Roth, RH. Treatment concepts using the fully preadjusted three-dimensional appliances. In Orthodontics – Current Principles and Techniques. 3rd ed. St. Louis: Mosby Inc., 2000.

12. Sarver DM. The importance of incisor positioning in the esthetic smile: the smile arc. Am J Orthod Dentofacial Orthop, 2001, 120 (2): 98-111.

13. Sarver DM. Principles of cosmetic dentistry in orthodontics: Part 1. shape and proportionality of anterior teeth. Am J Orthod Dentofacial Orthop, 2004, 126 (6): 749-753.

14. The American Association of Orthodontists (AAO). Clinical practice guidelines for orthodontics and dentofacial orthopedics. Revised 2008.

（滕胜毅）
（Dr. Shenyi Teng）
（Orthodontist, Seattle, Washington, USA）

第二部分
临 床 篇

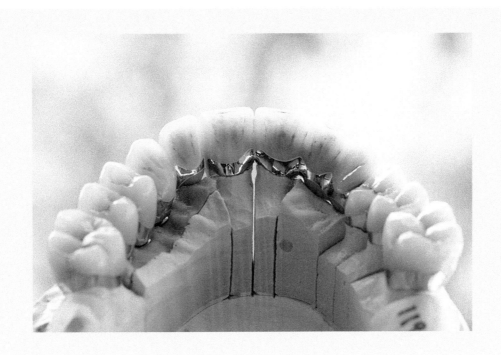

Section II
Clinical Procedures: a Step by Step Guide

咬合重建的程序

Chapter 7　Process of full mouth reconstruction

　　咬合重建是一个耗时而系统的修复工程。耗时有两个含义，真正开始咬合重建之前的口腔准备、制订治疗计划、利用殆垫或暂时修复体确定颌位和咬合接触关系，观察患者的适应情况，牙体、牙周、正畸的处置等，需要数个月至 2、3 年的时间，然后开始全牙列的固定修复也需要多次就诊，如果有种植修复，还要等待种植体的骨结合时间。咬合重建之后修复体和口腔卫生的维护则需要更长的时间。因此，进行咬合重建修复需要充分的知识储备、技能训练、多学科合作协调、齐备的材料和工具、优秀的技师配合，更重要的是医患沟通、患者的理解和其良好的依从性。

　　咬合重建需要遵循系统的程序，需要就诊多次，具体程序简述如下：

就诊	椅旁操作（chair side）	技工操作（lab side）
1	修复前颌面部及口内检查、放射影像学检查、诊断、采取研究（初）印模和颌位记录、现有颌位和咬合关系的诊断。判断是否有颞下颌关节病，是否需要牙体牙髓的治疗，是否需要牙周系统治疗，是否需要牙冠延长手术，是否需要更改颌位关系和抬高垂直距离，是否需要正畸治疗。必要时多学科会诊	
		灌制研究模型，利用颌位记录上平均值或半可调式殆架，进行模型分析
2	制订不同复杂程度、完善程度及预后效果的几套可行的治疗方案、进行充分的医患交流，根据患者实际条件选择治疗方案，进行知情同意和签字	
		需要抬高垂直距离或调整颌位时，利用研究模型制作殆垫
3	试戴殆垫、在殆垫上通过增减高度和殆面调磨，确定患者的最舒适下颌位和垂直距离	
4	戴殆垫后反复复诊调磨直到观察满 1 个月。期间进行牙体、牙周治疗、种植体植入。如果需要正畸治疗，应该在所有修复治疗开始前进行	
5	待患者完全适应新的颌位、咬合垂直距离及咬合接触关系后（通常 3 个月），重新评价口颌系统状况，预约开始正式修复。采取印模，用于诊断蜡型雕刻	
		在研究模型上进行牙冠的蜡型雕刻（诊断蜡型）
6	进行余留牙分段及逐次的基牙初预备，根据诊断蜡型复制暂时修复体以过渡性修复初预备后的基牙。调磨咬合，达到均匀稳定的全牙列咬合接触，并达到下颌侧方运动时工作侧成组引导接触和下颌前伸时前牙组牙引导，后牙离开。根据患者意见调整前牙蜡型或暂时冠的外形提高美学效果。在保持稳定的颌位及垂直距离的前提下，利用暂时修复体分段获得基牙初预备后的上下颌的颌位关系记录，将分段采得的颌位关系记录连成一体，也可以利用交叉上殆架方法获得暂时修复体和预备基牙之间的颌位关系记录。将颌位记录及垂直距离数据等通过面弓转移和颌位记录固定到半可调殆架上。继续适应并利用暂时修复体进行牙周软组织成型，观察 2 个月	
		在殆架上记录个性化切导制作个别托盘

续表

就诊	椅旁操作（chair side）	技工操作（lab side）
7	口颌系统完全适应暂时修复体，牙周软组织稳定，或种植体骨结合完成后，进行基牙精细预备	
8	用精密印模材料采取牙列的精密印模。采用𬌗叉及面弓将上颌牙列和颅骨的立体关系转移固定到半可调以上的𬌗架上，采取精密上下颌的颌位关系记录。采取下颌的前伸𬌗记录或进行下颌运动描记获取髁道斜度等信息	
		制取工作模型 利用颌位关系记录对颌上下颌工作模型并将下颌模型固定到𬌗架上 调整并确定𬌗架上的髁导斜度 最终修复体的制作、在𬌗架上选磨调𬌗
9	修复体戴入，在口内微细调、修复体打磨，烤瓷面上釉，完成修复体	
10	修复体粘接到基牙上（有时需要先暂时粘接，观察调改直到效果满意后更换成强力粘接）	
11	定期维护及复查 氟化物的使用 夜护板的使用	

（姜　婷）

（Dr. Ting Jiang

Professor，Prosthodontist，

School of Stomatology，Peking University，

Beijing，China）

第八章
病史、临床检查和诊断

Chapter 8　Medical/Dental History，Clinical exam and diagnosis

本章内容提要：全口咬合重建的第一步应该是全面的病史收集、临床检查并拍摄影像学检查资料，医师才能作出正确的诊断，进而做出合理的预后和完善的治疗计划。本章详细列出了在以上各个关键步骤中的具体内容，包括了牙体、牙周、牙髓、咬合等方面的检查和诊断，也介绍了常见的影像学检查手段。由于患者对美学的要求不断提高，本章不仅列出了美学检查和诊断的一些常见方法，比如口内口外的照相记录，也介绍了美国最新的美学检查分析手段，比如Kois颌面美学分析仪的运用。

Summary：The very first step for full mouth rehabilitation is to have a complete and thorough history collection，clinical examination and imaging. Based on these data，the doctor can make the correct diagnoses，reasonable prognoses and complete treatment plans. This chapter lists the details of all above critical steps，including the examinations and diagnoses in restorative，periodontic，endodontic and occlusion，as well as typical imaging techniques. Due to the increasing demand in esthetics，this chapter includes some new esthetic examination and diagnostic techniques such as Kois Dento-Facial Analyzer，in addition to traditional techniques such as extra-oral and intra-oral photography.

　　多数复杂修复，尤其是全口咬合重建的患者所需要的不仅是单纯的少数牙的牙体修复或者牙列缺损和缺失的修复，而是全面的口腔软硬组织的修复和重建。患者常常伴有牙体、牙髓、牙周、咬合的一系列问题。这就需要修复医师在第一次检查患者时进行详细全面和准确的病史采集及临床检查，作出全面反映口腔病理状态的诊断，而不是急于制订治疗计划。虽然从患者的立场来看，他们往往都希望在第一次就诊后就知道治疗计划和费用，但是如果医师没有在全面采集临床资料和作出正确诊断的前提下草率地制订治疗计划，则常会导致治疗效果与愿望相左，甚至是背道而驰的结果。由于复杂修复的病例花费时间长、费用高、出错几率高，如果不慎重对待，也容易产生医疗和法律纠纷，为医师和患者双方都带来不愉快的结局。

一、病史采集（ history collection ）

　　如前所述，需要咬合重建的患者通常都有相对比较复杂的病史，包括现病史和既往史。所以，准确全面的病史采集是咬合重建修复成功的第一步。通过对患者既往治疗历史的分析可以帮助医师分析判断以前治疗中的问题并有针对性地制订新的治疗计划。需要采集的病史包括全身疾病以及口腔疾病。患者的家庭和社会经济状况也需要包括在内。

　　1. 主诉（chief complaint）　需要做全口咬合重建的患者在就医时往往有很多的主诉和要求。医师应该对患者最希望解决的问题有一个清楚的认识。对第一次需要进行全口咬合重建的患者，医师要了解患者的主要需求是美学方面的、功能方面的，还是两者兼有。这非常有助于制订治疗计划，而且可以做到更有针对性，也可大大提高患者的接受程度。对以前曾经做过全口咬合重建但是失败的患者，一定要清楚地了解到患者对以前治疗的哪一方面不满意，以使新的治疗达到患者的合理需求。当然，医师也应当考察是否患者的诉求超过了正常合理的范围，如果是，则应该通过沟通以使患者认识到合理和幻想的界限,以期在制订治疗计划的阶段双方达成更多的共识,患者也更可能接受最终的治疗效果。如果患者执著地坚持超乎正常的治疗目标,医师应该明确地告知患者并且提示患者可以选择进行其他综合诊治。医师如果不能正确地分辨出患者的非正常诉求而试图一味满足患者或者过高地估计治疗效果的话,最终很可能导致医疗纠纷甚至法律纠纷。

2. 现病史(present history) 患者的全身疾病和口腔软硬组织的疾病都需要详细地询问和了解,因为不少全身性疾病(例如糖尿病等)会影响口腔科治疗,尤其是种植体的运用,进而影响全口咬合重建方案的确立。患者全身疾病的病史包括病程长短、严重程度、药物控制和使用情况等对能否采用种植体修复有至关重要的作用。其他像高血压和出血性疾病都会对复杂口腔修复的治疗效果产生影响。

3. 既往史(past history) 患者的全身系统疾患和治疗史均需要仔细询问和记录。因为如采用种植修复,全身的各种情况如放射治疗会因为颌骨的血供发生变化而对种植体的成活率有很大的影响。对于患者既往接受的口腔治疗,尤其是局部或者全口咬合重建治疗,应该记录时间、地点(诊所)、所用材料、失败原因等,为重新修复时修复方式和材料的选择等作参考。

4. 用药史(medication) 患者过往和当前长期使用的所有药物都要记录在案。很多药物会对治疗方案的选择产生影响。例如中老年人常用的双磷酸盐类的药物,可能会导致颌骨的坏死(osteonecrosis of the jaw, ONJ)。另外,抗凝血类药物也会对治疗产生一定的影响。

5. 过敏史(allergy) 应该询问患者是否有药物过敏(比如局部麻醉药物)和对其他物品(尤其是口腔常用材料)过敏或反应的历史。有些患者对镍和含有重金属的材料过敏,所以在治疗中尽量避免使用含镍的非贵金属。

6. 其他(例如口腔健康状况的问卷调查) 初诊时也可以让患者填写有关口腔健康状况的自我评估表。这对于医师全面了解患者的口腔卫生习惯有很大帮助。以下是一份口腔健康状况自我评估问卷的样本:

二、临床检查(clinical examination)

为了建立准确而详细的诊断和治疗计划,虽然患者的主述是要求修复牙体或牙列的缺损、缺失,但是综合全面的口内、外临床检查是必不可少的。

1. 口外检查(extra-oral examination) 包括面部对称性、口腔周围皮肤的颜色、有无颌面部淋巴结肿大等。

2. 口内检查(intra-oral examination)

(1) 牙体:有无牙体缺损、龋坏、畸形、变色等。

(2) 牙髓:牙髓有无暴露,是否死髓牙。可通过冷、热诊或电子牙髓活力测试仪(EPT)检测可疑牙的牙髓活力。

(3) 牙周:包括牙周软、硬组织和牙周袋的检查。检查有否有牙龈红肿、出血;牙周袋的部位及深度,牙根分叉区(furcation)的骨吸收情况,牙结石的分布情况等(图8-1)。

(4) 口腔黏膜:包括口腔黏膜的颜色、质地、有无疼痛、烧灼等不适感。

(5) 缺牙区牙槽嵴软硬组织:有无该区域软硬组织过度吸收或增生,表面黏膜有无破损、溃疡等。对缺牙区的牙槽嵴形态(吸收程度)可采用 Seibert 分级来描述。Seibert 把局部缺牙区的牙槽嵴形态根据其吸收程度分为三级:Seibert Ⅰ级:局部缺牙区的牙槽嵴只有水平向的吸收(高度不变,宽度降低);Seibert Ⅱ级:局部缺牙区的牙槽嵴只有垂直向的吸收(宽度不变,高度降低);Seibert Ⅲ级:局部缺牙区的牙槽嵴既有水平向的吸收,又有垂直向的吸收(高度和宽度均降低)。这样的分级体系对临床医师之间的会诊和多学科联合治疗计划的制订有非常大的帮助。

3. 放射影像学检查

(1) 咬翼片(bitewing radiographs, BW):用于检查后牙邻面龋坏及牙槽骨吸收情况(图8-2)。

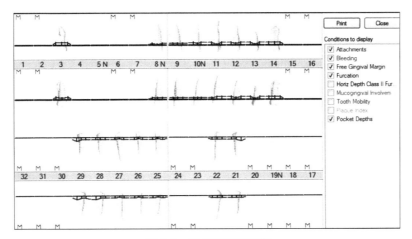

图 8-1　牙周检查记录表

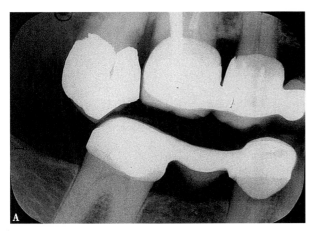

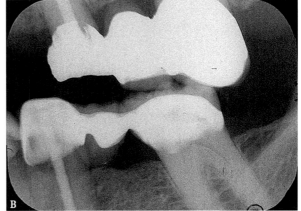

图 8-2　后牙区咬翼片

（2）根尖周片（periapical radiographs，PA）：是应用最广的口内 X 线影像，可用来检查牙齿根尖周病、龋齿、牙槽骨吸收及其他牙槽骨病变（图 8-3）。

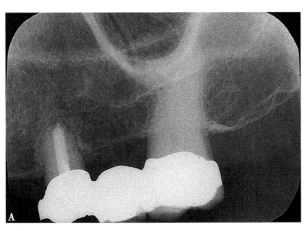

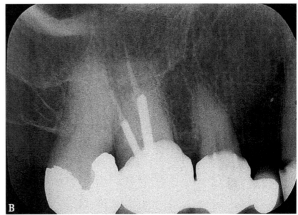

图 8-3　后牙区根尖周片

（3）全口牙片（full mouth series，FMS）：通常由 18～20 张牙片组成，可全面系统地检查口内所有牙齿的根尖周病、龋病、牙槽骨吸收及其他牙槽骨病变（图 8-4）。

（4）下颌曲面体层片（panoramic radiograph）：可检测整个牙列、颌骨、下颌骨髁突的情况（图 8-5）。由于其清晰度没有口内牙片高，不适合检查细微的牙体、牙周病变。

　　（5）头颅侧位 X 影像（lateral cephalometric radiograph）：可用于测量头面部骨性结构之间的距离、角度等关系。它常用于帮助确立正颌外科或正畸的治疗方案（图 8-6）。常用的解剖标志点包括蝶鞍（sella）、鼻根（nasion）、前鼻棘（anterior nasal spine）、后鼻棘（posterior nasal spine）、下颌角点（gonion）等。常用的平面包括眶耳平面（Frankfort plane）、鼻翼耳屏面（ala-tragus plane）、下颌平面（mandibular plane）等。

　　（6）计算机曲面断层或锥体束计算机成像（computed tomography /cone beam computed tomography，CT/CBCT）：目前，锥体束 CT 在口腔界展现了越来越广泛的应用前景。通过计算机软件对数码数据

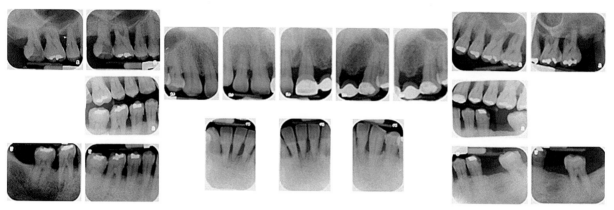

图 8-4　全口牙片

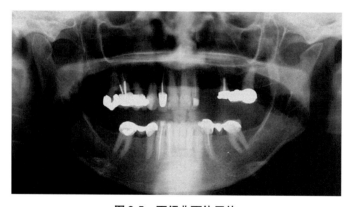

图 8-5　下颌曲面体层片

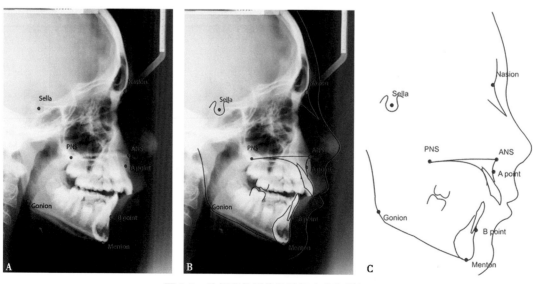

图 8-6　头颅定位侧位片及标志点和描记

的处理,口腔颌面结构可被显示成二维,如轴面(axial)、矢状面(sagittal)、冠状面(coronal)或三维影像(图8-7)。这有助于准确判断病损的部位、大小、内部结构及有无占位性病变影响邻近正常组织结构。缺牙区颌骨的三维成像及所反映的骨量和骨质情况检查,对于种植修复的治疗计划制订也成为必需。

（7）磁共振(magnetic resonance imaging, MRI)：主要用于软组织尤其是颞下颌关节盘的检查(图8-8)。

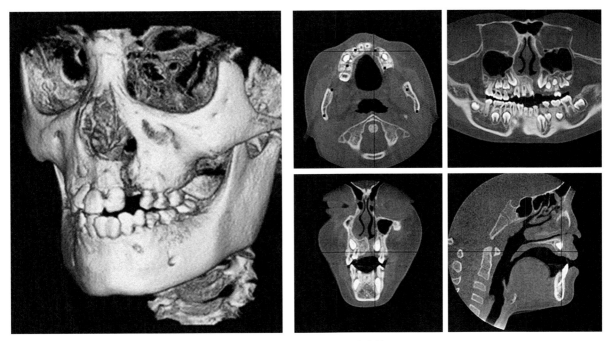

图8-7　CBCT扫描及三维成像

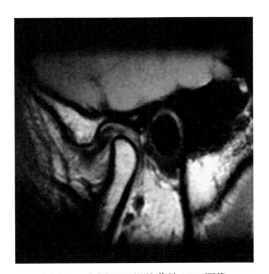

图8-8　左侧颞下颌关节的MRI图像

（8）其他检查：如骨扫描(bone scan)、唾液腺造影(sialogram)等,需要在口腔颌面放射医师的协助下进行。

三、初诊的其他资料收集

需要全口咬合重建的患者第一次就诊时除了病史采集、临床检查、诊断(包括放射检查和诊断),医师还应该摄制患者的口内外全套照片,并且采集口内印模以灌制诊断模型。以下就这两项资料的收集分别详细说明。

1. 术前照片 一套完整的术前口内外照片非常重要，它不仅可以帮助医师制订周详的治疗计划，更方便于和患者讨论治疗计划，在治疗中和治疗结束后也是医患交流的重要手段。一旦治疗开始，患者口内的软硬组织都可能发生不可逆的变化，这时术前照片可以让医师随时参考术前情况。一套完整的专业照相器材是很有必要的，其中包括相机镜头和一些辅助工具。

（1）相机、镜头及闪光灯：单镜头反光数字相机（DSLR）应该是首选，相比其他全自动数字相机（point and shoot），DSLR 相机具有失真度小（尤其是边缘）、光圈大（景深长）等优点。性价比不错的常见型号有尼康（Nikon）的 D90 以及佳能（Canon）的 50D 等。配合 DSLR 相机需要使用微距镜头（macro lense）（图 8-9），这种镜头一般是定焦的（100mm 或者 105mm）。其特点是可以近距离拍摄图像，甚至可以达到 1∶1 的放大倍数。推荐选用带减震（VR）功能的微距镜头，这样在临床（椅旁）不用三角架的情况下也能拍出清晰的画面。闪光灯应该使用环形或者左右双闪以避免在照口内图片时产生阴影（图 8-10）。

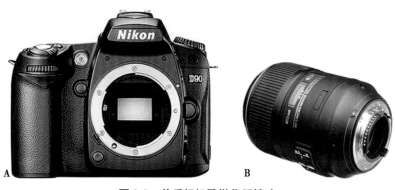

图 8-9 单反相机及微焦距镜头

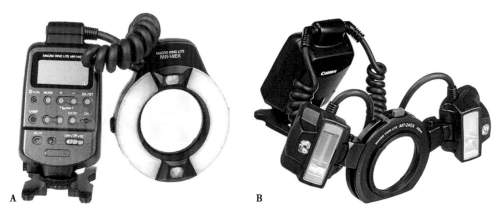

图 8-10 环形和双向闪光灯

（2）辅助工具：一套口内照相专用反光镜以及唇颊牵张器是必备的。口外摄影时如果想达到最佳效果也可以使用一些专业的室内肖像照设备，例如背景光源、白色或者彩色背景等等。口内摄影（特别是前牙区的美学修复）时也可以使用黑色背景来增强对比度和效果（图 8-11）。

（3）照片内容：一套完整的口内外照片应该至少包含以下这些内容：

1）口外照片：正面全头部照片：休息位、咬合位、笑容；

　　　　　　　侧面全头部照片：休息位、咬合位、笑容。

以下是一个患者的治疗前口外照片，以供参考（图 8-12）。

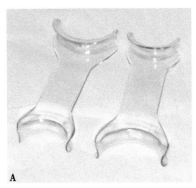 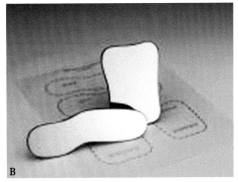 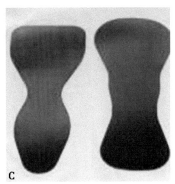

图 8-11 口内照相常用附件
A. 颊部牵张器;B. 反射镜;C. 黑色背景

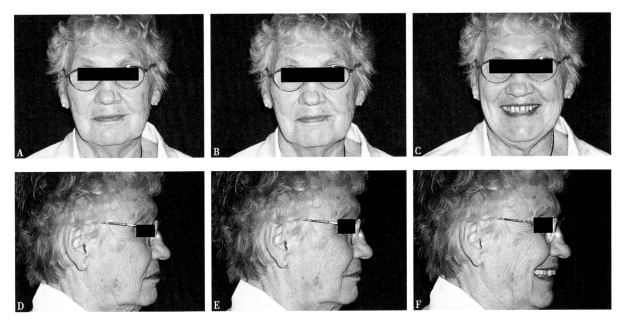

图 8-12 口外照片
A、D. 休息位;B、E. 咬合位;C、F. 微笑位

2)口内照片:正面:最大牙尖交错位(MIP),侧向咬合位,前伸咬合位;

　　　　　　侧面(左右):最大牙尖交错位(MIP),侧向咬合位,前伸咬合位;

　　　　　　上颌:咬合面;

　　　　　　下颌:咬合面。

以下是一个患者的治疗前口内照片,以供参考(图 8-13、图 8-14)。

2.印模采集和模型制作

(1)印模采集:术前模型可以采用藻酸盐(alginate)印模材料制作印模(图 8-15)。此类材料具有使用方便、价格低廉的优点。如果患者有活动义齿,则印模应该在义齿就位和离位时分别采制。颌位记录和咬合记录也应该在此时展开(详见第十四章)。

(2)模型制作:诊断模型一般使用 3 类石膏即人造石(type Ⅲ gypsum product, dental stone)灌制。模型经过修整以后就可以使用颌位记录(面弓记录和颌间咬合记录)转移到𬌗架上(详见第十四章)(图 8-16)。

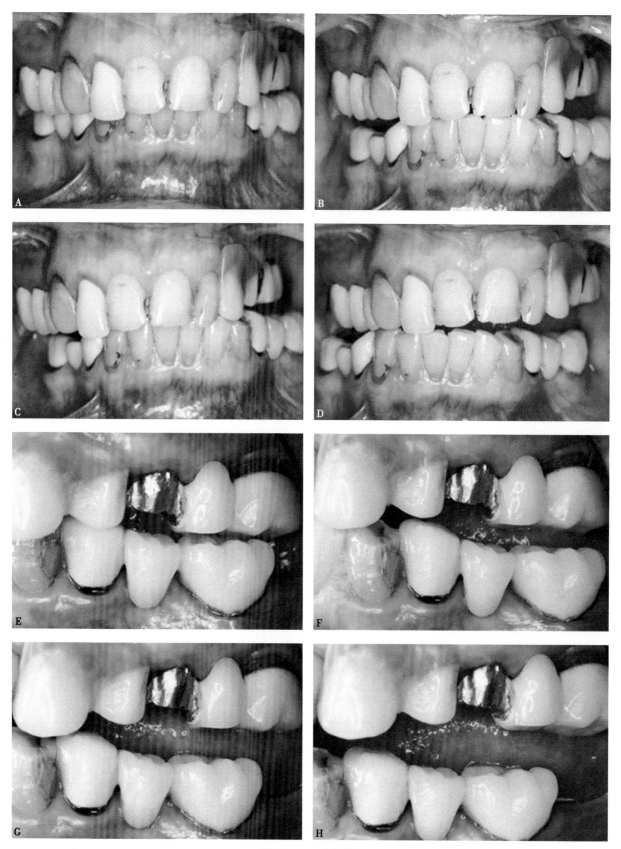

图 8-13 口内照片

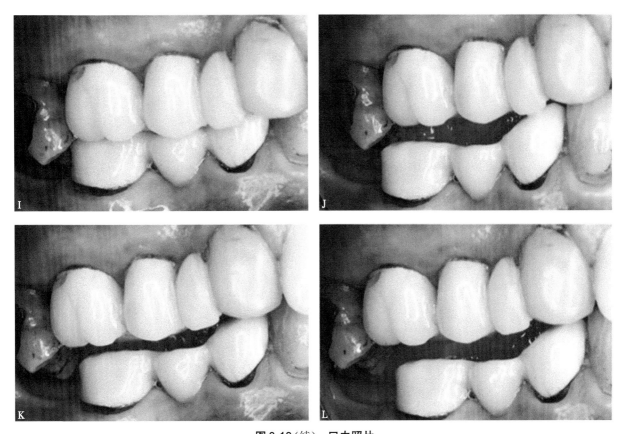

图 8-13（续）　口内照片

A、E、I. 最大牙尖交错位（MIP）；B、F、J. 前伸咬合位；C、G、K. 左侧侧向咬合位；D、H、L. 右侧侧向咬合位（A、B、C、D. 正面观；E、F、G、H. 左侧面观；I、J、K、L. 右侧面观）

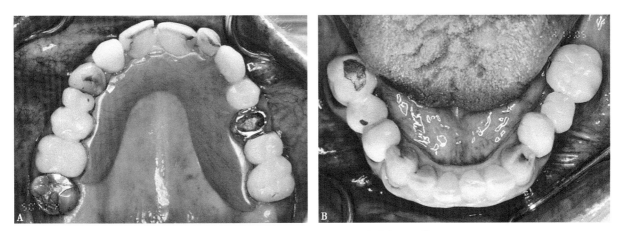

图 8-14　同一患者的上颌和下颌的咬合面照片

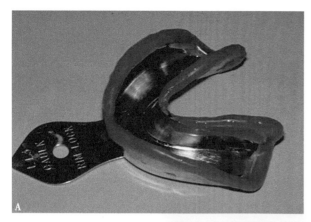
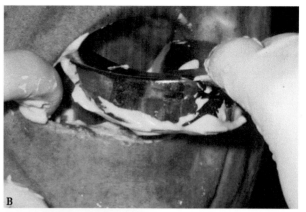
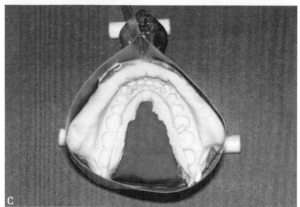

图 8-15 采用藻酸盐印模材料制作印模

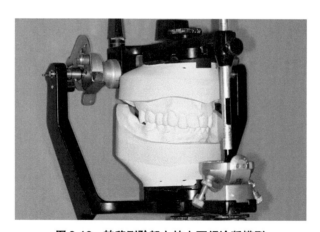

图 8-16 转移到𬌗架上的上下颌诊断模型

四、诊　　断

对需要咬合重建的患者而言,综合全面的口腔诊断(包括所有口腔软硬组织)是制订正确的治疗计划的前提和依据。需要就相关方面作出详细系统的诊断从而有助于治疗计划的确定。从各个学科的不同角度进行详细分级诊断。

1. 牙列缺损的类型(classification of partial edentulism)　缺牙部位可用 Kennedy 的牙列缺损类型表示。缺牙区的牙槽嵴形态可用 Seibert 分级来描述(见本章临床检查部分)。

2. 咬合诊断(occlusion)　包括咬合垂直距离(vertical dimension of occlusion,VDO)是否降低、咬合平面是否正常、颌位关系是否正常等。诊断有无牙列拥挤、前牙开𬌗、深覆𬌗或反𬌗情况,上下颌位关系是否 Angle Ⅱ类（远中）或Ⅲ类（近中）错𬌗。是否有其他异常咬合如牙体扭转、移位、中线偏离，有无夜磨牙、紧咬牙习惯等。

3. 美学（esthetics）表现　诊断面部是否对称，唇部是否足够丰满，微笑时牙龈暴露情况，牙龈和牙齿及相邻和对称部位是否协调，牙齿的形状、颜色是否正常等。Koise Dento-Facial Analyzer® 是美国华盛顿大学的 John Kois 教授从长期的临床实践中总结发明出来，由 Panadent 公司制作并销售的一种颌面部美学记录分析的装置。使用这个装置可以有效地把𬌗平面、𬌗曲线以及颌面部的对称情况转移到𬌗架上，是医师做美学分析和诊断的一个非常有用的辅助工具（图 8-17）。

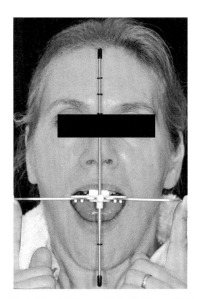

图 8-17　颌面部美学分析（垂直线和水平线）（Koise Dento-Facial Analyzer）

4. 牙体（restorative）　诊断有无原发或继发龋；有无冠折、根折或牙隐裂、牙体磨耗、釉质或牙本质发育不良、过大或过小牙、畸形中央尖、先天性多生或缺失牙等。

5. 牙髓和根尖周病（endodontic）　诊断有无牙髓充血、是否有可逆或不可逆性牙髓炎；有无急性根尖周炎如根尖周脓肿，或慢性根尖周炎如根尖周肉芽肿或囊肿；有无牙根内外吸收等。

6. 牙周（periodontic）　诊断有无牙龈水肿增生、有无牙周脓肿及牙周袋形成；有无水平型、垂直型、角型（crater）牙槽骨吸收及牙根分叉区骨吸收；有无牙周 - 根尖周联合病变（perio-endo defect）。

7. 颞下颌关节（TMJ）　诊断有无颞下颌关节位置关系不良、退行性变（degenerative joint disease）、骨关节病及关节盘移位穿孔等软组织病变等。

8. 口腔黏膜（oral mucosa）　诊断有无白斑、扁平苔藓、天疱疮、溃疡、细菌或真菌感染等。

9. 其他诊断　夜磨牙（确诊前打问号）、牙间隙等。

参 考 文 献

1. Advisory Task Force on Bisphosphonate-Related Ostenonecrosis of the Jaws, American Association of Oral and Maxillofacial Surgeons. American Association of Oral and Maxillofacial Surgeons position paper on bisphosphonate-related osteonecrosis of the jaws. J Oral Maxillofac Surg, 2007, 65（3）: 369-376.

2. Goodacre CJ, Bernal G, Rungcharassaeng K, et al. Clinical complications in fixed prosthodontics. J Prosthet Dent, 2003, 90（1）: 31-41.

3. Seibert JS. Reconstruction of deformed partially edentulous ridges using full thickness onlay grafts. Part I. Technique and wound healing. Compend Contin Educ Dent, 1983, 4（5）: 437-453.

（张　海）
（Dr. Hai Zhang）
（Associate Professor）
（University of Washington）
（Seattle, Washington, USA）

第九章

全口咬合重建的治疗计划 - 多学科协作的处置 ——

Chapter 9　Treatment planning-a multidisciplinary approach

本章内容提要： 全口重建治疗计划的拟定是在治疗开始前描绘一幅治疗过程和修复效果的蓝图，从对余留牙体、牙髓、牙周组织的评估和决定去留开始、考虑修复基牙的生物力学结构以及牙周状况、口颌面功能需求和咬合要素，并追求最大化的美学提高，循序渐进地构思每个复杂病例的全口重建所需的修复前处置内容、多学科协同处置内容和修复治疗的类型。修复效果的风险评估对于修复的成功非常重要，牙齿磨耗程度和类型影响到口腔功能，牙列的水平性磨耗和垂直性磨耗需要不同的应对措施，才能保证修复的长期成功。为患者提出几套可行的治疗计划，在充分的医患沟通和知情同意后，选择最适合于每个患者的整套治疗计划。

Summary: Making a treatment planning of full mouth rehabilitation is just like to draw a blue print for an engineering project that give a predictable image of the treatment progress and result of the restoration. The treatment sequence starts from consideration of dental esthetics, then the consideration of masticatory function, and then the biomechanics and periodontal condition of remaining abutment teeth. Severity and type of tooth wear have relationship with oral function and that will affect the functional success of the restoration. The vertical and horizontal attrition leads to the different treatment plan. The decision such as keeping or extracting tooth, kind of pre-treatment and multidiscipline approach, type of restorations should be made by complete consideration of above mentioned factors, and several treatment planning should be supply to patients for choosing with informed consent.

　　任何伟大的建筑，皆起始于一纸缜密规划的蓝图；全口重建治疗计划的拟定，正如构思一幅工程的蓝图。遇到一个复杂的临床病例，最困难的往往是不知从何处着手来建立一个适宜的治疗计划。

　　在制订治疗计划时，在全面检查患者口内外和全身健康情况后，根据牙齿生物力学、牙周健康、美学、口腔功能的综合评估，作出综合诊断，决定哪些余留牙需要拔除，而哪些余留牙需要在修复前进行包括牙体牙髓、牙周、正畸、预防甚至颌面外科等多学科综合治疗，是否需要进行颞下颌关节及咀嚼肌系统的调整、咬合是否需要调整。在此之后需要决定治疗的程序、推荐最终修复体类型、预测修复效果、评估修复风险、判断患者的依从性。

　　目前，根据学术流派和习惯的不同，有多重制订治疗计划的顺序。以美国华盛顿大学牙学院为代表的做法推崇从美学观点着眼，决定未来全牙列修复体的外观（esthetics），设计理想的咬合模式，恢复患者的咀嚼功能（function），选择适当的材料，来再现牙齿的质地和生物力学结构（biomechanics）以及保持牙周的健康状况，循序渐进地构思每个复杂病例的全口重建治疗计划，最终达成兼顾美观及功能的全牙列重建修复治疗。

　　无论哪种思路和顺序，都需要制订出复杂程度或花费不同的几种方案，将所有可能的方案和患者进行充分的交流沟通，获得患者的书面知情同意后选择并确认最终治疗方案。当然，在复杂的治疗过程中也会出现对原定治疗计划进行调整和修改的情况。本章将以美学为导向，重视功能评估，强调生物机械原则和牙周健康的顺序叙述治疗计划的制订过程。

第一节 美学分析（esthetic analysis）

随着患者以及医师对于美观的要求日增，全口重建的治疗目标，除了重建适当的咀嚼功能，更进一步要求修复体与周围牙龈组织的协调，目的是希望恢复患者自然的笑容与颜面的整体美观。牙齿美学由两个主要成分构成：白色美学（white esthetics）以及红色美学（pink esthetics）。白色美学指的是牙齿牙冠的型态、排列、以及色泽；红色美学则包含了牙龈边缘（gingival margin）、牙间乳突（interdental papillae）以及由两者所构成的软组织架构（soft tissue architecture）。如何取得修复体与相邻天然牙列及牙龈结构的均衡协调，达到白、红色美学的完美和谐表现，是全口重建修复治疗的终极目标。

以美学观点为导向的全口重建修复治疗计划，可分成以下四个逻辑性的思考层次：微笑曲线（smile line）、前牙切缘平面（incisal plan）、𬌗平面（occlusal plan）、牙龈高度（gingival level）。

一、微笑曲线（ smile line ）

牙科美学分析（esthetic analysis）的第一步是分析患者的上、下嘴唇微笑曲线。上唇微笑曲线，也就是微笑时的上唇高度，依据显露牙齿及牙龈程度的多寡，可将之分成低、中、高三种曲线高度（图9-1）。

1. 低微笑曲线（low smile line） 微笑时若切牙露出（incisal display）少于3/4，完全不见牙龈乳突以及牙龈缘，则将其归类为低微笑曲线，据统计，此类患者约占所有人口的1/5。

2. 中微笑曲线（average smile line） 大部分（约70%）的患者，是属于中等微笑曲线，此类患者微笑时，上颌中切牙露出大约3/4，可见部分的牙龈乳突，但牙龈边缘仍被上嘴唇遮掩（图9-2、图9-3）。

3. 高微笑曲线（high smile line） 微笑时，上颌中切牙、牙间乳突以及牙龈缘完全露出，定义为高微笑曲线，大约五分之一的患者属于高微笑曲线。

微笑曲线的高低影响全口修复重建的美学风险（esthetic risk）；低微笑曲线的患者，由于上嘴唇

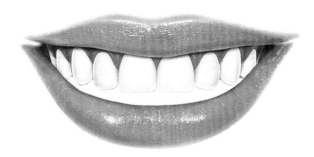

图9-1 唇齿关系和上颌切牙的暴露程度

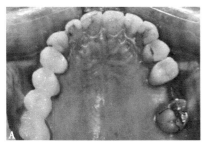
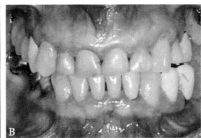
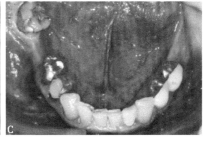
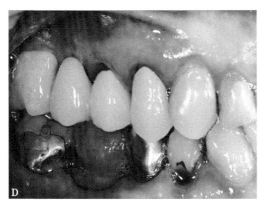
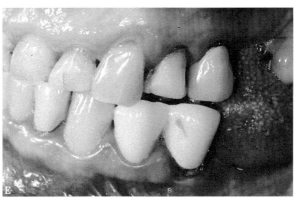

图9-2 需要咬合重建的患者一例，初诊时的正位、侧位、咬合面观

遮掩了绝大部分的牙齿 - 牙龈交界面（dento-gingival interface），因此降低了美学治疗的风险；相反的，治疗高微笑曲线的患者，往往承受较高的美学风险，术前的美学分析及治疗计划的拟定就更应审慎。

分析患者微笑时的上唇高度，有助于在术前认知治疗的美学风险；接下来思考的是决定未来上颌前牙切缘相对于上嘴唇的位置。

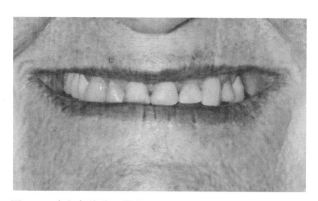

图 9-3 该患者的前牙暴露程度和上唇长度显示中微笑曲线

二、前牙切缘平面（incisal plane）

未来上颌中切牙（prospective incisal position）位置的决定是全口修复的起点。参考患者的颜面中线（facial midline），决定上颌中切牙切缘相对于上唇的露出比例（incisal display），以此为基准点决定未来侧切牙和尖牙的位置，从而建立理想的前牙切缘连线（图 9-4）。

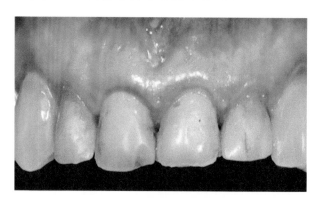

图 9-4 上颌前牙的切缘连线

上唇的位置是一个动态的参考点，它的位置随着不同程度的笑容而变化，因此，决定上颌中切牙切缘的位置，一般建议以上唇在休憩位置（rest position）为静态的基础参考点，根据 Vig 的研究，上颌中切牙的露出程度随着年龄的增长而减少，平均而言，年龄小于 30 岁的患者，上颌中切牙大约显露 3～4mm；大于 60 岁的患者，上唇在休憩位置则往往完全遮盖了上颌前牙（表 9-1）。

表 9-1 不同年龄段上、下颌中切牙的暴露量

年龄	上颌中切牙暴露量（mm）	下颌中切牙暴露量（mm）
29 岁以上	3.37	0.51
30～39	1.58	0.80
40～49	0.95	1.96
50～59	0.46	2.44
60+		2.95

Vig 的研究提供了一个决定上颌前牙位置客观的参考依据。除此之外，患者对于未来笑容的主观期待也同样重要，一般而言，年轻的笑容（youth smile）意味着上颌前牙较多的显露，如果患者期待恢复

较为"年轻"的笑容，则前牙修复体切端位置的设计，也就应依据平均参考数值做适当的调整。举例而言，本案例 58 岁，在休憩位置的前牙显露约为 0.5mm，然而患者希望未来的修复体能帮助她恢复较为年轻的笑容，因此，利用前牙美学分析平板（esthetic analysis plate）调整上颌中切牙切缘相对于上唇的露出比例，决定加长前牙修复体的切缘（图 9-5）。前牙美学分析平板是一个落实美学分析、建立与患者沟通的良好工具。

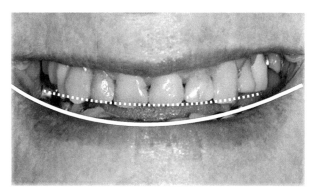

图 9-5 前牙切缘连线和微笑曲线

经由客观的参考数据，斟酌患者主观的期待，决定未来中切牙切端的位置，以此为参考依据，接下来决定侧切牙切端的排列，最终的目标是希望由尖牙、侧切牙、中切牙切端所构成的前牙切端平面，与患者的下唇微笑曲线（smile line）达成均衡、协调的共筑关系。

三、𬌗平面（occlusal plane）

后牙牙尖顶（posterior cusp tip）与前牙切缘（anterior incisal edge）的连线称之为𬌗平面（咬合平面）。理想的𬌗平面，是希望此前牙、后牙能够建立在同一个平面上。然而，对于长期牙齿磨耗以及多重牙齿丧失而需要全口修复重建的病例，𬌗平面往往不会是在同一个平面上。一般而言，全口修复重建的咬合关系可以分为以下三种关系：①前牙切缘与后牙牙尖顶在同一个平面上；②前牙切缘平面低于后牙牙尖顶连线组成的平面；③前牙切缘平面高于后牙牙尖顶连线组成的平面。

全口咬合重建的目标是希望建立一个齐平（level）的𬌗平面，对于𬌗平面不在同一个高度的病例，治疗方式不外乎以下两种策略：①改变前牙切缘连接组成的平面；②改变后牙牙尖顶连接组成的平面。

如何选择是藉由改变前牙切缘平面，或者是改变后牙牙尖顶端平面的高度来达成齐平𬌗平面的目标。考虑的关键在于思考全口修复治疗计划的上一个步骤：决定未来上前牙切缘相对于上唇的位置。

以本病例为例，患者的𬌗平面明显地不在同一个平面上，前牙切缘的位置高于后牙牙尖顶的高度（图 9-6）。为了使𬌗平面齐平，如前述，治疗的策略不外乎是将前牙切缘下拉或者是上提后牙牙尖顶。

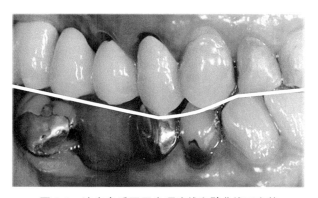

图 9-6 该患者后牙牙尖顶连线和𬌗曲线不齐整

选择何种治疗策略的关键在于之前已决定的未来前牙修复体的位置。在治疗计划思考的上一个层次，经由一系列的美学分析，决定将前牙切缘往下降 1mm。将前牙切缘下降的决定，不仅在美学上达成患者的期待，同时在功能上齐平了殆平面，达成了咬合重建的目标。相反地，若美学分析的结果决定维持现有的前牙切缘高度，则向上调整后牙牙尖位置，将成为齐平咬合平面的治疗选择。

四、牙龈高度（gingival level）

经由美学分析决定前牙切缘平面，再借着咬合平面分析，改善前、后牙的相对位置。然后进一步详细分析前牙的长、宽比例（length-width ratio）。

根据 Chiche 的研究，美观的前牙的理想长、宽比例约为 4：3。改善前牙的长宽比例是美学修复的目标。以本病例为例，由于长期的功能磨耗，前牙比例显得较短，长度、宽度的比例约为 1：1，然而，前牙牙齿的宽度，受限于尖牙距离（intercanine distance）的恒定，除非藉由矫正治疗，前牙牙齿的宽度是固定的，想要藉由前牙修复体来改善前牙的长、宽比例，增长或缩短牙冠长度是唯一的途径（图 9-7）。所以，在前牙宽度固定的前提下，增加前牙的长度是改善长、宽比例合理的方法。

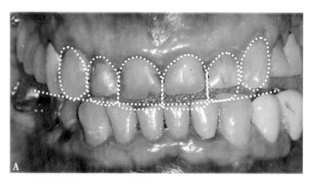

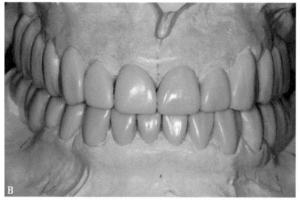
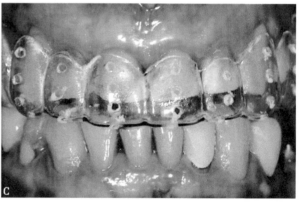

图 9-7　A. 前牙大小尺寸的理想比例；B. 按照理想比例进行诊断蜡型的雕刻；C. 通过真空压膜法制作暂时修复体的模板，进行暂时修复体的制作

增长前牙长度的方法，不外乎两种选择：往上（根尖方向）增长，或是往下（牙冠方向）增长，治疗策略的选择依据仍然是前述美学分析的结果。根据全口修复治疗计划中前牙平面的分析，决定给此患者往下增长前牙切缘，以改善患者的前牙微笑曲线。

前牙切缘往下（牙冠方向）增长的结果，同时也改善了前牙的长、宽比例，在保持原有的牙龈高度的前提下，将前牙比例由原来的 1：1 的长、宽比例改善到趋近于理想的 4：3 的长、宽比例。

相反的，若前述美学分析的结果是决定保持原来的前牙切缘平面，在此情况下，改变牙龈的高度，往上（根尖方向）增长牙冠的长度，则成为改善长、宽比例的治疗选择。总而言之，牙龈高度的调整是有助于达成理想的前牙长、宽比例的治疗策略。

第二节　功能（function）

咬口重建治疗计划制订的第二个步骤是思考如何建立适合的咬合形态，确保未来修复体的结构足以支持咀嚼系统的咬合力量。应该检查患者是否有颞下颌关节、咀嚼肌系统异常，垂直距离是否合适，上下颌位置关系（颌位）是否在生理状态，是否有最大牙尖交错𬌗，是否有咬合干扰。如果有口颌系统功能异常表现，则需要先进行纠正，当咬合状态稳定在生理状态后才能开始进行上、下颌的修复重建，完成适当的咬合形态（详见第一、二章）。

1. 确定适当的咬合垂直距离，确定患者舒适的颌位关系，恢复良好的咬合平面和𬌗曲线。

2. 决定最大牙尖交错位（MIP）以及前牙对刃位（edge to edge），也就是所谓的静态咬合形态。

3. 建立两者之间适合的导引模式，也就是所谓的动态咬合形态。

4. 评估修复后风险。

以上三项已经在前面章节叙述，在此重点介绍对修复后风险的评估和应对措施。

咀嚼（咬合）功能的高低，影响完成后的全口修复体的长期成功率。咬合力小、功能性低（low function）的患者，重建修复体的长期成功率比较高；相反地，咬合力大、功能性高（high function）的患者，重建修复体则相对地承受较高的失败风险。

患者现存牙列的磨耗严重程度，反映了咬合功能的高低。分析患者牙列的磨耗形式（worn pattern）、磨耗程度（severity of wear）以及造成牙列动态性磨耗的原因（可参照第四章），是重建未来全口修复咬合功能的重要依据和成功的基础。

牙列间的水平性磨耗起因于下颌过度横向功能运动。因此，治疗计划的拟定中，关键在于减弱前牙引导（shallow anterior guidance），减少上下颌牙列的覆合（vertical overlap），以提供下颌水平运动的自由度，避免完成后上下颌修复体的横向磨耗。

牙列间的垂直性磨耗多由于神经肌肉功能运动类型倾向于垂直性运动，牙齿的功能运动受到局限（restricted dental envelope of function），磨耗常见于上颌前牙的舌侧以及下颌前牙的唇侧，其结果造成覆𬌗加深。对于此类患者，全口修复重建计划的治疗方针在于增加牙齿功能性运动范围的自由度（freedom），利用未来修复体或者配合正畸治疗，增加上、下颌前牙的覆盖，提供下颌功能运动足够的活动空间，避免上、下颌牙齿的垂直性磨耗。

造成牙齿表面结构缺损的机制，有化学因素（如酸蚀）及物理因素（如磨耗）。分析牙体组织缺损发生的位置及形态，有助于判别造成缺损的机制（详见第四章）。

化学性酸蚀或者物理性磨耗造成的长期牙体组织丧失，会导致牙列的补偿性萌出（compensatory eruption）以及伴随咬合高度改变；因此，无论是化学性或者是物理性因素造成的磨耗牙列（worn dentition），全口重建修复工作的复杂度是类似的；然而，修复体的预后（prognosis）则因产生磨耗的病因而有所不同。一般而言，动态物理性病因造成的磨耗牙列，若修复重建体未能有效地建立适当的咬合功能，未来修复体的失败风险将远高于静态化学因素造成的耗损牙列。

牙齿磨耗若是起因于非自主的下颌运动功能 - 神经生理因素，在全口重建修复后戴用平面咬合板是缓和牙列磨耗的有效策略；如果过度牙齿磨耗起因于不稳定的咬合关系或者不协调的下颌功能运动，则借由重建修复体建立正确的咬合关系，可促使牙齿功能运动和神经肌肉的功能相协调，可避免修复后的过度磨耗及确保未来全口重建修复体的成功。

非自主的下颌副功能运动如夜磨牙（nocturnal bruxism）、日间磨牙（awake bruxism）以及紧咬牙起因于患者失调的心理（psychological）以及神经生理（CNS）功能。对于此类患者，以修复体重建磨耗的咬合形态，并不会减缓其下颌过度运动的倾向；因此，在完成全口重建修复工作后，给予患者戴咬合板（occlusal appliance），是确保修复体长期成功率最佳的方法。

建立适当的咬合功能，是重建磨耗牙列修复工作的首要目标，同时也是确保未来修复体长期成功的基石。适当的咬合，在于建立与神经肌肉功能运动相协调的牙齿功能运动范围。利用个性化前牙导引平板（custom incisal guide table），记录患者现存牙列的磨耗轨迹，在新的全口重建修复体上复制出三维的牙齿功能运动轨迹，可以有效建立和患者神经生理功能相协调的功能性全口重建修复体（图9-8）。

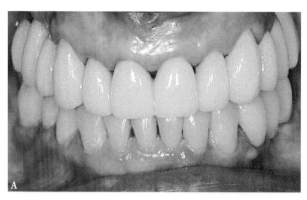

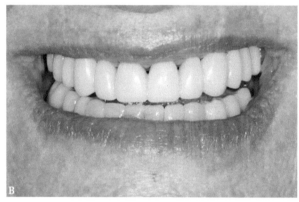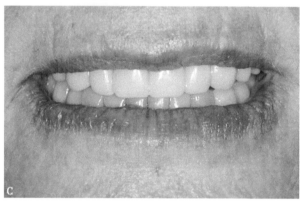

图9-8 通过暂时修复体恢复预想的美学和功能
根据前牙美学要求和𬌗曲线要求，进行诊断蜡型的雕刻。在基牙初预备后，用诊断蜡型翻制模型并进行真空压膜后，复制复合树脂基质的暂时修复体，戴入口内后观察并调整切缘长度、𬌗曲线和咬合接触，观察美学和功能的改善情况

第三节 生物力学及牙周（biomechanics and periodontium）

在决定修复设计方案之前，对余留牙的牙体牙周健康及可能的修复体的生物力学条件进行仔细评估，决定哪些牙需要前期牙体牙髓治疗、哪些牙需要拔除、哪些牙需要牙周治疗、是否需要牙周或牙龈手术、是否需要正畸治疗校正明显的位置或长轴异常。

分析患者既存牙列的牙体组织结构是否足以支持未来修复体的功能要求，2mm 高的牙本质肩领效应（ferrule）和 3mm 以上轴面固位壁高度（preparation height）是两个主要的生理结构考虑因素。能够满足这两个基本要求的牙体才可以支持固定修复或在进行正畸牵拉助萌、牙周冠延长处理后成为固定修复体的基牙。如上述各种处理后不能满足这两个基本要求，则需考虑该患牙是否能够保留。

针对口腔内一些预后不良的残根残冠或牙周病患牙，到底是拔除还是积极综合治疗后继续保留，需要考虑对修复效果的影响、对美观效果的影响、治疗程序的复杂化、经济成本的核算、患者的口腔卫生维护能力等问题，并无明确的答案，要结合临床实际情况辩证分析。

一、牙体缺损牙齿的保留价值

评估哪些牙齿因为结构缺损需要修复、哪些牙齿为了达成美观或功能的目标而需要修复、哪些牙齿因为结构缺陷或牙周支持丧失需要拔除，而以种植体或传统冠桥修复。

明确的牙齿保留或拔除适应证如下：

1. 需尝试保留患牙的情况

（1）病变未严重到需拔除的程度。

（2）患牙在牙列中处于重要的位置，对整体修复方案有重要作用。

（3）除此患牙外，其余均为完整牙列，拔除后修复反而更为复杂。

（4）出于美观要保留牙根以保留牙龈组织形态。

（5）如果是末端基牙，为了提高整体修复体预后效果，应尽量保留，避免形成游离缺失，若患牙日后拔除可修理义齿。

2. 需拔除患牙的情况

（1）牙体缺损和牙周疾病使患牙不能维持在健康状态。

（2）拔除后可简化整体修复设计方案。

（3）特别影响整体修复的美观效果，可考虑拔除后修复。

（4）要做活动义齿或固定义齿基牙且预后不确定的患牙需慎重考虑，为避免修复体废用，可考虑拔除患牙，更改治疗方案。

不主张极力保留预后较差或如果试保留失败导致骨量不足无法种植的患牙。

二、牙周健康的评估

评估基牙牙周生物学宽度是否充分、前牙的牙龈缘连线是否正常协调、是否需要冠延长手术和牙龈修整成形手术。

维持整体牙列长期健康比只考虑保留牙齿的数目更重要，应拔除治疗无望或不利于整体治疗计划的患牙。

拔除重度牙周炎患牙对保存邻牙骨量很重要。一般来说，松动Ⅲ°，牙槽骨吸收达根尖 1/3 的患牙预后不佳，应考虑拔除。但目前，牙周病学专业尚无公认的指南与预测牙周病患牙去留的准则。许多学者基于自己的研究提出了不同的牙周炎拔牙指征：McGuire 评价预后较差的患牙为附着丧失 >50% 导致冠根比例差、根分叉Ⅱ度、不能自洁或根分叉Ⅲ度；Zitzmann 等认为，当 PD≥6mm 并且探诊出血，附着丧失 >50%，根分叉Ⅱ或Ⅲ度时患牙预后较差，当患牙缺乏足够的附着时预后差；Faggion 等认为，初诊时当患牙处于以下状态可考虑拔除：PD>7mm、松动度Ⅲ°、附着丧失 >75%、多根牙根分叉病变Ⅱ或Ⅲ度，死髓牙及龋坏。

研究结果显示，中度牙周炎剩余牙槽骨高度尚可，适宜做种植。可考虑积极拔牙后进行种植修复；若进展为重度牙周炎，牙槽骨高度已不足种植，需要尽量进行牙周治疗后积极试保留患牙，甚至争取保留牙根做覆盖义齿。比如Ⅱ°松动患牙，牙槽骨吸收到根中 1/2，常规认为患牙应当保留，但是如果患牙导致整体治疗难度加大，或者患牙为上颌磨牙，如果牙槽嵴继续吸收则导致骨量不足，无法满足后期种植，则考虑及时拔除后种植。

临床医师需要结合经验、综合分析多项指标，对可能发生的情况进行预测。

三、牙齿萌出、位置及长轴的评估

检查是否有牙齿的过萌、不完全萌出或阻生、牙齿移位、牙齿倾斜、牙齿间隙异常等状况存在，这些牙齿的位置异常是否影响了𬌗曲线和美观，是否对牙周牙体健康的维持造成不良影响，患者是否在意或愿意进行矫治。对于不能用正畸方法矫治或预后不良的牙齿可以根据上述对牙体组织保留的判断原则给予保留或拔除，而正畸治疗可以明显改善最终修复效果的异位或倾斜牙齿，应该积极采用牙齿正畸方法给予矫正。

四、修复学生物力学方面的评估

1. 基牙牙周膜面积　评估余留牙作为修复体的基牙其固位和支持是否充分，即基牙牙周膜面积是否大于等于缺失牙牙周膜面积、残根残冠的牙本质肩领高度是否足够、冠根比例是否足够。

2. 残根残冠的去留　对于残根，可行桩核冠修复、覆盖或拔除，具体选择应权衡利弊，区别对待。主要看剩余牙体组织的量，若要桩核冠修复至少需有 1.5mm 高的牙本质肩领，当牙本质肩领高度不足时,如果冠延长手术后能够达到在保持牙周生物学宽度的基础上满足修复的生物力学要求的冠根比,则可以保留,否则考虑拔除。

3．上颌和下颌余留牙重要性的差异　对于上颌和下颌的相同情况的孤立余留牙处理方法不一。上颌总义齿固位佳,可积极拔除预后不确定的患牙;下颌则需积极治疗保留余留牙,对于牙槽骨吸收占根长 1/3～1/2 者,仍可截冠做磁性附着体等根上附着体覆盖义齿,增加义齿固位稳定。

五、综 合 评 估

通过以上各项评估,在明确余留牙健康状态和去留后,确定拔除的牙位,制订牙体、牙髓、牙周、正畸治疗计划,讨论进行何种类型修复、是否进行种植修复。给患者开出治疗顺序和疗程表,协助患者开始修复前治疗准备(图 9-9～图 9-14)。

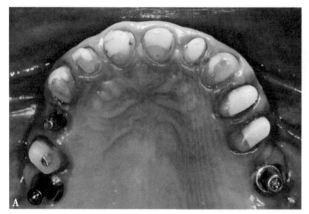
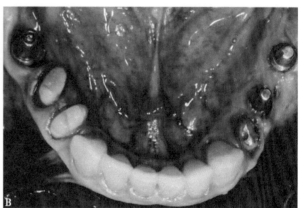

图 9-9　上述患者选择全固定修复,因而缺牙区进行了种植体植入。残根残冠进行桩核修复

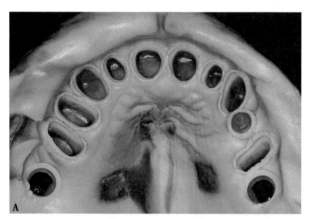
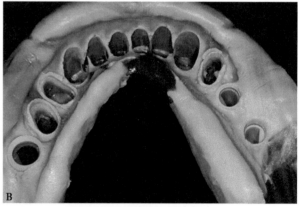

图 9-10　基牙进行全冠的精细预备后取工作印模,种植体通过转移杆取模(pick up)

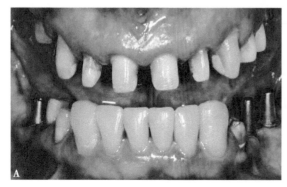
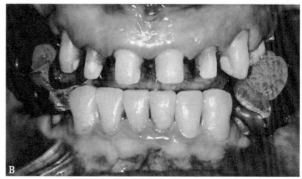

图 9-11　进行颌位关系记录,需要保证准确转移在暂时修复体上确定的颌位关系

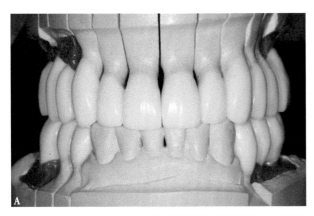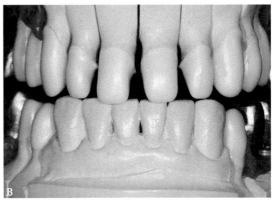

图 9-12 工作模型上进行蜡型雕刻后回切成基底冠蜡型,热压铸造玻璃陶瓷基底冠

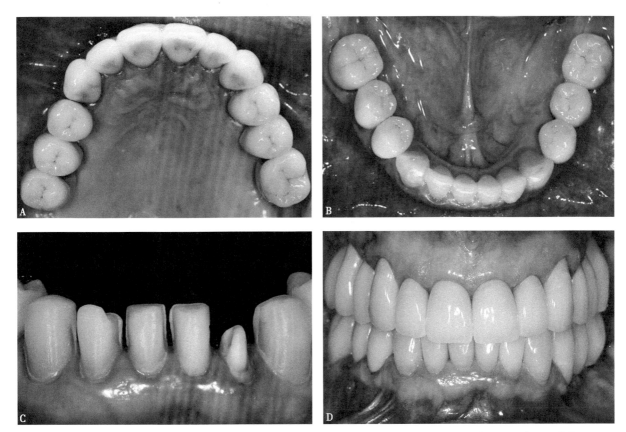

图 9-13 上颌全牙列和下颌后牙区完成全冠的制作并戴入口内。下颌前牙区进行全瓷贴面和全瓷冠修复

以下为先决定余留牙去留,再确定𬌗曲线和咀嚼功能需求的一例患者的治疗计划制订过程(图 9-15～图 9-17):

治疗计划(下颌):提供三个计划供患者选择。

方案 A:拔除 #35、36、37、46、48 牙,牙周基础治疗,#47 牙根管再治疗,#45、47 冠修复,下颌可摘局部义齿修复。优点:时间短、就诊次数少、费用低;缺点:活动义齿异物感强、美观性差、拔牙较激进。

方案 B:拔除 #35、36、46、48,牙周基础治疗,#37 试保留,RCT + 冠延长手术 + 桩核冠,#35、36 活动桥修复,#47 根管再治疗,#47～45 固定桥修复。优点:无跨两侧的活动义齿、不适感轻;缺点:时间较长、费用较高、#37 预后不确定、#35、36 活动桥修复仍有不适。

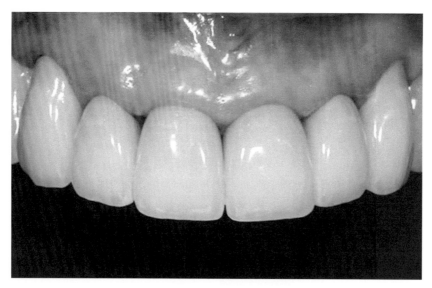

图 9-14 修复完成后前牙的美学表现

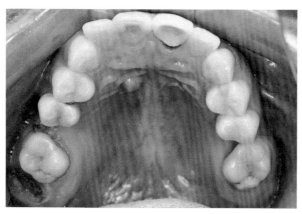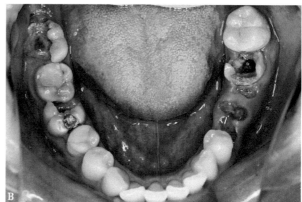

图 9-15 患者初诊时上下颌咬合面观

可见多数牙齿龋损。#16、18、35、36 牙残根，#46、48 牙残冠，#37 牙髓坏死，#47 牙不完善根管治疗，#38 过萌，慢性牙周炎，上颌牙列缺损

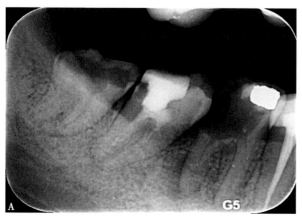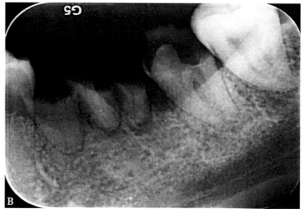

图 9-16 上述患者下颌后牙根尖片

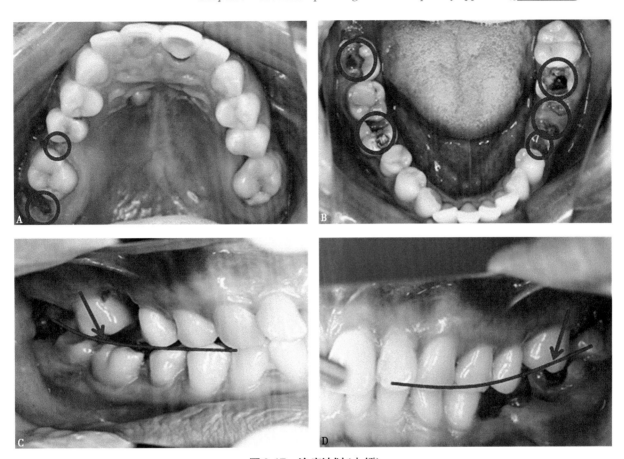

图 9-17　治疗计划（上颌）

#16、18 残根拔除，正畸调整𬌗曲线，扶正 #17，压低 #25、26

　　方案 C：拔除 #35、36、46、48，牙周基础治疗，#37 试保留，RCT + 冠延长手术 + 桩核冠修复，#35、36 种植术，#47 牙髓根管再治疗，#45～47 固定桥修复，#46 种植术（图 9-18）。优点：预后较好、舒适、美观；缺点：时间长、就诊次数多、费用高。

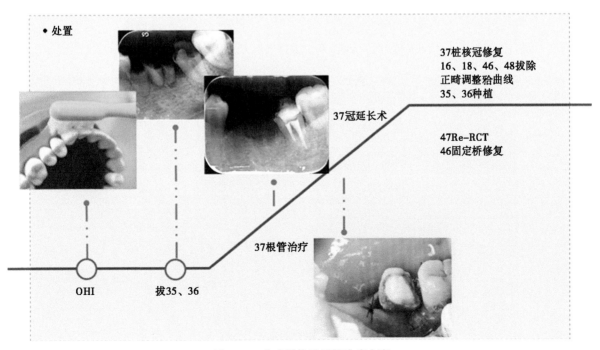

• 处置

37桩核冠修复
16、18、46、48拔除
正畸调整𬌗曲线
35、36种植

37冠延长术

47Re-RCT
46固定桥修复

37根管治疗

OHI　　拔35、36

图 9-18　患者最终采用的治疗方案

参 考 文 献

1. Michael G. Newman，Henry Takei，Perry R. Klokkevold，et al. Carranza's clinical periodontology. 9ᵗʰ ed，Philadelphia：WB Saunders，2002.

2. Alan B. Carr，David T. Brown. McCracken's removable partial prosthodontics. 12ᵗʰ ed. St. Louis：Mosby，2010.

3. Zitzmann NU，Krastl G，Hecker H，et al. Endodontics or implants? A review of decisive criteria and guidelines for single tooth restorations and full arch reconstructions. Int Endod J，2009，42（9）：757-774.

4. Mordohai N，Reshad M，Jivraj SA. To extract or not to extract? Factors that affect individual tooth prognosis. J Calif Dent Assoc，2005，33（4）：319-328.

5. Zitzmann NU，Krastl G，Hecker H，et al. Strategic considerations in treatment planning：deciding when to treat，extract，or replace a questionable tooth. J Prosthet Dent，2010，104（2）：80-91.

6. 林野. 从种植医师的视角看牙周炎患牙拔除时机. 中华口腔医学杂志，2011，46（11）：641-645.

7. da Cruz MK，Martos J，Silveira LF，et al. Odontoplasty associated with clinical crown lengthening in management of extensive crown destruction. J Conserv Dent，2012，15（1）：56-60.

8. Davarpanah M，Jansen CE，Vidjak FM，et al. Restorative and periodontal considerations of short clinical crowns. Int J Periodontics Restorative Dent，1998，18（5）：424-433.

（陈延维）
（Dr. Yanwei Chen）
（Prosthodontist，Associate professor）
（University of Washington）
（Seattle，Washington，USA）
（姜　婷）
（Dr. Ting Jiang）
（Professor，Prosthodontist）
（Peking University，Beijing，China）
（方晓倩）
（Dr. Xiaoqian Fang）
（Prosthodontist）
（Peking University，Beijing，China）

咬合重建中𬌗垫的应用

Chapter 10　Occlusal splint：why and how？

本章内容提要：在咬合重建中，当需要抬高咬合垂直距离或调整颌位关系时，往往需要先用𬌗垫进行诊断性尝试，当患者戴用𬌗垫一定时期并且不出现颞下颌关节和咀嚼肌的不适症状后，方能开始正式修复。𬌗垫包括稳定𬌗垫、调位𬌗垫、解剖𬌗垫、𬌗垫式义齿等多种类型，其制作、使用、调𬌗等均各具特点。

Summary：In full mouth reconstruction，the modification or adjustment of vertical dimension of occlusion and mandibular position are often unavoidable for the success and long term stability of restoration as well as the maintenance of masticatory system. The occlusal splint is a tool to be used for diagnosis and trial treatment of occlusion and masticatory system. The occlusal splint should be applied for a certain period of time before restoration is started and no uncomfortable symptoms of TMJ or masticatory muscles should be confirmed. The occlusal splint has different types such as full arch stabilization splint，full arch anatomic splint，mandibular orthopedic repositioning appliances，splint denture，and so on. The fabrication，application，and occlusal adjustment of each type of splint are also different.

　　𬌗垫也称咬合板（splints，bite planes，interocclusal appliances），在需要咬合重建的患者中，当咬合垂直距离降低需要抬高垂直距离时，或者当原有颌位已不能适应生理要求而处于病理性咬合状态时，需要通过咬合治疗的方法缓解颞下颌关节及肌肉的不适症状，寻找获得符合生理功能的下颌位。𬌗垫即用于此治疗和诊断性颌位建立的过程中。

第一节　𬌗垫的类型（classification of occlusal splints）

　　𬌗垫有不同形态和使用目的，大致可划分为两大类，即维持原有上下颌关系的𬌗垫和试图改变原有颌位关系达到特有治疗效果的𬌗垫。第一类以全牙列稳定𬌗垫为主，主要用于恢复全牙列均匀的咬合支持、抬高垂直距离、消除咬合接触异常、缓解肌及关节异常造成的疼痛症状；第二类属于上下颌调位𬌗垫，主要用于通过改变颌位关系矫正下颌偏位咬合、改善肌肉和关节的疼痛和弹响、改善咬合无力等症状。

一、全牙列稳定𬌗垫（stabilization splints）

（一）定义及适应证

　　是在上下颌任一牙列上的全牙列上覆盖整个咬合面的𬌗垫，𬌗面呈平坦状，下颌或上颌牙尖在对颌的𬌗垫上呈均匀的同等强度的全牙列点状接触（图10-1）。全牙列稳定𬌗垫是应用最广泛和使用频度最高的𬌗垫。可用于上下颌，但常用于上颌，使下颌牙尖均匀接触上颌𬌗垫的𬌗面。

　　𬌗垫上均匀的咬合接触可帮助下颌寻找稳定的下颌位，避免因为早接触或咬合干扰造成的闭口终末位时下颌的滑动偏斜，阻断异常咬合对关节及肌的异常力量和信号的刺激，使咬合力的分散更为均匀，也使得关节结构更为稳定。稳定的咬合接触有利于咀嚼肌系统的双侧平衡作用，调整肌作用状态。

因为无需改变垂直距离，所以稳定𬌗垫在保证强度的前提下尽量薄，咬合的抬高量在下颌的息止𬌗间隙之内，一般在2mm以内。

（二）制作方法

稳定𬌗垫的制作需要先取上下颌全牙列模型，并用咬合记录材料记录抬高咬合后的正中咬合关系。抬高后上下牙列之间并不呈现等距离的抬高间隙，而是呈前宽后窄的楔形，所以必须使用咬合记录材料取得抬高后的上下颌间隙。

上下颌模型上𬌗架后观测石膏模型，划出牙冠的颊舌外形高点线，制作覆盖全牙列的蜡型。蜡型形成连续的高嵌体状，边缘稍长于外形高点线以利于𬌗垫固位。必要时还可在前磨牙和第一磨牙处增加弯制卡环加强固位。在舌侧放入钢丝增加抗折强度。𬌗面形成平坦状，对颌牙尖均匀接触于𬌗面上。装盒填胶后成为塑料𬌗垫。戴入口内后，进行彻底的细致的调𬌗。

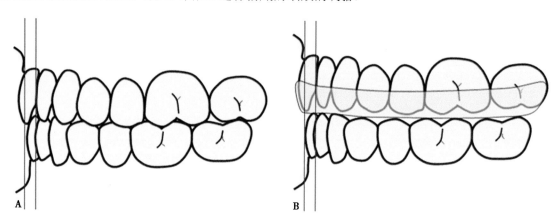

图10-1 上颌稳定𬌗垫示意图

红色纵线表示经过上下颌中切牙切缘的线。A、B分别为戴用𬌗垫前后矢状面，下颌的前后位置基本不变，仅有垂直距离得到抬高

透明塑料的使用可以提高𬌗垫的美观性，并且有助于观察𬌗垫的就位情况（图10-2）。

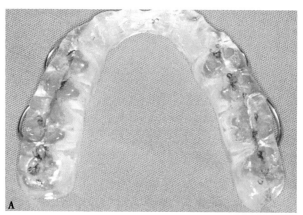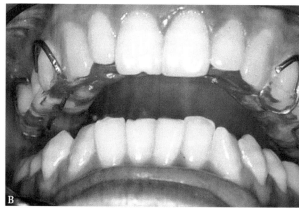

图10-2 上颌透明热凝塑料制作的稳定𬌗垫

（三）使用方法

因为𬌗面呈平板状无法咀嚼，所以让患者在进餐以外的时间和夜间戴用。戴用初期每天戴用时间总和应超过16个小时。每周复诊观察患者适应情况并检查咬合接触情况，及时调𬌗。如果原有咬合异常或咬合干扰，这种异常到底是始发原因还是继发现象很难判断，咬合关系有可能在肌功能及关节结构得到调整后出现变化，需要不断检查并调整咬合接触关系，保持没有咬合干扰的全牙列同强度的均匀点状咬合接触。在患者适应稳定𬌗垫后，咬合重建的患者需要更换成解剖𬌗垫或暂时冠修复体。𬌗垫戴用时间最长不超过6个月。

二、全牙列解剖船垫（full arch anatomical splint）

（一）定义和适应证

是在稳定船垫的基础上形成的咬合面成半解剖形态的全牙列型船垫（图 10-3），咬合面形态和生理功能中的下颌运动轨迹相协调。适用于牙列重度磨耗后垂直距离明显低下时需要抬高咬合者。可以在单颌使用，但常常因为上下颌均有磨耗而需要分别在上下颌船面加高形成。通常在通过冠或固定义齿的方法进行咬合重建前让患者试戴，观察颞下颌关节及肌系统能否适应垂直距离的抬高而不出现任何颌面部和邻近器官的不适症状。也可以作为船垫式义齿长期使用。在抬高咬合 3 个月后需要进行 X 线检查，在证实关节内部结构未发生不良变化后才能继续使用该类船垫。

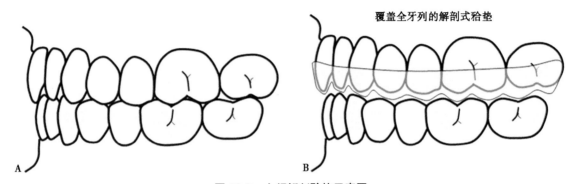

覆盖全牙列的解剖式船垫

A　　　　　　　　　　　　　　　　　B

图 10-3　上颌解剖船垫示意图

船垫咬合面形成和下颌运动轨迹协调的半解剖形态

（二）制作方法

1. 单颌解剖船垫的制作　先确定需要抬高的垂直距离，用咬合记录材料记录颌间隙，夹带记录材料将上下颌石膏模型上船架，根据对颌咬合关系雕刻蜡型或排牙面，装盒，填胶，变成塑料船垫。船架及口内彻底调船完成。

2. 双颌解剖船垫的制作　先戴用上颌单船垫抬高垂直距离，待完全适应后，记录垂直距离，按照平分间隙和船平面的高度及走向要求，确定前牙切缘位置，磨改船垫咬合面。上颌船垫的高度应以姿势位时唇下暴露 1～2mm 为准，为了适应美观性要求，结合年龄和唇高线做适当的调整并形成微向下突的曲线（笑线）。前牙区船平面和瞳孔连线平行，后牙区船平面和鼻翼耳屏线平行。上颌船垫调改好后，按照垂直距离在其下方加咬合记录材料，船垫连同上下颌石膏模型上船架，根据上颌船垫的咬合关系和颌间隙制作下颌船垫。在船架上和口内充分调船后完成（图 10-4）。

（三）使用方法

患者需要戴着船垫进食，所以船垫的外形和宽窄应该尽量接近天然牙，以利于提高戴用的舒适度。每天戴用时间长于 16 小时，夜间也需戴用。

在戴用船垫或中途更换成暂时修复体并观察满 3 个月后，如果没有不良反应，即可进入下一步的正式修复阶段。正式修复可以采用结实耐用的铸造金属支架船垫，也可以根据患者的条件进行全口固定义齿修复，实现咬合重建。

把抬高后的咬合关系和下颌位准确地转移到永久修复体上是一个需要精确技术的过程，这一过程出现误差则可能造成前功尽弃的局面。在转移关系时，应该先将全牙列解剖船垫分成三块，取下其中一块后咬合关系仍然能保持稳定。先把精密咬合记录材料注入到摘下船垫的局部牙列之间，材料硬化后再取下另一块船垫并填补咬合记录材料到空出的牙列的船面之间，如此数次在全牙列之间填满记录材料并连成一体后整体取出，修整后复位到石膏模型上，对颌模型，完成上下颌之间颌位关系的转移。

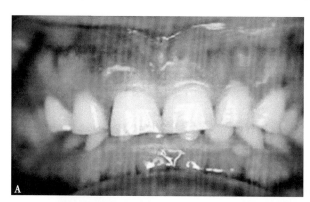
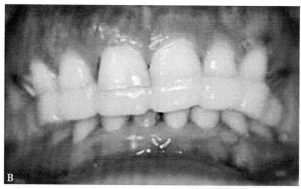
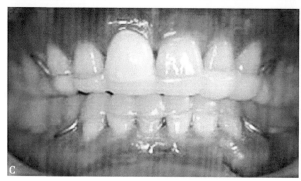
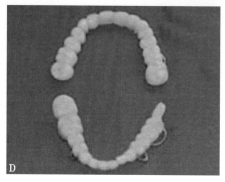

图 10-4　上颌解剖𬌗垫使用示例

A. 牙列重度磨耗患者垂直距离明显低下；B. 戴用上颌单颌解剖𬌗垫抬高垂直距离一个月后；C、D. 改用上下颌双颌解剖𬌗垫 2 个月

三、调位𬌗垫（ mandibular orthopedic repositioning appliances，MORA ）

（一）定义及适应证

用于有明显的下颌位置异常并有关节或肌肉的症状时，比如有双侧髁突位置明显不对称、下颌偏斜、𬌗平面偏斜、盘突关系不协调等情况时，用下颌调位𬌗垫有可能通过暂时性矫正下颌位置而达到缓解症状的目的。

下颌前伸调位𬌗垫（anterior repositioning appliances）是这类𬌗垫中比较典型的一种。多放在上颌，覆盖全牙列。在上颌全牙列稳定𬌗垫的基础上，添加塑料形成𬌗面的凹凸嵌合形态，使下颌闭口时固定在前伸的位置（图 10-5、图 10-6）。通过这种𬌗垫，试图在髁突和关节盘位置关系异常尤其是关节盘前移位时调整盘突关系到恢复原有状态。适用于可逆性关节盘前移位引起的开口障碍和开口初期及闭口末期弹响的情况。戴前伸导位𬌗垫时的咀嚼肌（咬肌和颞肌前束）肌电活动低于在正中𬌗位戴抬高咬合的稳定𬌗垫时的肌电活动。因此也有一定缓解肌紧张的作用。

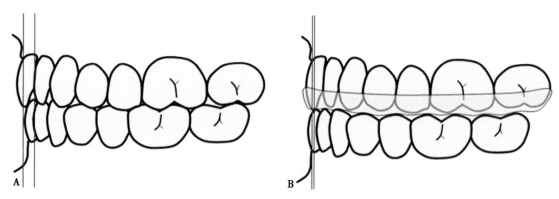

图 10-5　下颌前伸调位𬌗垫示意图

A. 不戴𬌗垫；B. 戴用𬌗垫后上下颌中切牙切缘距离减小（红色纵线经过上下颌中切牙切缘）

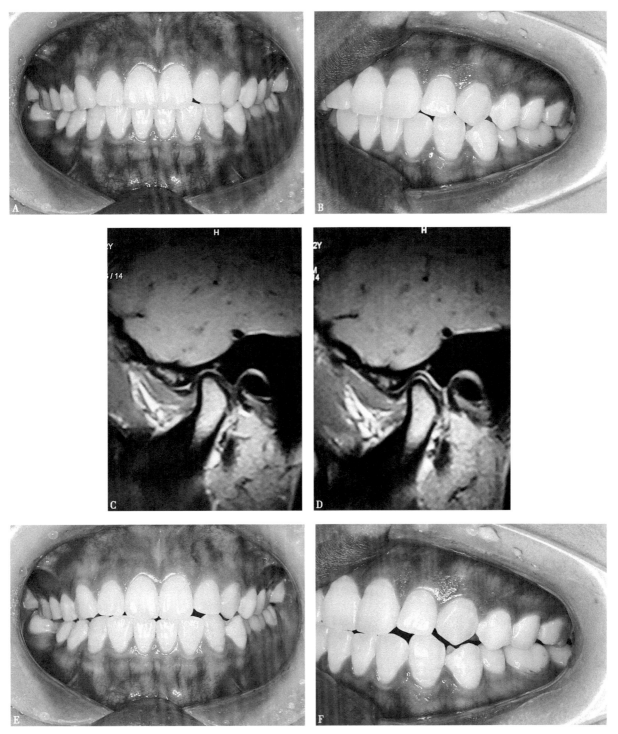

图 10-6   调位殆垫用于可复性颞下颌关节盘移位弹响的病例

A. 开口初闭口末颞下颌关节弹响患者闭口位正面像；B. 开口初闭口末颞下颌关节弹响患者闭口位左侧像；C. 闭口位核磁共振检查显示关节盘位于髁突前方；D. 开口位核磁共振检查显示关节盘依然位于髁突前方；E. 下颌略前伸再开闭口时弹响消失，口内正面像；F. 下颌略前伸再开闭口时弹响消失，口内左侧面像

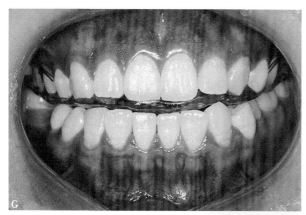
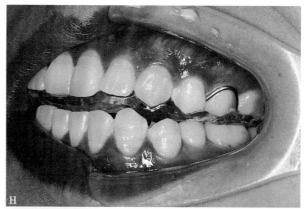
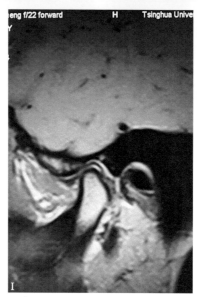

图 10-6（续）　调位𬌗垫用于可复性颞下颌关节盘移位弹响的病例

G. 用调位𬌗垫引导患者闭口在下颌略前伸弹响开始消失处并使用 3 个月；H. 戴用调位𬌗垫引导患者闭口在下颌略前伸位左侧面像；I. 前伸位核磁共振检查显示关节盘的大部分依然位于髁突前方，但盘突关系有所改善

（二）制作方法

在稳定𬌗垫的基础上，添加自凝塑料后让下颌咬合在矫正位置。前伸调位𬌗垫的下颌前伸程度的确定一般是让患者下颌前伸到刚好发生关节弹响之后的位置，在这一位置添加自凝塑料到上颌稳定𬌗垫上后闭口咬合等待硬化。调整下颌位时可以多次少量添加塑料，逐渐改变下颌偏斜，但是达到预定的下颌位置后，必须去除牙尖嵌合处高于 1mm 的多余塑料，使𬌗面上下颌牙尖留下的凹凸痕迹的深度不大于 1mm，否则容易造成咬合干扰。彻底调𬌗达到全牙列均匀平衡的咬合接触。尽量不抬高垂直距离。下颌闭口到终止位时不出现滑动而稳定在预定位即可。𬌗面可形成一定的窝沟以便于咀嚼食物。

（三）使用方法

多在进食以外的时间和夜间戴用，每天戴用 16 小时以上。为了提高效果，也可全天使用。初戴后必须每周复诊以便及时调整颌位及咬合接触关系。戴用时间不应该超过 6 个月。如果戴用后有不适症状，应该及时停用。

四、𬌗垫式可摘局部义齿（splint style removable partial denture）

需要进行𬌗垫治疗但同时有牙列缺损时，在缺牙区排列人工牙，在余留牙上形成高嵌体，各部分接合成为一体的𬌗垫式义齿。用于在改善咬合接触或下颌位的同时修复牙列和牙槽嵴的缺损。多用在𬌗垫治疗和正式修复之间的过渡期,部分患者可能需要继续修复成为全口的咬合重建。𬌗垫式义齿根据缺牙的范围可以有各种形态,需要灵活应用。

第二节　𬌗垫上调磨咬合接触点的方法
（methods of occlusal adjustment on splints）

各种类型的硬性𬌗垫都必须经过彻底的调𬌗才能交给患者使用。𬌗垫上调𬌗的目的是达到均匀的咬合接触,消除𬌗垫上的咬合干扰,调整下颌位。没有彻底调𬌗的𬌗垫使用不当甚至会带来医源性不良后果。

一、使 用 器 具

1.各色咬合纸　厚度各为 12、20、60、80、100、200μm 的红色、蓝色、黑色、绿色复写纸,不同颜色用于不同颌位或下颌运动方式,如牙尖交错位用红色检查。保留红色印记后改用蓝色咬合纸检查下颌侧方运动轨迹和接触程度。厚度不同的咬合纸用于检查和确定不同咬合设计的效果。

2.咬合检查用金属箔　厚度从数 μm 到数十 μm,用于检查咬合的接触程度。

3.磨改器具　钨钢大圆钻、桃型钻。

二、调磨咬合接触点的步骤

𬌗垫完全就位后,进行下颌闭口位的检查和调𬌗(图 10-7)。将两条红色咬合纸或一条咬合纸对半斜折同时放在牙弓两侧,前牙部分两纸连接。慢慢闭口轻咬,然后以中等强度扣齿。取出咬合纸,观察𬌗垫上的红色咬合印记。用桃型钻和大圆钻磨除接触过重部分达到全𬌗垫上多点的均匀接触。闭口位调𬌗完成后,改用蓝色咬合纸,放在𬌗面上,做下颌前伸运动,观察咬合接触尤其是前牙区接触是否均匀一致,如果有接触过重部位,加以磨除,再更换其他颜色咬合纸分别检查后退运动和侧方运动。以同样的方法磨除咬合过重部,达到平衡的咬合接触状态。注意进行下一步检查磨改时,不要调磨已调磨完成的有色咬合接触印记,这样可保持垂直距离不变和咬合平衡接触。

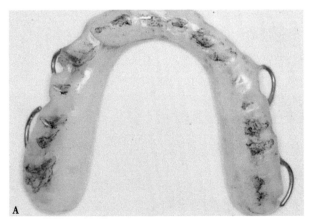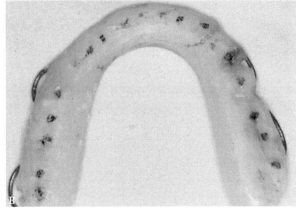

图 10-7　在稳定𬌗垫上进行选磨调𬌗

A.调磨开始时,可见咬合接触点接触程度不均匀,侧方滑动时有过长的滑动痕迹,需要用大圆钻磨改,使咬合接触均匀,磨除侧方运动时的滑动痕迹;B.调磨完成,可见每个牙保留 2～3 个均匀的咬合接触点

如果单纯调𬌗难以达到均衡的咬合接触,可以在咬合面添加自凝塑料,在面团初期让患者不断做叩齿、前伸和侧方运动,让对颌的天然牙尖的形态和运动轨迹刻在𬌗垫的咬合面上,这样可以形成和功能运动相协调的咬合面尖窝形态。硬化后磨去多余塑料,使𬌗面窝的深度小于 1mm,磨改修型,完成𬌗面的成形。

殆垫上的咬合可以形成完全的平衡殆,即下颌前伸时后牙也有接触,侧方运动时平衡侧也有接触。也可形成以尖牙或前牙为主的非正中殆运动时的尖牙或前牙引导。

戴殆垫后重要的是观察症状体征的变化和根据颌位和咬合接触的变化而进行反复的检查和调殆。只有这样才能安全地提高治疗的效果。

三、殆垫上咬合接触的要求

1．稳定殆垫 殆面呈平板状,咬合接触部位以点为中心呈小的浅凹状,接触部位为每牙功能尖处1~2点接触,接触程度均等,避免紧密嵌合,接触部位尽量接近牙的正中以有利于殆力传导。接触点以外的部分形成平板状。稳定殆垫容易达到均匀一致的殆接触,不容易形成干扰。

2．解剖式殆垫 殆面呈近似天然牙形态的尖窝沟嵴状,但是深度不超过1mm,避免过陡牙尖和窝沟,避免影响下颌自由运动。接触部位为每牙功能尖处1~2点接触,接触程度均等,避免紧密嵌合,接触部位尽量接近牙的正中以有利于殆力传导。因为有牙尖形态,调殆不彻底或牙尖过陡容易形成咬合接触不均匀、咬合不稳定和咬合干扰。

3．调位殆垫 殆面可以形成平板状,在稳定殆垫的基础上添加自凝塑料后闭口咬合形成稍深的窝,限制下颌闭口时滑向原位,也可以在新的咬合位上形成半解剖形态,诱导下颌滑向调整后的位置。殆面窝的深度不超过1mm,用大桃钻去除多余塑料后平整打磨光滑。前一种殆垫不能咀嚼食物,只能在饭后戴用,后一种殆垫可以在进食中使用,每天戴用时间可以更长。

参 考 文 献

1. The glossary of prosthodontic terms. J Prosthet Dent, 2005, 94(1): 10-92.

2. Iven Klineberg, Rob Jagger. Occlusion and clinical practice. Edinburgh: Wright, 2004.

3. Mohl ND, Zarb GA, Carlsson GE, et al. Introduction to occlusion. Chicago: Quintessence Publishing Co., 1988.

4. 姜婷. 颞下颌关节紊乱病的咬合治疗和修复治疗 // 谷志远. 颞下颌关节病. 北京: 人民卫生出版社, 2009.

5. Hasegawa Y, Kakimoto N, Tomita S, et al. Movement of the mandibular condyle and articular disc on placement of an occlusal splint. Oral Surg Oral Med Oral Pathol Oral Radiol Endod, 2011, 112(5): 640-647.

6. Kordass B, Lucas C, Huetzen D, et al. Functional magnetic resonance imaging of brain activity during chewing and occlusion by natural teeth and occlusal splints. Ann Anat, 2007, 189(4): 371-376.

7. Savabi O, Nejatidanesh F, Khosravi S. Effect of occlusal splints on the electromyographic activities of masseter and temporal muscles during maximum clenching. Quintessence Int, 2007, 38(2): e129-e132.

8. Bertram S, Rudisch A, Bodner G, et al. Effect of stabilization-type splints on the asymmetry of masseter muscle sites during maximal clenching. J Oral Rehabil, 2002, 29(5): 447-451.

9. Major PW, Nebbe B. Use and effectiveness of splint appliance therapy: review of literature. Cranio, 1997, 15(2): 159-166.

（姜　婷）

（Dr. Ting Jiang）

（Professor, Prosthodontist）

（School of Stomatology, Peking University）

（Beijing, China）

第十一章

基 牙 预 备

Chapter 11　Preparation of abutments

本章内容提要：咬合重建中，患者在采用𬌗垫或暂时修复体调整咬合关系至合适的位置，不出现颞下颌关节和咀嚼肌的不适症状后，即可开始基牙预备行永久修复。依据患者牙体缺损或牙列缺损的情况确定修复方式和类型，例如高嵌体、全冠和桩核冠是重度磨耗患牙常选用的固定修复方式，种植体修复和固定桥义齿修复是牙列缺损的常用修复方式，全瓷贴面和全瓷冠是前牙美学修复的主要方式。由于垂直距离的变化，咬合重建中基牙预备的步骤与预备量同常规固定修复略有不同。本章节主要阐述各种类型及材料修复体的基牙预备要求、所用工具及预备注意事项。

Summary：In full mouth occlusal reconstruction，the tooth preparation should be started only after occlusal splint or provisional restoration to verify the adaptability of TMJ or masticatory muscles to the changes of occlusion，mandibular position，and vertical dimention of occlusion. The treatment plan should be made according to the condition of tooth defect and dentition defect. Onlay，crown，and post-and-core crown are often used on severely worn teeth，implant restorations and fixed partial dentures are used for partially edentulous patients，and all ceramic crowns and laminate veneers are esthetic resolution for anterior tooth restorations. Because the vertical dimension of occlusion is often changed，the procedures and methods of tooth preparation are different from normal condition. The requirements of the tooth preparation and equipments in full-mouth reconstruction for different kinds of prosthesis are discussed in this chapter.

　　咬合重建的固定修复要根据咬合垂直距离的改变和基牙牙体形态与缺损大小来选择合适的修复体类型。缺损或磨耗量较小的患牙可用树脂粘接技术恢复咬合高度和牙体形态，中重度和大量的牙体缺损需要高嵌体、全冠或桩核冠修复，而对于有牙列缺损的患者，依照基牙条件可选择固定义齿修复、种植修复或活动义齿修复。固定修复体宜选择短的修复单位，分为两次预备完成——初预备和精修。重度磨耗或倾斜错位的患牙在预备中露髓或患牙髓炎风险较高，可根据风险程度在预备前行根管治疗。应该尽量采用复制诊断蜡型的备牙模版指导基牙预备，基牙预备过程中注意全程利用咬合记录保持设计的垂直距离。

　　固定修复体使用材料多样，包括合金、复合树脂、瓷等，并且各具特点，因而不同修复体的基牙预备要求也各有不同。

第一节　各种修复体基牙预备要求

一、高 嵌 体

　　能够覆盖到牙尖，用以恢复咬合关系的嵌体称为高嵌体（onlay），由 MOD（近中𬌗远中嵌体）衍变而来，可用于修复重度磨耗或牙体组织大面积缺损的后牙。制作材料有合金、瓷和树脂。优点是可减少牙体组织的磨除，尽可能延长患牙的寿命。其弥补了全冠修复需磨除大量牙体组织，从而减低抗力

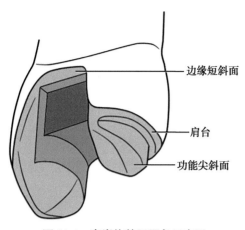

图 11-1 高嵌体基牙预备示意图

边缘短斜面

肩台

功能尖斜面

的缺点,扩大了修复的适应范围,且修复效果良好。

牙体预备步骤如下(图 11-1):

1. 对于𬌗面及邻面缺损面积大的患牙

(1)𬌗面洞形的预备:去净腐质,短锥状车针预备至少深 2mm 的洞形,底平壁直,𬌗向外展小于 6°,与就位道一致。

(2)邻面洞形的预备:平头锥状车针制备邻面箱状洞形,颊舌轴壁和龈壁避开邻面接触点,两颊舌轴壁可外展 6°,龈壁与髓壁垂直,近远中宽度大于 1mm。

(3)𬌗面预备:沿𬌗面外形磨除功能尖 1.5mm,非功能尖 1mm,功能尖外斜面咬合接触点以下约 1mm 处预备宽 1mm 的直角肩台或无角肩台。

(4)修整外形:所有边缘制备 45° 洞缘斜面,宽约 0.5~0.7mm。瓷和树脂无需制备短斜面。

2. 对于𬌗面均匀磨耗的患牙　预备金属高嵌体的基牙,首先磨去突出的边缘,尽量减少颊舌径宽度,以减轻𬌗力。然后沿𬌗面解剖外形磨除牙体组织,也可适当磨除对𬌗牙牙尖,获得 1.0~1.5mm 的间隙,𬌗缘处做短斜面。用 700 号裂钻或相当于 700 号裂钻大小的金刚砂车针制备 4 个 1.5~2.0mm 深的针道。针道分别位于后牙𬌗面的近中窝、远中窝、颊沟和舌沟的接近釉牙本质交界处的牙本质内。高嵌体覆盖整个𬌗面及𬌗缘。这种预备方法用于没有邻面缺损的患牙,由于全冠修复可获得更好的固位力,故这种方法较少应用。全瓷高嵌体的预备无需针道和短斜面。

二、铸造金属全冠

铸造金属全冠(cast complete crown)常用于后牙,具有最高的强度。可根据牙体缺损大小、咬合和邻接情况调整外形和厚度,并可增加辅助固位形。制作铸造金属全冠的材料包括贵金属合金(如金钯合金)和非贵金属合金(如镍铬合金)。目前临床上推荐使用生物相容性好的贵金属合金。

牙体预备步骤如下(图 11-2):

1. 𬌗面预备　用直径 1mm 的平头或圆头金刚砂车针沿𬌗面沟嵴形成定位沟,深度在功能尖略小于 1.5mm,在非功能尖略小于 1mm,然后磨除定位沟之间的牙体组织,注意沿功能尖的外斜面形成与牙长轴成 45° 的功能尖斜面。磨除牙体组织量根据抬高的咬合间隙灵活掌握,如果间隙足够则不必磨除。

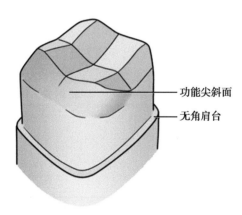

图 11-2 铸造金属全冠基牙预备示意图

功能尖斜面

无角肩台

2. 颊舌面的预备　用直径 1mm 的圆头锥状金刚砂车针磨出与就位道平行的轴面定位沟,龈端形成宽 0.5mm 无角肩台的形状,然后磨除定位沟之间的牙体组织,形成深 0.5mm 的无角肩台。

3. 邻面预备　细针状金刚砂车针上下拉锯式沿颊舌方向通过邻面,与邻牙间始终留存薄薄一层釉质,在磨除同时自动脱落,再用直径 1mm 的圆头锥状金刚砂车针形成宽 5mm 的无角肩台边缘。

4. 固位沟的制备　重度磨耗的患牙临床冠长度短,全冠容易脱位,可制备固位沟增加固位力——用平头锥状金刚砂车针在颊舌面或邻面磨出深 1mm、𬌗龈高 3mm 的固位沟。

5. 精修完成　用一细粒度、直径大于 1mm 的圆头锥状金刚砂车针修整边缘及线角。

三、烤瓷熔附金属全冠

烤瓷熔附金属全冠(porcelain-fused-to-metal crown, PFMC)也称金属烤瓷全冠,它是用低熔瓷与金属底层材料联合制成的修复体，兼有金属的强度和瓷的美观，可用于可视区域的冠修复。涉及美学修复的修复体在基牙预备前根据新的垂直高度制作诊断蜡型，有助于患者直观获得预期效果以及帮助医师确定基牙预备量。烤瓷合金分为贵金属和非贵金属，其中贵金属合金的生物相容性、铸造性能、边缘密合度美观效果较非贵金属合金好，但机械强度较非贵金属合金差，在长跨度固定桥修复中要注意合理应用。

牙体预备步骤如下：

1. 前牙牙体预备（图 11-3）

（1）切端磨除：用平头锥形或圆头锥形金刚砂车针在切端预备 2～3 条深 1.8mm 的定位沟，再磨除定位沟间牙体组织，最终磨除量为 2mm。结合患者美观需求和抬高的咬合间隙评估需要的磨除量，若抬高咬合垂直距离后切端足够 2mm，可不必过多磨除牙体组织。

（2）唇面预备：用平头锥形或圆头锥形金刚砂车针在切端 1/2 或 1/3 部分和龈端 1/2 或 1/3 部分各预备 2～3 条深 1.2～1.3mm 的定位沟，切端与解剖外形相平行，龈端部分与就位道或牙长轴相平行，然后磨除定位沟间牙体组织，最终磨除量为 1.4mm，形成终止线平龈、宽 1mm 的圆钝角肩台。

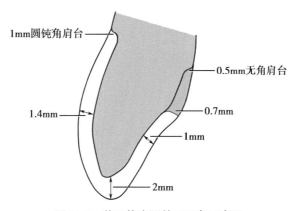

图 11-3　前牙烤瓷冠基牙预备示意图

（3）磨开邻面：用细针状金刚砂车针大致消除邻面倒凹。

（4）舌轴面预备：用直径为 1mm 的圆头锥形金刚砂车针制备舌侧轴面，在龈端形成齐龈 0.5mm 宽的无角肩台，方向与唇面龈 1/3 或牙体长轴平行。

（5）邻面预备：用平头锥形或圆头锥形金刚砂车针扩展唇舌侧边缘，最终交汇在接触区偏舌侧。

（6）舌面窝预备：用小球形金刚砂车针形成 3 个深度为 0.7～0.8mm 的指示窝，然后用轮状金刚砂车针磨除深达 0.7～1mm 的牙体组织（金属部分 0.7mm，瓷层或金瓷结合部分 1mm）。

（7）边缘预备：排龈后用直径为 1mm 的圆头锥形金刚砂车针将唇侧边缘预备至龈下 0.5～1mm，形成宽度为 1mm 的圆钝角肩台。

（8）精修完成：用细砂粒平头锥形或圆头锥形金刚砂车针圆钝轴面线角，用钝的小桃形钻修整舌面窝，用细砂粒平头锥形金刚砂车针或肩台钻（直径略大于 1mm）修整唇侧肩台，用细砂粒圆头锥形金刚砂车针修整舌侧无角肩台。

2. 后牙牙体预备

（1）𬌗面预备：全瓷覆盖类型磨除 2mm，部分瓷覆盖类型在金属覆盖部分同铸造金属全冠，金瓷交界及瓷覆盖区磨除量为 2mm，仅颊面烤瓷类型磨除量同铸造金属全冠。磨除量同样考虑抬高的咬合高度。

（2）轴面预备：颊侧磨除量为 1.4mm，上牙注意形成一定的非功能尖斜面，否则外形容易过突。

（3）边缘预备：预备体颊侧边缘形成圆钝角（chamfer）肩台，终止线止于牙龈缘下 0.5mm。邻面颊轴角往舌侧及舌侧边缘形成宽为 0.5mm 的浅圆钝角或刃状边缘，终止线平齐牙龈缘（图 11-4）。上磨牙及下颌第二前磨牙、下磨牙颈部不易暴露，可采取金属颈环形式的龈上边缘（图 11-5），此设计边缘预备少，牙龈健康、金瓷冠强度、密合度更好。

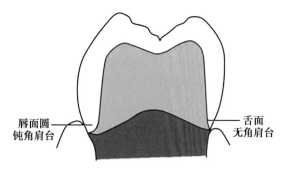

图 11-4 常规边缘的金属烤瓷冠基牙预备

唇面圆钝角肩台　　舌面无角肩台

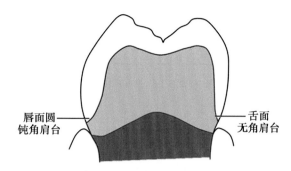

图 11-5 金属颈环形式的金属烤瓷冠基牙预备

唇面圆钝角肩台　　舌面无角肩台

四、全 瓷 冠

全瓷冠(all ceramic crown)耐腐蚀性、生物相容性极佳,光学性能近似于天然牙,半透明性好,现已成为前牙美学修复的主流方式。临床上常用的全瓷材料种类包括热压铸造玻璃陶瓷、渗透陶瓷、致密氧化铝陶瓷和致密氧化锆陶瓷等。各类材料依据其性能特点,临床适应证各不相同,例如致密氧化铝陶瓷和致密氧化锆陶瓷强度高,但半透明性不佳,适用于后牙;热压铸造玻璃陶瓷、氧化铝和尖晶石渗透陶瓷美学性能良好,适用于前牙。牙体预备除需预备整圈直角肩台或大的浅凹形,其他步骤与烤瓷冠相似,但因不同材料性能不同,在牙体预备时不同种类的全瓷冠牙体磨除量略有差异,以下列举较常用的几种全瓷冠磨除量(表 11-1)。

表 11-1 全瓷冠基牙预备量参考值

全瓷材料	基牙预备量(mm)				
	切端或𬌗面	唇颊面	邻面	舌面	肩台宽度
Vita All-Ceramics(玻璃渗透全瓷)	1.5～2.0	≥1.0	≥1.0	≥1.0	≥1.0
Procera(致密氧化铝、氧化锆)	1.5～2.0	0.8～1.5	≥0.8	0.8～1.5	0.8～1.0
Empress II(二硅酸锂热压铸瓷)	2.0	1.0～1.5	≥1	1.0～1.5	≥1.0(无角)
Cercon(氧化锆增强型陶瓷)	1.5～2.0	≥1.5	≥1.0	1.0～1.5	≥1.0

五、桩 核 冠

桩核冠(post-and-core crown)由桩、核、全冠组成,当剩余牙体组织不足以为核提供固位时使用桩。根据材料不同,桩可分为金属桩、瓷桩、纤维增强树脂桩,根据制造方法可分为铸造桩和预成桩。牙体预备前拍摄 X 线片确定已行完善根管治疗,测量根管长度,确定桩的长度。牙体预备步骤如下(图 11-6):

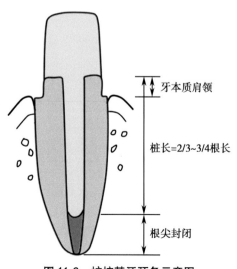

牙本质肩领

桩长=2/3~3/4根长

根尖封闭

图 11-6 桩核基牙预备示意图

1. 剩余牙体组织的预备　依据所选择的最终全冠修复体要求进行牙体组织磨除,边缘可先位于龈上或齐龈,待桩核粘固后确定边缘位置。去除薄壁、原充填物、龋坏组织,全冠边缘应位于断面龈方 1.5～2.0mm,形成牙本质肩领。

2. 取出根充材料　使用 Gates Glidden drill 由细到粗按照预定桩长度去除根充材料,桩长度至少与冠长度相等,达到根长的 2/3～3/4,牙槽骨内桩长度应大于牙槽骨内根长的 1/2,根尖保留 4～5mm 根充材料。

3. 根管的预备　使用 Peeso reamer 或预成桩系统配套的根管预备钻由细到粗去除根管倒凹。

4. 精修完成　去除薄壁、无基釉,铸造桩核依照桩的方向去除髓室壁倒凹。

六、固 定 桥

固定桥（fixed bridge）的设计应严格按照基牙的牙周膜面积计算法（Ante 法则）来确定修复牙的数量，桥基牙牙周膜面积总和等于或大于缺失牙牙周膜面积总和，如桥基牙不足以提供咬合支持者不能作固定式咬合重建。固定桥按照传统结构可分为双端固定桥、半固定桥、单端固定桥和复合固定桥（图 11-7），新型固定桥还包括种植固定桥、CAD/CAM 固定桥等。

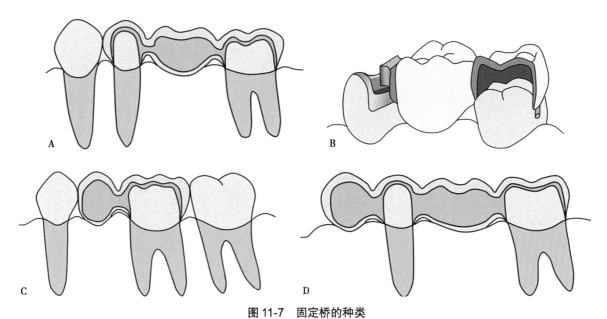

图 11-7　固定桥的种类
A. 双端固定桥；B. 半固定桥；C. 单端固定桥；D. 复合固定桥

基牙预备的要求基本与全冠、嵌体、桩核冠相同，但也有一些特别注意之处：

1. 切缘及𬌗面预备　因邻牙缺失缺乏参照，特别强调引导沟的预备。

2. 轴面预备　各基牙有共同就位道，可采用各基牙同向面同期预备，保证轴向预备面相互平行。如基牙数目多，可在研究模型上观测分析各基牙磨除量，确认共同就位道后再付诸临床操作。

3. 颈缘预备　在保证共同就位道的前提下，灵活变化颈缘位置，以便尽量少地磨除牙体组织，保护牙髓。

4. 预防性牙髓治疗　位置异常的活髓牙又必须选作基牙时，预备中穿髓可能性大，征得患者同意后，先去髓再做牙体预备。

第二节　基牙预备车针

临床常用的牙体预备器械，按照使用的材料及加工工艺主要分为金刚砂车针和钨钢车针。其中钨钢车针在国外使用较为普遍，国内牙医主要使用金刚砂车针。

一、金刚砂车针

金刚石具有很高的硬度和理化性质，将有一定锐角的金刚砂粒，按照一定的方向、间距以不锈钢车针中轴为圆心进行黏附或电镀，制成有一定切割硬组织能力的金刚砂车针。金刚砂车针按照加工方式分为电镀、粉末冶金和高温钎焊三类。

常用的几款金刚砂车针有金霸王（DIATECH，瑞士）、DFS（德国）、松风（SHOFU，日本）、科尔（KEER，美国）、马尼（MANI，日本）、Brasslor（德国）和 Komet（德国）。

由于牙体外形结构不规则，而且其牙体各部位组织结构及硬度不同，故应在不损伤牙髓的原则下，根据修复设计选择合适的车针及转速进行切割。所选车针应不易变形,具有较高稳定性和抗断裂能力,无尖端崩折或脱砂,旋转中同心度好,切割时应施力适当(30～60g)、循序而有效地切割牙体组织。

二、钨 钢 车 针

由90%的碳化钨和10%的钴熔结制成。钨钢车针通过水压、热处理焊接到车针颈部,然后将其连接到不锈钢针杆上,刃部可为螺旋形、横向的、纵向的等,根据临床需要进行选择。其具有使用寿命长(是金刚砂车针的4～5倍)、切削后牙体表面光滑无划痕、切削效力强、工作效率高等优点。

下面以DIATECH车针为例,简介基牙预备常用车针(图11-8)。

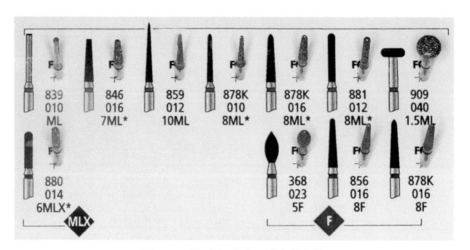

图 11-8　冠、桥预备金刚砂车针套装

880-014-6MLX 用于咬合面制备；839-010-ML 肩台车针,用于修整边缘；846-016-7ML 用于制备深度指示沟、磨除切缘及唇面预备；859-012-10ML 用于邻面制备；878K-010-8ML用于邻面制备；878K-016-8ML 用于颊舌面制备；881-012-8ML 用于磨出舌隆窝下轴壁；909-040-1.5ML 用于舌窝制备；368-023-5F 用于修整咬合面、舌窝制备；856-016-8F 用于光滑轴面,圆钝点线角；878K-016-8F 用于修整轴面与边缘

第三节　咬合重建中基牙预备的注意事项

1. 基牙预备时上下牙、前后牙分别进行。预备前牙时,利用后牙的咬合记录保持垂直高度；预备后牙时,利用前牙的咬合记录保持垂直高度。在基牙预备的全程随时利用咬合记录保持垂直距离不变。

2. 第一次初预备后戴用暂时修复体,间隔2～3个月后再进行精细预备。这样做有以下优点：首先,牙髓有一段时间的恢复期和观察期,有利于继发性牙本质生成,也可应用脱敏剂或牙本质保护剂,降低精细预备时牙本质敏感反应；第二,初预备后戴用暂时修复体,有助于软组织成形；第三,经过初预备,在精细预备、采取工作模型时,操作时间比较宽裕。

3. 如果牙列中有几种修复体同时存在,比如固定修复体和种植修复体,建议在时间上有序安排。等待种植体骨结合,牙周组织稳定后再行全口牙列的精细预备。

4. 基牙的选择和修复设计要有整体观念,在基牙预备前在新确定的咬合垂直距离下行咬合检查,根据咬合间隙选择直接或间接修复方式,固定、种植或活动修复,确定修复体种类；制作诊断蜡型,并预期功能、美观效果和经济花费与患者沟通,最终制订修复方案。

5. 如果仅是牙齿重度磨耗所致垂直距离的降低,且没有牙缺失,在完善的根管治疗后需以核桩+全冠的形式进行单个牙的修复,最好不用联冠形式。这样保持了每个牙的生理动度,一旦损坏也有利于个别修理。

6. 尽量用短固定义齿修复。固定桥宜短不宜长,过长的固定桥可能会带来新的咬合问题。

7. 依据基牙磨耗量选择修复方式,磨耗量小的患牙可选择直接修复,例如复合树脂粘接技术,中度磨耗的患牙行直接修复与间接修复结合,重度磨耗的患牙采用间接修复;在恢复前牙切导与笑线时先用树脂堆砌,只有在前牙唇面外形和颜色受到重大影响时考虑贴面和冠修复。这样可最大程度减少牙体组织的磨除。

8. 在𬌗垫确定的新的垂直距离下制作诊断蜡型,再依据蜡型制作暂时冠。诊断蜡型可更好地确定咬合关系、牙齿解剖形态、笑线和牙龈形态,帮助确定修复计划包括是否需要牙冠延长术等,暂时冠或过渡义齿可帮助患者适应新的咬合高度,形成适合的前伸𬌗和侧方𬌗。

9. 在永久修复后建议应用软𬌗垫保护修复体,避免再次磨损。

参 考 文 献

1. 赵铱民,陈吉华,等. 口腔修复学. 北京:人民卫生出版社,2010.

2. 冯海兰,徐军,等. 口腔修复学. 北京:北京大学出版社,2005.

3. Herbert T. Shillingburg. Fundamentals of fixed prosthodontics. Quintessence Publishing Co Inc,U.S. 2012.

4. Gregory J. Tarantola. Clinical cases in restorative and reconstructive dentistry. New York:Wiley-Blackwell,2010.

5. 张蕾,骆小平. 全瓷固定修复的工艺、材料及应用现状. 口腔颌面修复学杂志,2007,8(3):233-236.

6. 孟玉坤. 全瓷冠桥修复材料的临床选择. 国际口腔医学杂志,2010,37(1):1-6.

7. Suzuki S,Cox CF,White KC. Pulpal response after complete crown preparation,dentinal sealing,and provisional restoration. Quintessence Int,1994,25(7):477-485.

8. Wolfart S,Linnemann J,Kern M. Crown retention with use of different sealing systems on prepared dentine. J Oral Rehabil,2003,30(11):1053-1061.

9. Dietschi D,Argente A. A comprehensive and conservative approach for the restoration of abrasion and erosion. part Ⅱ:clinical procedures and case report. Eur J Esthet Dent,2011,6(2):142-159.

10. Moslehifard E,Nikzad S,Geraminpanah F,et al. Full-mouth rehabilitation of a patient with severely worn dentition and uneven occlusal plane:a clinical report. J Prosthodont,2012,21(1):56-64.

11. Song MY,Park JM,Park EJ. Full mouth rehabilitation of the patient with severely worn dentition:a case report. J Adv Prosthodont,2010,2(3):106-110.

12. Lerner J. A systematic approach to full-mouth reconstruction of the severely worn dentition. Pract Proced Aesthet Dent,2008,20(2):81-87.

(吕亚林)

(Dr. Lv Yalin)

(Professor,Center of Stomatology)

(Beijing Anzhen Hospital)

第十二章
全口重建的暂时修复体

Chapter 12 Provisional restorations

本章内容提要：暂时修复体不仅仅是咬合重建治疗过程中的过渡修复，而且是最终修复重建的测试版修复体，具有重要意义。暂时修复体可被用于预测最终修复体的位置、形态、大小、美学表现、咬合接触情况、咬合垂直距离等，还可运用暂时修复体进行基牙周围及桥体下方软组织的塑形，改善修复体的美观性。本章将介绍暂时修复体的标准、材料类型及制作方法。

Summary：Provisional restorations are not only interim prostheses but also very important diagnostic tool for predicting and analyzing the position, shape, size, individual esthetic appearance, occlusal contacts, and vertical dimension of occlusion of permanent restorations. It can be also used for plastic forming of soft tissue around abutment teeth and beneath the pontic of fixed partial dentures to enhance the esthetic effect of prosthesis. The purpose of application, materials and classification, and several fabricate methods will be discussed in this chapter.

第一节 暂时修复体的标准

一、暂时修复体的临床意义

全口重建治疗的成功取决于将口腔修复的基本理论灵活运用于临床实践。尤其是一些复杂病例，需要一个耐心而漫长的治疗过程。常见的病例包括：牙齿形态大小需要改变、咬合需要调整、需要正畸治疗介入更改牙齿位置和轴向、需要种植体修复、需要牙周手术以及需要颌面外科手术。在这些病例中，暂时修复体的位置举足轻重。在开始考虑制作暂时修复体之前，医师应当对整体治疗计划胸有成竹。达到这一点，医师应当已经完成系统的临床检查、全身及牙科病史问诊、文献回顾、病案讨论以及与患者在治疗时间、治疗费用等方面详细的沟通。原因很简单，开始暂时修复体就意味着开始了全口治疗，治疗本身往往是不可逆的。

暂时修复体必须完整复制诊断期间的模拟蜡型，成为患者和医师都满意的修复体蓝图。实际上，暂时修复体并非"名副其实"，无论从制作目的或是口内使用时间方面讲，它都不是临时的或暂时的，相反，它对于全口重建的最终成功起到承上启下的关键作用，确切地说，它是修复体的过渡版，或者说是全口重建治疗计划的测试版。

二、暂时修复体的标准

（一）暂时修复体的作用

1. 过渡性替代修复体及保护余留牙的作用　修复缺失牙齿、替换不良修复体、矫正不整牙列、稳固松动牙齿、重建理想的咬合关系、重建理想的上下颌垂直距离、纠正创伤咬合、评估和预测亚健康牙齿的治疗效果、保护基牙预备后的牙体组织、防止牙本质敏感和继发龋出现。暂时修复体要恢复正常发音功能。

2. 诊断作用和医患医技沟通作用　预示修复体的最终形态，预测美学效果，有利于多学科各个科室（正畸科、牙周科、种植科、口腔外科等）之间的沟通交流和医患交流，得到令患者和医师都满意的美学效果。

3. 辅助软组织塑形的作用　有助于软组织成形提高牙周组织和固定义齿桥体的美学效果。暂时修复体用于软组织塑形提高美学效果的例子如形成固定义齿桥体组织面下方的卵圆形窝（图12-1～图12-5），桥体对应地形成卵圆形凸起（ovate pontic）嵌合入软组织窝，使桥体看起来像从牙槽嵴内自然长出。

桥体嵌入的深度一般在2mm以内，既美观又便于清洁。卵圆形窝的宽度等同于对称牙的牙颈部宽度，桥体嵌入后游离牙龈在牙槽嵴唇侧被压出游离边缘，被桥体组织面支撑，和邻牙的牙龈缘高度协调。能够形成桥体下方卵圆形窝的组织必须有一定的结缔组织厚度，可在局麻下用探针探查，有4mm以上的软组织厚度，形成卵圆形窝后下方依然有2mm的软组织才能保证不造成牙槽骨面外露。卵圆形窝的形成可通过暂时修复体在拔牙窝内预先占位形成或者在暂时修复体桥体下方添加树脂突起逐步压迫牙槽嵴缺牙区软组织黏膜成形。压迫黏膜初始，黏膜组织会变白。如果在10分钟内黏膜颜色恢复成原有粉红色则压力适度，如果颜色不能恢复，则说明压力过大，容易造成黏膜溃疡，需要调磨降低压迫程度直至适度。

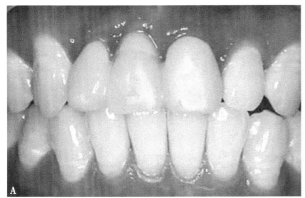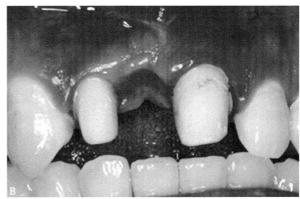

图12-1　利用暂时冠压迫桥体下方软组织（A），形成卵圆形窝（B）

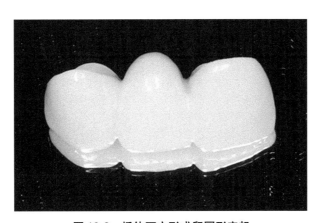

图12-2　桥体下方形成卵圆形突起

（二）对暂时修复体的临床要求

恢复完整的牙列，根据诊断蜡型恢复𬌗平面和垂直距离，咬合接触良好，𬌗面及轴面外形完整接近最终形态，表面光滑，边缘完整密合，易于口腔清洁。

形成穿龈形态——每个牙冠的釉质从釉牙骨质交界处到穿出牙龈处的颈部突度都有差异，这种突度支撑着游离牙龈，呈现自然过渡。暂时冠的边缘也要形成突度，有效支撑边缘牙龈组织，形成良好的

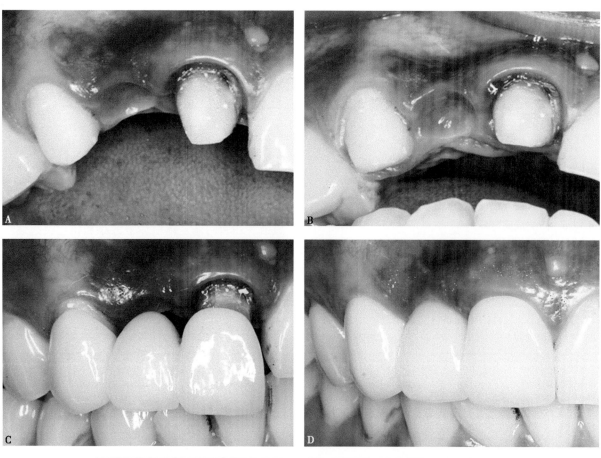

图 12-3 完成的修复体桥体组织面形成卵圆形突起嵌合入软组织的卵圆形窝内
（姜婷医师病例）

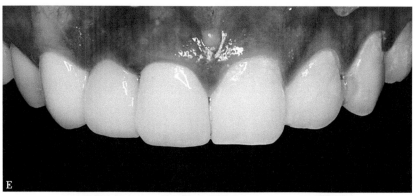

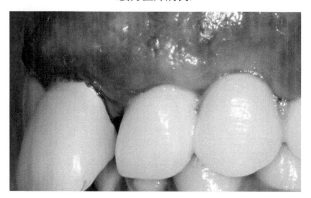

图 12-4 左上中切牙和尖牙旧烤瓷冠拆除，左上侧切牙需
要拔除，拔牙后将暂时修复体桥体龈端加树脂形成卵圆形
凸起，在拔牙窝中占位，支撑牙槽嵴黏膜保持不塌陷

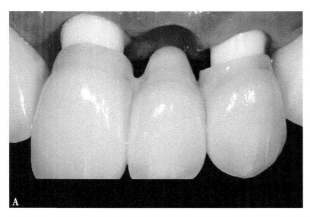 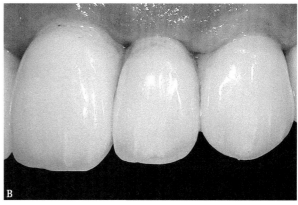

图 12-5　所完成固定桥的桥体龈端形成卵圆形凸起，嵌合进牙槽突的卵圆窝中，支撑游离黏膜，防止塌陷，形成修复体和余留软组织的自然过渡形态（陈延维医师 Dr. Chen Yen-wei 提供病例）

穿龈形态（emergency profile）（图 12-6），这样可以有助于恢复并保护牙龈组织健康，提高冠边缘美观效果。中切牙和尖牙的穿龈形态突度大于侧切牙，突度以冠边缘和牙龈缘紧密接触为标准，用气枪不易吹开，避免食物沉渣进入。穿龈形态的突度还可以给牙龈造成不同的张力而微调节牙龈缘的形态。

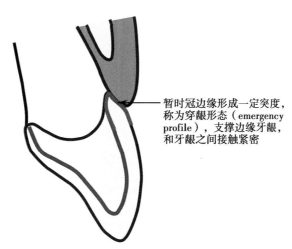

暂时冠边缘形成一定突度，称为穿龈形态（emergency profile），支撑边缘牙龈，和牙龈之间接触紧密

图 12-6　暂时冠边缘形成穿龈形态支撑边缘牙龈

（三）暂时修复体的材料要求

用于制作暂时修复体的材料必须具有高的生物相容性，无毒、无害，有利于牙龈和牙体组织的健康。

在物理性能方面，由于暂时修复体在口内使用时间少则数周，多则数月，需要具有一定的强度和良好的耐磨性，也需要一定的韧性。

在操作性能方面，暂时修复体材料必须易于操作，易于修改，造价优廉。

第二节　常用的几类暂时修复体材料

常用即刻聚合（自固化）常温树脂制作暂时修复体。通常分为 2 大类，一类是粉液混合使用的 Methyl methacrylate（MMA）系列产品，如 Provinice（松风）、Unifast（GC）、Metafast（日进）等；另一类是复合树脂类，有具有弹性的异丁烯酸乙脂（ethyl methacrylate）和光固化、自固化或双重固化的复合树脂（composite resin），产品如 Luxatemp（DMG）、Tempofit（Dentax）、Tempspan（Pentron）等。

两者的性质和特点完全相违，因此根据目的选择使用非常重要（表 12-1）。MMA 类主要用于初期经常需要修改时和短期使用。复合树脂类主要用于修改可能性小的长期观察中，由于刺激性小，可用于冠边缘在龈下的情况。

表 12-1 MMA 系列和复合树脂系列的特征比较

	MMA 系列	复合树脂系列
收缩率	大	小
破碎强度	小	大
粘接强度	大	小
操作性	容易	难
自由度	大	小
气泡	多	少
吸水性	多	少
发热	稍高	低

第三节 暂时修复体的制作方法

暂时修复体的制作方法主要有直接法、间接法及综合法。

直接法是指将调和成面团初期的自凝树脂直接压在基牙上并包裹,固化后磨改成牙齿形态。主要用在个别基牙及𬌗龈间隙不大的情况。由于口内直接制作刺激大,形态不易掌握,不推荐应用。

本节以口外模型上间接制作结合口内重衬的综合法为例加以说明:

1. 使用普通藻酸盐水胶体弹性印模材料采取上下颌印模,灌制石膏模型。

2. 记录颌位关系。

3. 面弓转移,上下颌石膏模型上𬌗架。

4. 在初次诊断资料基础上,参考该年龄人群牙齿大小的平均数据,制作初步蜡型。此初步蜡型侧重于上颌牙齿中线定位,上颌前牙宽与长比例估测,上颌牙龈缘线定位。

5. 复制该蜡型的石膏模型。

6. 在复制模型上行真空压模,形成一层外壳。

7. 口内美学评估 在牙齿表面涂抹一薄层凡士林,使用以上诊断压模,暂时冠用树脂材料如 Protemp 直接在口内牙齿上复制初步蜡型的外形(mock up)。确定暂时冠中线与面中线一致,确定𬌗平面于双眼瞳孔连线平行,确认牙齿大小比例与面型协调,确认患者对以上因素认可。

8. 如果𬌗平面或中线需要调整,重新使用面弓以及颌位关系记录新的咬合关系,重新上𬌗架。

9. 在取得相关信息后,采取暂时冠材料制作的模拟牙型印模并从患者口内去除。

10. 确认颌位关系 复制上下颌模拟牙型(mock up),并且将新复制的石膏模型按照确认的颌位关系以交叉上𬌗架法(cross mounting)固定在𬌗架上。

11. 在复制的石膏模型上,使用红蓝铅笔标记出牙龈线。

12. 在该复制模型上,完成牙齿预备,注意勿磨损牙龈边缘。

13. 如果治疗计划不包含牙龈牙周手术,诊断模型不应该试图改变牙龈位置,相反,牙龈位置应当成为制作临时修复体的参考位置之一。

14. 根据口内评估的美学资料完成全口诊断蜡型。

15. 复制全口诊断蜡型的石膏模型。

16. 首先使用该石膏模型制作指导基牙预备的模板(tooth preparation guide),制作真空压模。

17. 为了对抗 MMA 自凝塑料在凝固过程中的体积收缩,在石膏模型龈端 1/3 处额外加上一层蜡,并从牙龈缘线向根尖方向均匀延长 0.5～1mm。

18. 选择合适的印模托盘,使用聚乙烯醇(polyvinyl PVS)印模材料制取蜡型的印模,PVS 可以印取蜡型的外形细节。

19．使用合适牙色的常温树脂 MMA 材料，按照商家使用说明建议的比例，调和粉末和单体，注入印模牙列中。

20．建议放置在温水高压锅中凝固，压力控制在 25psi。20 分钟后，取出自凝塑料制成的牙列。

21．使用牙科技工用慢速手机和圆形钻，制作暂时修复体外壳，厚度不超过 0.5mm。

22．暂时修复体口内重衬（reline）　在合适的局麻后，小心去除旧修复体和继发龋。细心检查每个余留牙的牙体状态，补充必要的 X 线片，诊断预测每个牙齿的治疗远期效果并决定各个牙齿的治疗方案，包括根管治疗、拔除或仅仅简单牙体修复等。在牙体部分修复完成后，按照基牙预备的指导模板完成牙体预备。

23．将暂时修复体外壳在口内试戴，并做必要的调改，使外壳有充分空间不会卡在预备体上。此时，外壳应轻轻接触牙龈缘。确认𬌗平面和中线符合设计要求。取下暂时修复体外壳。

24．在口内牙齿预备体上涂抹薄薄一层凡士林，在暂时修复体外壳上选择三处，一般选择双侧第一磨牙及一个中切牙进行第一遍重衬，确定三点定一平面。具体方法是：调和少量 MMA 自凝塑料，使用小毛笔滴入所选择的三处外壳内，待自凝树脂失去表面光泽进入抽丝期时，将此外壳小心放入口内，确定中线位置，𬌗平面位置为预先确定的位置。保持 1 分钟，开始进入凝固期后用水枪大量冲洗暂时修复体表面以达到降温效果。

25．轻轻将外壳离开牙体，然后轻轻放回牙体上，避免自凝塑料在凝固过程中持续直接接触牙体，引起牙髓不良反应。

26．3 分钟后从口内拿出暂时修复体外壳，在口外完成最后阶段的自凝过程。

27．将该暂时修复体重新戴入口内，再次评估修复体中线以及咬合平面。如果对任何一方有不满意，应当磨除刚刚加上的自凝塑料，重新重衬，直至达到理想的效果。

28．如果暂时修复体外壳戴入口内后呈现满意的美学效果，则开始修复体的整体重衬。可以将自凝树脂装入注射器（MONOJET），按顺序注射入暂时修复体外壳内，不超过牙龈缘位置。

29．谨慎地将注满自凝塑料的暂时修复体外壳戴入口内，并确保就位到前期三点确定的平面及中线位置上。

30．静置 1 分钟后，开始重复上述重衬基本程序。待自凝塑料开始进入凝固期，应当轻轻重复拿起和放回修复体，一方面保证暂时修复体不会锁入牙体倒凹内，另一方面保证自凝过程所释放的热量不会产生过度牙髓反应。同时，用水枪冲洗冷却修复体表面。

31．待 3 分钟后，从口内拿出暂时修复体并放入 25psi 的温水压力锅内。

32．压力锅中 20 分钟后，取出暂时修复体，此时牙体牙龈边缘清晰可见，使用细芯铅笔标记牙龈缘线和牙体预备边缘线。

33．使用技工用慢速手机和合适的钻头，磨除暂时修复体多余的材料，尤其关注龈乳头位置，此处往往会留下过度伸长的边缘，如果处理不当，会激惹牙龈使其肿胀。

34．临时修复体的边缘至关重要，重要性不亚于烤瓷修复体的边缘密合性。首先，只有边缘密合，才能避免患者牙齿发生冷热敏感。此外，暂时修复体需要长期置留口内，只有边缘密合，才能确保不会产生新的继发龋。

35．将边缘修理过的暂时修复体带入口内评估，对于任何不满意的边缘，重复重衬步骤，直到所有边缘完整。

36．此时，在美学、𬌗平面、牙体边缘都满意的情况下，将暂时修复体彻底抛光。时间允许的情况下，应当做修复体表面着色，添加效果，增加修复体颜色的层次感。

37．粘接前，在暂时修复体表面涂抹一薄层凡士林，易于去除多余的水门汀。

38．选择暂时粘接水门汀将暂时修复体粘接于口内。确定去除多余的水门汀。

39．医嘱患者避免过度咬合，避免过硬食品。一周回访。

利用诊断模型进行暂时修复体翻制的主要步骤如下：

1．采取研究模型，根据咬合平面及前牙美学要求进行蜡型雕刻，形成诊断模型（图 12-7）。

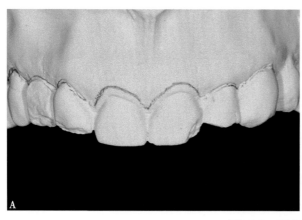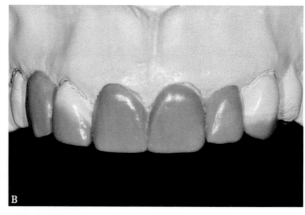

图 12-7　研究模型与诊断模型

2．根据口内模拟修复和患者沟通结果对蜡型进行调整，完成全口修复蜡型，复制石膏模型，真空压膜后取下，修整后小心戴入口内，进行医患交流，沟通对形态和牙齿排列的满意程度（图12-8）。确认中线是否和面部中线对齐，咬合垂直距离和𬌗平面是否符合生理要求。如果对结果满意则继续暂时修复体制作；如果不满意，则根据医患沟通后的修改意见对诊断蜡型进行修改。

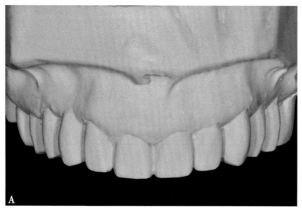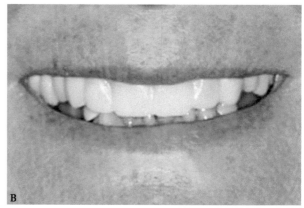

图 12-8　模型压膜后戴入口内

3．诊断蜡型完成后复制成石膏模型，再用PVC制取石膏模型的阴模（图12-9）。

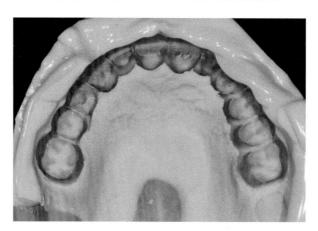

图 12-9　复制石膏模型

4．基牙预备后，使用暂时修复体的PVC阴模，流入暂时修复体树脂材料，翻制暂时修复体（图12-10）。

5．取下暂时修复体后，仔细去除多余的树脂和菲边，磨出外展隙，让开龈乳头，保证冠边缘厚度，修整冠形态（图12-11）。

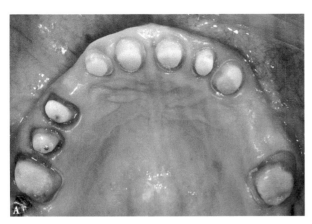
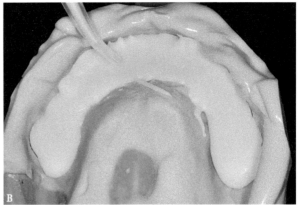

图 12-10 利用 PVC 阴模翻制暂时修复体

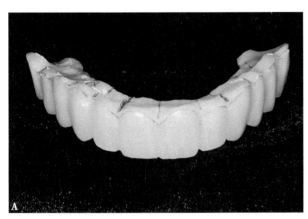
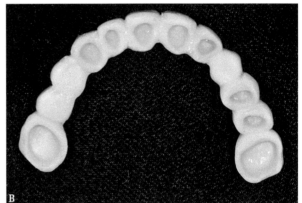

图 12-11 修整暂时修复体

6. 暂时修复体口内重衬，精细调改暂时修复体的冠边缘，保证暂时修复体边缘密合（图 12-12）。高度抛光后，在患者对美学表现及咬合满意的前提下使用暂时粘接剂粘接暂时修复体。

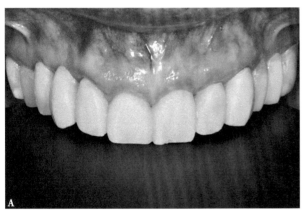
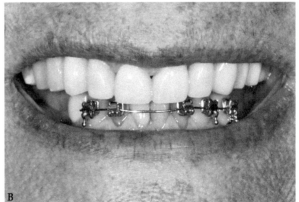

图 12-12 暂时修复体口内重衬

参 考 文 献

1. Papadopoulos I, Pozidi G, Goussias H, et al. Transferring the emergence profile from the provisional to the final restoration. J Esthet Restor Dent，2014，26（3）：154-161.

2. Bidra AS，Manzotti A. A direct technique for fabricating esthetic anterior fixed provisional restorations using polycarbonate veneers. Compend Contin Educ Dent，2012，33（6）：452-454，456.

3. Barwacz CA, Fakhry A. Use of a vinyl polysiloxane (VPS) indicator material to block out proximal undercuts during fabrication of fixed provisional restorations. J Prosthet Dent, 2012, 107 (2): 132-133.

4. Strassler HE, Lowe RA. Chairside resin-based provisional restorative materials for fixed prosthodontics. Compend Contin Educ Dent, 2011, 32 (9): 10, 12, 14.

5. Regish KM, Sharma D, Prithviraj DR. Techniques of fabrication of provisional restoration: an overview. Int J Dent, 2011, doi: 10.1155/2011/134659.

6. Roe P, Patel RD. Fabrication of a modified repositioning key for relining provisional restorations. J Prosthet Dent, 2010, 104 (6): 401-402.

7. Malone M. Smile design and advanced provisional fabrication. Gen Dent, 2008, 56 (3): 238-242.

8. Schwedhelm ER. Direct technique for the fabrication of acrylic provisional restorations. J Contemp Dent Pract, 2006, 7 (1): 157-173.

9. Bohnenkamp DM, Garcia LT. Repair of bis-acryl provisional restorations using flowable composite resin. J Prosthet Dent, 2004, 92 (5): 500-502.

10. Psichogios PC, Monaco EJ. Expedient direct approach for esthetic and functional provisional restorations. J Prosthet Dent, 2003, 89 (3): 319-322.

11. Ambard A, Mueninghoff L. Planning restorative treatment for patients with severe Class II malocclusions. J Prosthet Dent, 2002, 88 (2): 200-207.

12. Derbabian K, Marzola R, Donovan TE, et al. The science of communicating the art of esthetic dentistry. Part II: Diagnostic provisional restorations. J Esthet Dent, 2000, 12 (5): 238-247.

（马军萍）

（Dr. Junping Ma Bergin）

（Prosthodontist, University of Washington, Seattle, WA, USA）

（姜　婷）

（Dr. Ting Jiang）

（Prosthodontist, Professor, Peking University, Beijing, China）

第十三章

全口重建中印模材的选择和取印模技术

本章内容提要：获得准确无误的终印模是全口重建的关键。修复医师应该对印模材及其特性有充分的了解，并且使用有效而不伤害牙龈组织的排龈技术，针对个体病例采取有效的印模技术，从而获得准确复制牙齿组织的工作模型。

Summary：This chapter discusses the materials and techniques used to achieve a precise final impression for fixed full mouth rehabilitation，including impression material properties essential to fixed dental prostheses and selection of proper impression materials. The Impression techniques deal with：（1）Tissue management during impression procedure：healthy soft tissue，saliva control，gingival displacement（mechanical，mechanicochemical，rotary gingival curetage，and electrosurgical methods with focus on cord selection，cord packing techniques such single cord vs. double cord techniques）；（2）Tray selection：custom impression trays vs. stock impression trays，control of material bulk；（3）Different impression making techniques include one-step impression，two-step impression，and dual-arch impression；sectional vs. full arch impression.

在全口咬合重建中，取印模的准确与否直接关系到重建效果的成功与否。印模材的选择和正确的使用方法、牙龈等软组织的控制以及印模技术对于印模的准确度有着至关重要的作用，直接关系到固定修复体的就位和边缘密合度，从而影响到修复体的长期寿命。

第一节　全口重建中印模材的选择（selection of impression materials）

印模材的种类繁多，包括可逆性水胶体（reversible hydrocolloid）［如琼脂（agar）］和不可逆性水胶体（irreversible hydrocolloid）［如藻酸盐（alginate）］、弹性印模材［如聚硫橡胶（polysulfide）、聚醚橡胶（polyether）、缩合型硅橡胶（Condensation silicones）、加成型硅橡胶（Addition silicones）等］。在固定修复学中，理想的印模材应该具备以下一些特性：①准确性；②弹性可记忆性；③三维空间稳定性；④较好的流动性和弹性；⑤较好的亲水性；⑥良好的可操作性；⑦较好的患者舒适度；⑧长的保质期。

1. 准确性（accuracy）　固定修复中印模材要求能够准确地再现牙齿及软组织的细节，从而在实验室复制出准确的模型。美国口腔协会（American Dental Association）要求印模材能够复制 25μm 以下的细节，现在市场上所有的印模材都可以满足这个要求。另外，印模材的准确性除了细节的复制外，还体现在三维空间的准确度上，即印模材要能够准确地反映牙齿之间的距离。硅橡胶（polyvinyl siloxane，PVS）印模材能够再现小到 1～2μm 的细节，是现在市场上最准确的复制细节的印模材。当然，印模材的黏稠度（viscosity）也对其细节复制有影响，一般来说，黏稠度较低的材料，细节复制性能更好一些。

2. 弹性可记忆性（elastomericity）　取印模过程中，印模材要有较好的流动性，能够到达口腔组织包括牙齿的倒凹中。印模硬化后取出的过程中，倒凹中的印模材料会发生弹性回缩，而不会发生永久变形。现有的印模材中，以硅橡胶印模材的弹性可记忆性最好，可以达到 99%。另外，印模材是否会发生永久变形也取决于倒凹的深浅，较深的倒凹更容易造成印模的永久变形。因此，有较深的倒凹时最好在取印模之前填充，减小倒凹的深度，从而减小印模的变形。

3. 三维空间稳定性（dimensional stability） 印模从口腔中取出到灌制模型之前应该保持其三维空间稳定性，不会收缩或放大。琼脂和藻酸盐印模材的绝大部分成分是水分，因此在空气中暴露太长时间会发生脱水，在潮湿的环境中会吸水，从而造成印模变形。为了得到准确的模型，要在从口腔中取出印模后 10 分钟内灌制模型。另外，印模材反应过程中产生的副产物也会造成印模变形。比如缩合型硅橡胶在聚合反应过程中产生乙醇，聚硫橡胶产生水，这些副产物在空气中会挥发，造成印模变小，因此建议在 30 分钟内灌制模型。聚醚橡胶印模材有吸水性，长期暴露在空气中会造成印模的肿胀变形，因此要求在 1 小时内灌制模型。目前我们使用的印模材中，以加成型硅橡胶的三维空间稳定性最好，可以立即灌制模型，也可以推迟数天至数星期。

4. 流动性（viscosity）和弹性（elasticity） 好的印模材的流动性保证了印模可以到达较小的空隙比如牙齿的窝沟和备牙后的颈缘和龈沟等部位，但是又不至于很快从预备后的牙齿周围流失。硅橡胶印模材的流动性因功能不同而分成不同的用途，流动性大的终印材料（light body），用来注射在基牙预备体的周围，以记录较好的细节，而流动性较差的初印材料（heavy body），有较好的强度，用做个别托盘材料。与硅橡胶印模材不同，聚醚印模材的硬度很大，流动性相对较差，对于有严重牙周病或者粘固有牙齿正畸装置而有较多较深倒凹的情况，因为将印模材从口腔中取出会非常困难而需要避免使用或者预先填塞倒凹区。

5. 亲水性（hydrophylicity） 亲水性好的印模材的优势在于取印模的过程中无需保持干燥的口腔环境，印模材不受龈沟液和唾液的影响。琼脂是亲水性非常好的印模材，龈沟液的存在有利于亲水的印模材到达龈沟，因而对于龈下边缘可取得较好的印模。此外，聚醚也具有良好的亲水性，但是由于聚醚的吸水性会影响到印模的准确性和稳定性，仍然建议取印模时保持牙齿的干燥。硅橡胶和聚硫橡胶等印模材都是疏水性材料，取印模时保持口腔环境的干燥非常重要。

除以上一些特性，印模材的可操作性，患者的舒适程度，也对印模材的选择有一定的作用。尤其对于取全口重建的印模，印模材的可操作时间应该相对较取单冠和短单位桥的时间长，当印模在口腔中准确就位后，理想的印模的凝聚时间应该较短，无异味，从而提高患者的舒适程度。

综合上述印模材的特征，硅橡胶对于细节复制的准确性高，弹性可记忆性能好，反应过程中无副产物，三维空间稳定性高，无异味，患者的舒适程度较好，并且硅橡胶的流动性、弹性、硬度和固化时间可根据需要而有不同的选择。黏度低的硅橡胶印模材对细节的复制较好，但是反应过程中的聚合收缩相对较大，因此，临床中可以使用低流动性的初印材料（heavy body）作为托盘印模材，将高流动性的终印材料（light body）注射在牙齿周围，利于细节复制的同时又减小了聚合收缩的可能性。硅橡胶是非亲水性的印模材，但是近年来新的硅橡胶的亲水性有所提高，对于口腔潮湿环境的忍耐力有所提高，模型的灌制精确性有很大程度的提高。值得注意的是，临床中使用的乳胶手套和橡皮障可能会影响或抑制硅橡胶的聚合反应，因此建议使用非乳胶手套操作。

第二节 排龈技术（gingival displacement）

全口固定修复中冠、桥、嵌体等的制作常常牵涉到龈下边缘以达到预期的美观效果，因此取印模时如何能够很好地复制所有颈缘的印模是全口重建印模技术最关键的一步。颈缘印模的不完整性会影响到修复体的边缘密合度，从而影响到修复体的长期寿命和牙龈牙周组织的健康。

临床中排龈技术的正确使用是协助取得完整准确印模的关键。排龈的目的在于暂时可回复性地将牙体预备后牙颈缘线周围的牙龈侧向推移，从而使一定量的低黏度印模材到达龈沟，复制基牙预备体终止线处的颈缘细节。正确的排龈技术应该不会造成牙龈萎缩和牙周组织的永久性伤害。当然，好的印模也基于牙龈组织的健康和基牙预备后终止线的连续、平滑、清晰的位置，要实现牙齿预备过程中对牙龈组织的最小损伤。牙体预备终止线（龈边缘）应该在龈下约 0.5mm，并且不违反牙周组织的生物学宽度（biological width）不受侵害的原则。

一、排龈技术分类

大概分为：机械排龈、化学药物排龈、手术排龈或者三者的结合使用。临床上常用的方法是机械和药物排龈的结合使用，即排龈线和止血药物的结合使用，手术一般只作为辅助措施使用。

二、排龈线的选择

排龈线有不同的直径，一般来说，在不损伤龈附着的前提下推荐使用尽可能粗的龈线，以达到牙龈组织的侧方推移（displacement）的目的。这样可以让低黏度的印模材到达龈沟，复制边缘细节。选择细线的缺点在于不能有效地排龈，没有足够厚度的印模材到达龈沟，容易产生气泡，而且印模取出时容易变形或折断。排龈线粗细的选择与牙龈的生物厚度、健康状况以及龈沟的深度等有关。龈沟较深，牙龈组织相对较厚的健康牙龈可以选择相对较粗的排龈线；相反，龈沟较浅，牙龈组织薄或受过创伤的牙龈，排龈的程度受限，如果过度排龈有可能造成牙龈组织的不可复性损伤，因此应该选择相对较细的排龈线。另外，如果选择双线法排龈的话，首先应该用相对较细的排龈线（如 0 或 1 号排龈线）置于龈沟中，然后再选择相对较粗的排龈线，从而起到有效的排龈效果，而且不至于损伤牙龈组织。

图 13-1 示常用排龈用具（图为 Hu-Friedy 公司生产的不同形状的排龈工具，有光滑表面和锯齿表面两种）。

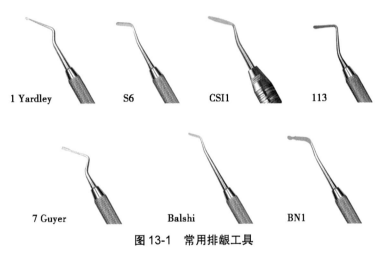

1 Yardley　　S6　　CSI1　　113

7 Guyer　　Balshi　　BN1

图 13-1　常用排龈工具

三、辅助用化学药物

辅助用的化学药物也有不同的选择，研究表明硫酸铝钾（明矾，aluminum potassium sulfate）、硫酸铝（aluminum sulfate）、氯化铝（aluminum chloride）和肾上腺素（epinephrine）对牙龈组织比较安全，不会造成牙龈组织的永久性伤害。然而，对于有心血管疾病的患者，肾上腺素的选择要慎重，因为肾上腺素可以通过牙龈组织被人体吸收。

四、排　龈　方　法

1. 单线法（single-cord technique）　牙体预备后，选择合适长度和直径的排龈线，在止血液中浸泡并吸去多余的浸泡液，然后沿着龈缘反时针方向放置排龈线，排龈线应该放置 8~10 分钟，以达到有效的排龈效果。然后取出排龈线之前要重新将排龈线浸湿，以免取出时造成牙龈组织的撕裂出血。应该在取出排龈线后尽快干燥牙齿表面并将印模材注射到龈缘和牙齿周围，防止牙龈组织反弹。牙龈线的留置不要超过 10 分钟，否则有可能造成牙龈的退缩或永久变位。

2. 双线法（double-cord technique）　虽然单线技术简单，节约时间，但是在取全口印模时，双线法更为有效。首先选择直径较小的排龈线，在不浸泡止血剂的情况下置于龈沟中，达到初次排龈效果。排龈线的长短应该正好可以包绕基牙一圈。这时候可以根据需要对基牙的颈缘做适当调改，然后选择直径较大的排龈线,浸泡于止血液中,按照上述方法排龈。放置 8～10 分钟后,取出第二次放入的排龈线,留直径较细的排龈线在龈沟内,干燥牙齿,采取印模(图 13-2)。印模采取后立即取出所有牙龈线。相对单线法来说,双线法排龈效果更好,取印模较为准确。但是,缺点在于,排龈需要时间相对较长,而且对于龈沟浅和牙龈组织薄的情况操作比较困难。

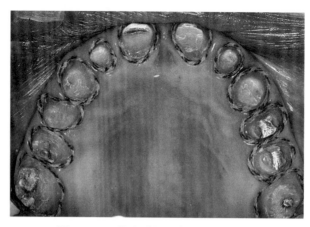

图 13-2　双线法对上颌全牙列基牙排龈

3. 间隔排龈法(space technique)　取全口印模时,有时因为牙齿之间距离近而使有效排龈比较困难,有可能会造成牙龈乳头的过大压力,而发生牙龈乳头吸收,造成黑三角的可能性。有这种顾虑的时候,可以选择隔牙排龈法,取两次印模,最后在试基底冠(coping)时在基底冠全部就位的状态下取全牙列的 pick-up 印模,基底冠内涂抹分离剂或凡士林,在牙列部分灌注成型塑料,在其上灌注超硬石膏,从而获得包括所有牙齿的工作模型,而且所有的基底冠可以从模型上顺利取下。

4. 浸注排龈法　这种方法的主要原则是用一种专用注射头(商标名为 dento-infusor)在龈沟内注入 20% 硫酸铁(ferric sulfate medication)止血液,当止血效果得到确认后,再放置在硫酸铁内浸泡过的排龈线,然后取出排龈线,取印模。这种方法的缺点在于,由于硫酸铁对于牙龈有永久伤害的可能性,排龈线不应该留在龈沟内过长时间,一般建议不超过 3 分钟,可能不能有效达到机械排龈的效果。另外,由于硫酸铁有暂时牙龈着色的副作用,在美学区使用要慎重。

5. 无线排龈法　近年来也有新的排龈技术不断推出,比如直接在龈沟内注射一种复合体,凝聚过程发生膨胀,从而达到排龈的效果。市场上常见的无线排龈试剂有 Expasyl(Kerr)、Racegel(Septodont)、Traxodent(Premier)、GingiTrac(Centrix)。这些试剂的有效成分是 15%～25% 的氯化铝(aluminum chloride),可以起到较好的止血作用,因而对于出血较多而不好控制的区域,有一定的帮助。但是其物理排龈效果有待进一步研究。

第三节　全口重建中的取印模技术及注意事项(impression techniques)

了解了印模材的特性以及有效的排龈技术后,掌握印模材的操作和取印模技术对于获得准确的终印模也很重要。临床中可以使用预制托盘或个体托盘,取印模技术也分一次、二次和分段印模等不同技术,其优缺点各异。

一、使用个别托盘(individual tray)

临床中印模材的量应该在所有的区域保持一致的厚度(uniform bulk thickness)。印模材在凝聚过程中大多数会发生收缩,其收缩所造成的误差会在模型灌制的石膏膨胀而有所补偿。不同材料的收缩程度不同,因而所建议的最佳印模材厚度也不同。藻酸盐等亲水性印模材要求 4～6mm 的材料厚度才能采取准确的印模,从而得到精确的石膏工作模型;而弹性可记忆印模材如硅橡胶的理想厚度是 2mm。

因而，在全口固定修复过程中，选择硅橡胶等弹性可记忆印模材时，最好使用个体托盘（custom tray）以达到对印模材厚度的较好控制。

个别托盘的制作可以在研究模型上铺一层 2mm 厚的蜡片作为预留空间，并且留出咬合支持点（occlusal stops）以帮助托盘的就位。然后在上面制作个别托盘。托盘材料可以选择复合树脂、二丙烯酸（bisacryl）材料或者硅橡胶初印等不同材料。如果使用复合树脂，建议提前 24 小时制作托盘，从而使托盘的收缩反应在制作印模之前完成，而不会影响到印模的准确度。

根据印模材的选择不同，应该使用相应的印模托盘粘接剂，以免印模材料从口腔中取出过程中出现脱模现象，并且保证印模的收缩朝向托盘方向而非相反方向。粘接剂应该提前至少 7 分钟涂在个别托盘上，才能取得最好的粘接效果。

二、选择黏度和硬度合适的印模材

对于硅橡胶材料来说，黏度（viscosity）低的印模材可以较好地复制预备完成后基牙的细节，而聚合收缩也相应较大，因此取印模的时候应该尽量少使用低黏度印模材。使用个别托盘可以缩小印模材的使用量，从而减小聚合收缩。与取天然牙的印模不同，取种植体的印模时，对于种植体位置的准确复制很重要，因而印模材的硬固性要求更高，很多临床推荐使用聚醚橡胶材料来达到种植体位置和方向的准确复制。但是，有一点需要注意的是，聚醚橡胶的空间稳定性较硅橡胶要差，应该在 1 小时之内灌制模型才能达到预期的准确印模。

三、初印 / 终印二次印模法（putty/wash impression）

个别托盘的另一种制作方法是利用初印材料，即在牙体预备之前用硅橡胶在口腔中取初印模，然后根据需要刮除备牙区的部分印模材料而进行改良，目的是去掉硬软组织倒凹和邻牙间隙，在牙龈附近和备牙区域去掉一定量的印模以留出放置终印材料的空间。基牙预备后将初印在口腔中试戴，以确认能够准确复位，然后在正确排龈后，将终印材料注入初印模中及口内牙体预备区尤其是牙龈边缘，采取终印模（图 13-3）。这种办法的优点在于免掉了技工制作个别托盘的步骤，但是缺点在于比较难控制印模材的一致厚度。

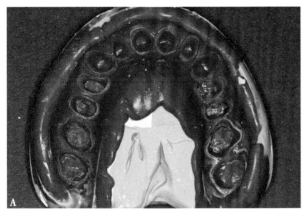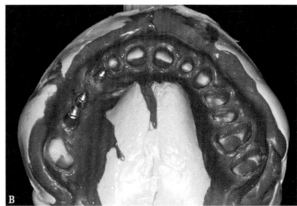

图 13-3　用硅橡胶材料二次法采取的工作印模

四、一次印模法（simultaneous technique）

这个印模技术是临床中很常见的一种操作方法，在牙体预备和排龈后，在牙齿周围注射低黏度的硅橡胶，在托盘中注入高黏度的硅橡胶或硅橡胶初印材料，然后将未凝固的托盘印模直接放入口腔中取印模（图 13-4）。然而，对于取全口印模来说，由于要在每个牙齿周围注射低黏度印模材需要时间较长，印模的凝固时间难以很好地控制，唾液控制困难。另外，由于一次取印模法很难控制材料的厚度，聚合反应收缩大而不均匀，准确度有待提高。因此，这种技术在全口印模采取中不予提倡。

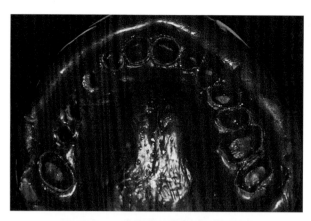

图 13-4 一次印模法采取的工作印模

五、分段印模法（segmental impression）

全口印模的挑战在于一次性获得所有牙齿的准确印模。有时，由于口腔唾液控制困难，获取准确无误的全口终印模非常困难。将全口印模分为几个不同的区域来取印模不失为一种有效的方法。这需要在研究模型上根据需要将牙弓分为不同的区域，来制作分段个别托盘（segmental trays）。涂抹相应的印模粘接剂后，在口腔中分段放入印模，并且在分段个体托盘分界处要保证没有多余的印模影响到邻近区域印模的准确度。等整个牙弓的分段印模都放入后，就可以取覆盖印模（over impression）将所有分段印模一体化后从口腔中同时取出。这样做的好处是可以分区保证印模区的干燥，获得较为准确的印模。缺点是操作步骤繁琐，分段的交界处不易分隔清楚。

六、上下颌双牙列印模法（dual-arch impression）

在采取单个或两个牙齿并且有稳定的前后牙齿咬合接触点的印模时，可以同时获取上下颌双牙列的印模，同时获取牙尖交错咬合位（MIP）关系。这种方法快捷，被很多临床医师所采用。但是，在全口或全牙列修复中，不能够体现这种双牙列同时印模的优点，而且，由于托盘的弹性大，印模准确度存在疑问，因此，它的使用价值不大。

七、全口重建中的弥补印模

全口重建中要取得所有牙齿均非常清晰的印模具有一定的挑战性。有时会发生整个牙弓的印模上只有个别基牙印模不清晰的情况。这时可以取单个牙齿的分段印模（图 13-5），然后在分段的工作模型上完成单个牙齿的基底冠制作后，在试基底冠（coping）时在基底冠全部就位的状态下取全牙列的 pick-up 印模，基底冠内涂抹分离剂或凡士林，在牙列部分灌注成型塑料，在其上灌注超硬石膏，从而获得包括所有牙齿的工作模型而且所有的基底冠可以从模型上顺利取下。在全牙弓的工作模型上完成堆瓷等步骤。

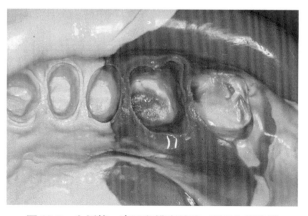

图 13-5 左侧第一磨牙印模有缺陷，采取分段印模

八、种植体的转移印模(pick up impression for implant restoration)

种植印模分为一次印模、开窗印模、应用转移杆、印模帽等方式转移种植体位置(图 13-6)。

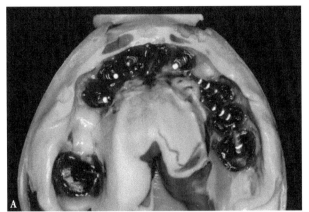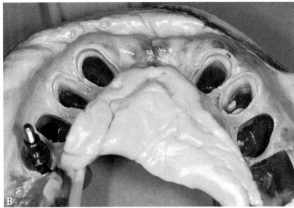

图 13-6　种植体的转移印模

将转移杆和印模帽固定在口内种植体上,用 VPS 印模材料取印模转移种植体位置和方向,灌注自固化成形树脂形成基台,插入金属钉,固定基台

参 考 文 献

1. Ragain JC, Grosko ML, Raj M, et al. Detail reproduction, contact angles, and die hardness of elastomeric impression and gypsum die material combinations. Int J Prosthodont, 2000, 13(2): 214-220.

2. Klooster J, Logan GI, Tjan AH. Effects of strain rate on the behavior of elastomeric impressions. J Prosthet Dent, 1991, 66(3): 292-298.

3. Lacy AM, Fukui H, Bellman T, et al. Time-dependent accuracy of elastomeric impression materials: part II: Polyether, polysulfides, and polyvinyl siloxane. J Prosthet Dent, 1981, 45(3): 329-333.

4. Al Hamad KQ, Azar WZ, Alwaeli HA, et al. A clinical study on the effects of cordless and conventional retraction techniques on the gingival and periodontal health. J Clin Periodontol, 2008, 35(12): 1053-1058.

5. Christensen GJ. Now is the time to change to custom impression trays. J Am Dent Assoc, 1994, 125(5): 619-620.

6. Cox JR, Brandt RL, Hughes HJ. A clinical pilot study of the dimensional accuracy of double-arch and complete-arch impressions. J Prosthet Dent, 2002, 87(5): 510-515.

(郭娟丽)

(Dr. Juanli Guo)

(Prosthodontist, Virginia, USA)

第十四章

全口重建中的颌位关系确定和转移 —————————

Chapter 14　Jaw relation registration and occlusion design

本章内容提要：准确的颌位记录对于成功的全口重建非常重要，本章概括了全口重建中的殆型设计，阐述了颌位记录中不同材料的使用以及全口重建中面弓转移、垂直距离和殆平面的确定和记录。并对临床中从诊断到完成过程中的颌位记录方法、上殆架方法和功能性咬合记录做了进一步的阐述。

Summary：Accurate occlusion record is an essential step during full mouth reconstruction. Facebow transfer, occlusal plane, and vertical dimension of occlusion are very important steps during full mouth reconstruction. It is very critical to control the stable occlusion from diagnosis, fabrication of removable occlusal splints, fabrication of provisional fixed restorations, to the final restorations. In this chapter, we discussed different occlusion schemes used during full mouth reconstruction, different materials used during occlusion record, and the detailed steps of facebow transfer, occlusal plane recording, and vertical dimension of occlusion recording.

全口重建中记录准确的颌位关系非常重要，牵扯到全口重建的成功与否。在简单的冠桥制作过程中，我们通常在基牙预备和采取终印模后，在戴入临时冠桥之前，取得患者的颌位关系，再转移颌位关系到殆架上，完成修复体的技工制作。然而，在全口咬合重建时，患者的颌位关系在多数情况下会和治疗前发生较明显的变化，甚至有需要抬高咬合的必要。因此，不能等到开始全口重建后甚至基牙预备后再确定颌位关系，尤其是当余留牙呈现为多数牙交错咬合的状态。严格说来，全口重建的咬合关系记录应该从制订治疗计划时就已经开始，并且一直延续到患者戴入暂时修复体、基牙预备后以及采取终印模后取得颌位关系记录。

一、全口重建开始前的颌位关系记录及殆型设计

咬合关系的诊断与殆型设计对于成功的全口重建有非常重要的意义。合理的殆型设计和成功的咬合重建需要较为全面的诊断信息，其中包括双颌的诊断模型（图 14-1）、面弓记录及转移、将诊断模型根据面弓转移固定到半可调或全可调殆架、前伸和侧方髁导斜度（sagittal condylar guidance and transversal condylar guidance）的记录、患者治疗前的殆关系的诊断及记录、是否有垂直距离的丧失、是否有殆干扰或早接触点、中线是否正确等，都要在治疗前做到心中有数。必要时还需要在治疗前取正中殆关系来引导治疗计划和殆型设计。

根据以上一些诊断信息，我们需要考虑治疗过程中是否或者如何改变殆型。临床中，我们常见的殆型为前牙保护殆（anterior guidance）或尖牙保护殆（canine guidance），正常人群的 60% 左右为前牙保护殆。这种殆型的特点是，正中殆时，有均匀的牙尖交错接触，前伸和侧方运动时，后牙脱离接触，只有前牙接触，从而可以降低颞下颌关节肌肉的肌张力。另外一种殆型为组牙功能殆（group function occlusion），即正中殆时全部牙齿都有均匀接触，前伸运动时，双侧后牙和前牙都有接触，侧方运动时功能侧后牙多个牙齿有接触，这种殆型被认为是自然牙齿磨耗的结果。第三种在正常牙列中出现很少的为双侧平衡殆（bilateral balanced occlusion），即前伸或侧方运动时，运动侧和平衡侧前后牙齿都有接触。全口重建

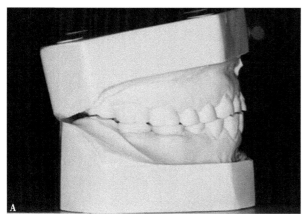
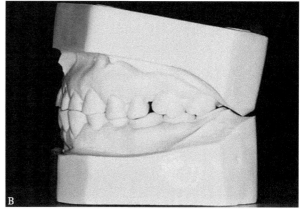
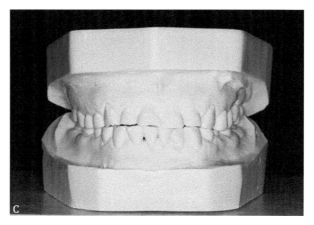
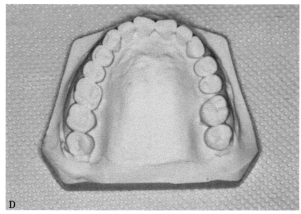
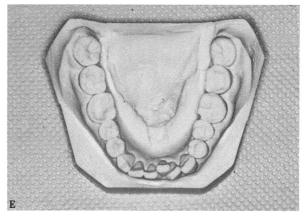

图 14-1　双颌诊断模型,需要完整而清晰,体现牙列上所有牙齿的形态和细微表面结构,获得重要软组织和牙槽突的解剖形态

A. 右侧面观;B. 左侧面观;C. 唇面观;D. 上颌模型咬合面观;E. 下颌模型咬合面观

时,多数情况以尖牙保护𬌗为理想𬌗型,当然,根据个别情况,如果患者治疗前有很好的组牙功能𬌗,也可以重建为组牙功能𬌗。无论以上哪种𬌗型,都应该没有早接触点或𬌗干扰点。实际情况中,由于双侧平衡𬌗很少存在,因此这种𬌗型一般只适用于全口义齿的制作中。

二、颌位关系记录材料和选择使用

颌位关系的记录可以根据具体情况使用不同的材料,常见的为:蜡片、硅橡胶颌位记录材料、自凝树脂以及多种材料的结合使用(图 14-2)。

1. 硅橡胶颌位记录材料的精确度很高,韧性好,不会随时间而变形,且易于使用,因此临床使用较为广泛。但是其缺点在于其精确度高于石膏模型,所用硅橡胶颌位记录材料上𬌗架时,有必要在窝沟以及一些细节处做调整，以免出现干扰。另外，硅橡胶存在一定的弹性，所以当模型没有稳定接触点的时候，可能发生变形而影响准确性。另一个缺点在于，硅橡胶相对其他材料来说较贵。

2. 蜡片有多种选择，颌位记录中常用并且较为准确的是 Alumax，是一种加了铝粉的复合蜡，由于铝粉的加入，Alumax 的热传导力更强，保持可塑性时间长，冷却后变形较少。使用蜡片做颌位记录的优点在于：价格便宜，便于操作。但是其缺点是精确度没有硅橡胶材料好，而且可发生温度变形，从而进一步影响其时间准确性。

3. 自凝树脂在活动义齿中应用较为广泛，可以制作成基托，结合蜡堤和其他材料一起做颌位记录。在全口重建和种植修复的颌位记录中，自凝树脂也有其优越性。自凝树脂固化后没有可压缩性，所以当模型没有稳定的接触点时，自凝树脂可以起到支撑垂直距离的作用。全口重建中，自凝树脂和其他材料的结合使用是一种比较理想的状态。但是，自凝树脂操作稍微复杂，而且凝聚过程中产热，会发生热收缩等缺点都限制了自凝树脂在颌位记录中的应用。

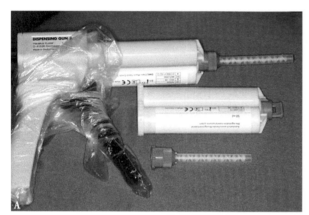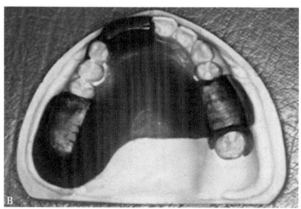

图 14-2　咬合记录材料和颌位记录基托

三、颌位关系确定和转移

1. 面弓转移（facebow transfer）将上颌模型固定到𬌗架上。全口重建中，无论研究模型、暂时修复体的模型，还是最终的工作主模型，都必须要上在半可调或全可调𬌗架上，来协助修复体的制作。一般来说，面弓转移在诊断模型阶段就已经取得，暂时修复体模型和主模型都可以通过交互上𬌗架（cross mounting）的方法来上𬌗架，以保持诊断过程和制作过程的记录一致。

面弓转移的目的是将上颌模型根据上颌牙列与颞下颌关节的铰链轴（condylar axis）和面部解剖结构的关系转移到𬌗架上，来较为准确地模拟下颌的运动。常用的面弓转移为经验式面弓（arbitrary facebow），利用平均值来确定髁突的水平铰链轴（transverse hinge axis）和前方参考点（anterior reference point），由此来确定上颌模型的参考平面，并且在面弓转移过程中保持上颌中线和面部中线相符合，水平面可以以瞳孔连线作为参考点。运动式面弓（kinematic facebow）可以更准确地记录颞下颌关节的功能性运动以及水平铰链轴的位置，并将其转移到全可调𬌗架上，在全口重建中起着非常重要的作用。

面弓转移上𬌗架的具体操作根据使用的𬌗架系统不同略有区别，多数系统用面弓直接转移到𬌗架固定上颌模型（图 14-3），再根据颌位关系记录将下颌对合于上颌模型后将下颌模型固定于𬌗架上。

而目前常用的吉尔巴赫系统以万向固定结构通过转移台将上颌模型固定到𬌗架上。以下以吉尔巴赫系统为例加以说明：

（1）制备上下颌模型。

（2）调整𬌗架的切导针归零，前伸、侧方髁导斜度及切导斜度到零或平均值（前伸髁导 25 度，侧方髁导 15 度，切导 10 度）。

（3）在𬌗叉上面的上前牙和双侧后牙位置放置少量红膏或咬合记录硅橡胶材料，紧密压合到上颌牙列上（总义齿修复时将𬌗叉平行插入上颌咬合记录基托的蜡堤内）。

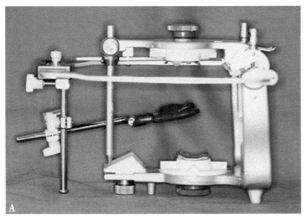
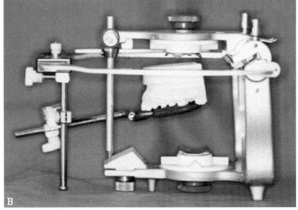

图 14-3　面弓直接转移𬌗架系统（Hoby）的面弓上𬌗架转移程序

（4）将面弓髁梁插入外耳道，拧紧螺丝固定面弓宽度。

（5）调整鼻托到鼻根部并稳定固定。

（6）插入转移结构，连接𬌗叉和面弓，拧紧万向关节固定（图 14-4A）。

（7）松开面弓髁梁宽度固定钮，卸下面弓。

（8）取下连接𬌗叉的万向固定转移构件，将其用螺丝固定在转移台上（图 14-4B）。

（9）添加专用石膏将𬌗叉下方固定于转移台上（图 14-5A）。

（10）取下万向固定结构，𬌗叉已经固定在转移台上，将转移台移置到𬌗架上。

（11）将上颌模型放置于𬌗叉上面的咬合印记上，用专用石膏将上颌模型固定于𬌗架的上颌体（图 14-5B）。

（12）倒放𬌗架。

（13）将下颌模型直接对合于上颌模型或通过颌位记录材料吻合上下颌模型后，用专用石膏将下颌模型固定于𬌗架的下颌体（图 14-6）。

（14）采取口内的下颌前伸咬合记录。

（15）根据前伸咬合记录或下颌运动轨迹描记数据调整𬌗架的前伸髁导斜度（见图 14-5B）。

（16）根据侧方咬合记录调整𬌗架的侧方髁导斜度或者计算出侧方髁导斜度或者使用平均侧方髁导斜度。

（17）根据设计调整切导斜度或者制作个性化切导盘复制原有口内切导斜度。

（18）上𬌗架完成。

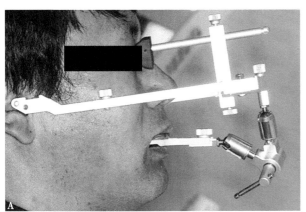
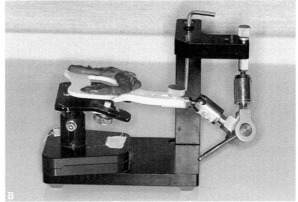

图 14-4　基尔巴赫系统𬌗叉和面弓分别被固定在牙列上颌外耳道内，卸下固定万向节后插入转移台

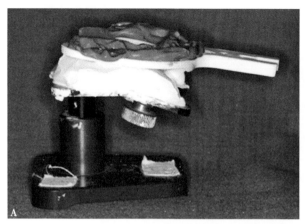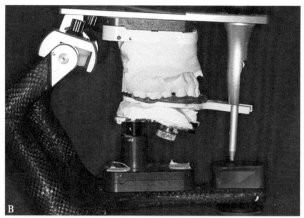

图 14-5　去掉固定万向节，将𬌗叉用石膏固定在支持底座上。调整𬌗架的髁导和切导

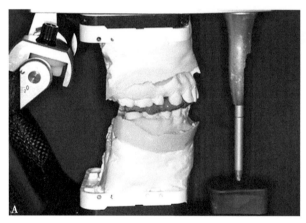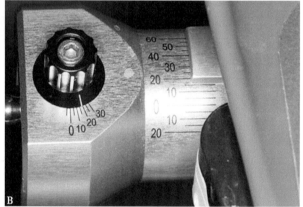

图 14-6　先将上颌模型对位放置在𬌗叉上，用石膏固定到𬌗架的上颌体上，再通过颌位关系记录将下颌模型对合到上颌模型上，用石膏固定下颌模型到𬌗架上。调整髁导斜度，完成面弓转移上𬌗架程序

　　2. 确定𬌗平面（occlusal plane）　水平𬌗平面在正确的面弓转移过程中已经记录。侧方水平面与面弓转移过程中的第三个前方参考点有着直接的关系，多数情况下选择眶下点作为参考点，从而使其确定的水平面与 Frankfort 平面协调或有固定的角度。也有些𬌗架的上颌体以鼻翼耳屏面为基准，咬合平面与该平面平行。前方水平面的确定与面中轴和瞳孔连线作为参考，以保证左右对称。

　　3. 确定垂直距离（vertical dimension of occlusion）　全口重建中垂直距离的确定有多种辅助方法。首先，在诊断检查过程中，我们应该了解患者在姿势位时的息止𬌗间隙（freeway space），患者肌肉放松与最大牙尖交错接触（maximal intercuspal position，MIP）情况下上下牙齿之间的距离差。通常情况下，息止𬌗间隙应该至少保留在 2mm 左右。距离太小会影响到咬合，会造成颞下颌关节肌肉群紧张，甚至关节病症状。通常在过度磨耗的患者，息止𬌗间隙会过大，这种情况下，我们可以根据治疗前的息止𬌗间隙大小来帮助确定治疗过程中咬合抬高的量。语音功能的评估也是辅助确定垂直距离的方法之一。临床中常用的是"v"和"f"的发音来评估切牙的位置是否合适，即发"v"和"f"音时，切牙的切缘应该在下唇的干湿交界处。"S"音则可以辅助评估垂直距离。距离过小时会发生上下牙齿之间的碰撞，影响发音。另外，面部美观的谐调也是评估垂直距离的重要手段之一。

　　4. 哥德式弓辅助确定颌位（gothic arch）　缺牙数目多，用通常方法不能获得准确、稳定、重复性好的水平颌位记录时可以借助哥德式弓描记法。这种方法需要特殊的描记装置，包括描记板、描记针和其他辅助工具。有口内描记法和口外描记法，以口内法为多见。

　　当垂直距离确定后，将描记板和描记针分别固定于上下颌树脂基托上。描记板平行于𬌗平面，描记针一般放置在中线上第二前磨牙到第一磨牙之间，垂直于描记板。上下颌的咬合记录基托之间只有描记针的一点接触，由描记针保持垂直距离。调整患者头位使鼻翼耳屏面成为水平。让患者轻轻闭口后先做自由下颌运动，再轻轻做前伸后退运动，再从最后位分别做左侧方和右侧方运动。患者熟悉上下颌运动并能自如控制后，在描记板上涂一层专用墨水，让患者重复上述运动，在描记板上即可显现出箭头状的哥德式弓图形。接着让患者做叩齿运动，描记针在弓形的顶点处印出叩齿点（tapping point），如果这一点和弓形的顶点一致，可以认为下颌位于正中关系位。如果叩齿点散在不集中或和顶点不一致，则需要再度确认下颌位直到两点趋于一致。

　　下颌的正中关系位确定后，保持描记针在弓形顶点上，上下颌基托之间注入速硬石膏或硅橡胶固定上下颌基托，石膏硬化后同时取出上下颌基托后，以这种关系上𬌗架，完成咬合记录的转移（图14-7）。

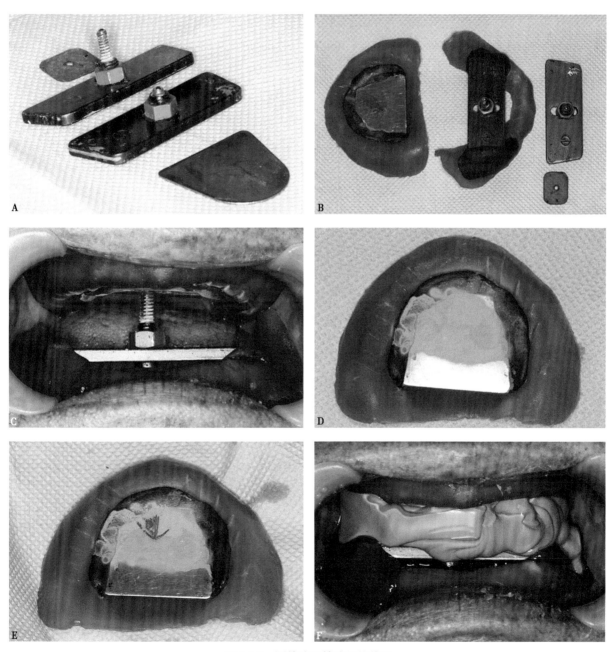

图 14-7　哥德式弓转移颌位关系

A. 哥德式弓装置包括上下颌板，其中一个带有可调节高低的螺丝用以支持咬合垂直距离并调整垂直距离；B. 在颌位记录基托上安置哥德氏弓描记板，在对颌的记录基托上安置描记针；C. 将上下颌位记录基托戴入口内，调整描记针的高度直到合适的闭口位垂直距离，让患者保持描记针和描记板的接触并进行下颌前伸和侧方运动，直到得到重复性好的描记轨迹；D. 在描记板上涂上墨水或龙胆紫等着色剂；E. 下颌前伸、侧方运动后描记针在涂抹了墨水的描记板上划出箭头状哥德氏弓；F. 在描记针指向哥德氏弓顶点位置后让患者保持位置，注入咬合记录用硅橡胶，固定上下颌位置关系

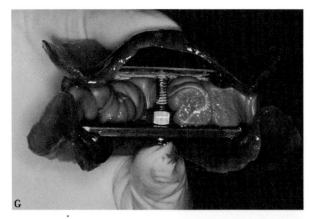
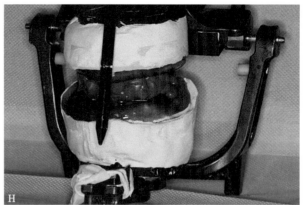

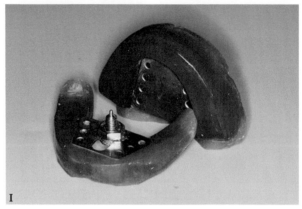

图 14-7（续）　哥德式弓转移颌位关系

G. 将颌位记录基托取出口内；H. 对合上下颌模型后上𬌗架；I. 也可在描记完成后在基托上制作蜡堤，同时完成唇丰满度和标记线等的记录

四、全口重建的颌位记录：从诊断到完成

　　全口𬌗重建诊断阶段可以分为备牙前的诊断和备牙后戴暂时修复体时的诊断。牙齿磨耗严重，咬合抬高较多，或者颞颌关节病高危的患者，在全口重建开始前有必要戴𬌗垫来评估咬合抬高的量是否合适，并且在开始全口重建之前适应新的咬合位置甚至𬌗型（图 14-8、图 14-9）。𬌗垫的使用时间一般为 3～6 个月，以患者的适应程度来决定。在患者对新的咬合位置适应之后，便可以开始在新的咬合位置做诊断蜡型，从而根据诊断蜡型来制作备牙后的暂时修复体。暂时修复体戴入后也需要一定的观察适应期，以确保患者适应新的咬合。

　　患者对暂时修复体适应之后，全口重建的最终完成就基本是对暂时修复体的复制，因此咬合记录也以暂时修复体时的咬合位置为标准，当然前提是暂时修复体的咬合位置是准确的患者可以适应的咬合位置。

　　1. 从暂时修复体转移颌位关系　　理论上，暂时修复体应该是诊断蜡型的复制，但是临床上根据患者的功能性咬合，需要对暂时修复体进行必要调整。如果全口重建过程中咬合抬高，那么有可能患者需要戴暂时修复体一段时间（3～6 个月）来适应新设计的咬合，以确定新的咬合不会对颞颌关节造成不良影响。当然，也可以在基牙预备之前根据新设计的咬合让患者戴活动装置来协助诊断性确认咬合设计的恰当性。这种活动装置可以简单地用来抬高咬合，也可以设计为肌松弛导板（deprogrammer），来协助中性𬌗的记录。

　　2. 分段采取颌位关系记录　　为了将临时修复体的咬合复制到最后的修复体，临床中我们可以保留一侧和前牙区的临时修复体，取对侧的咬合记录（包括上颌基牙与下颌暂时修复体的记录和上颌基牙与下颌基牙的记录）。用同样的方法做另外一侧的咬合记录。这样我们就得到了双侧的基牙之间以及

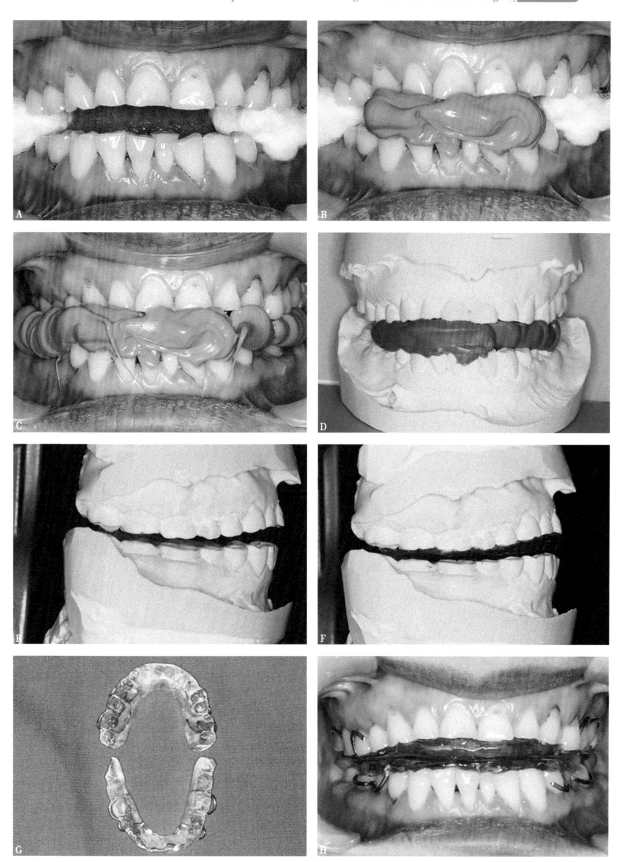

图 14-8　多个牙齿重度磨耗患者，需要抬高咬合垂直距离后全冠或高嵌体修复

A. 先根据对现有垂直距离的诊断确定抬高咬合的程度，在后牙区用棉卷相应抬高咬合，患者可以自然闭口无困难，抬高 10 分钟后无咀嚼肌系统和颞部疲劳；B. 用硅橡胶记录前牙区颌间隙；C. 再取出棉卷，分段记录后牙区颌间隙，最后将颌位记录连成整体；D. 根据颌位记录将上下颌模型上𬌗架；E. 在𬌗架上去除颌位记录后上下颌模型之间出现间隙，需要抬高咬合垂直距离；F. 根据马蹄形蜡片确定并转移上颌平面；G. 制作上下颌稳定𬌗垫；H. 𬌗垫戴入口内后彻底调整咬合接触

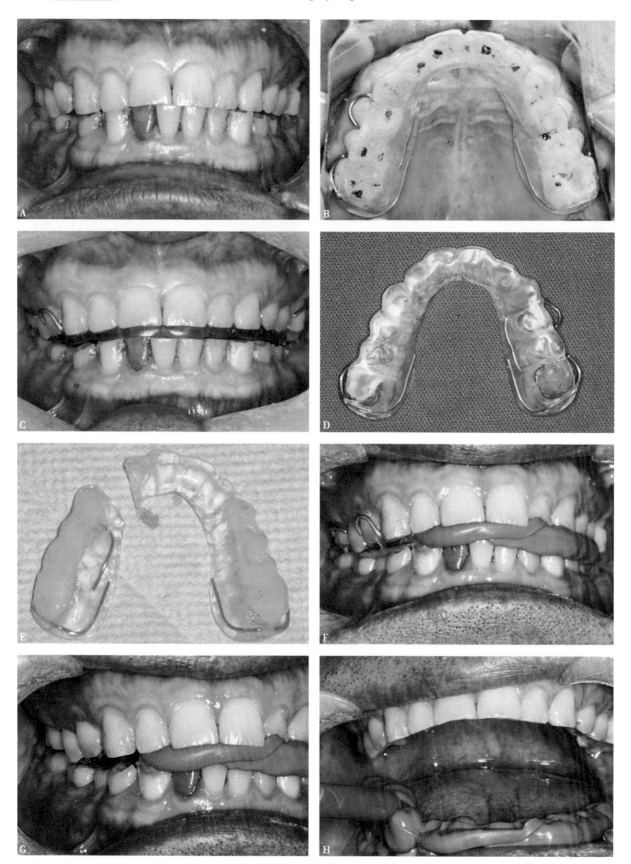

图 14-9 需要抬高咬合垂直距离的患者已使用稳定拾垫 3 个月,已经适应新的垂直距离,颞下颌关节及咀嚼肌系统无不适症状

A. 患者初诊时口内正面观;B. 拾垫的咬合面观,经过充分调拾,习惯闭口位时在每个牙位有两点以上咬合接触,下颌侧方滑动时无咬合干扰;C. 习惯闭口位时的正面观;D. 稳定拾垫的拾面观;E. 将拾垫分成两段;F. 取下其中一段后确认颌位关系无变化,用硅橡胶咬合记录材料注入上下颌间空隙;G. 硬固后取下剩余一段;H. 添加硅橡胶咬合记录材料

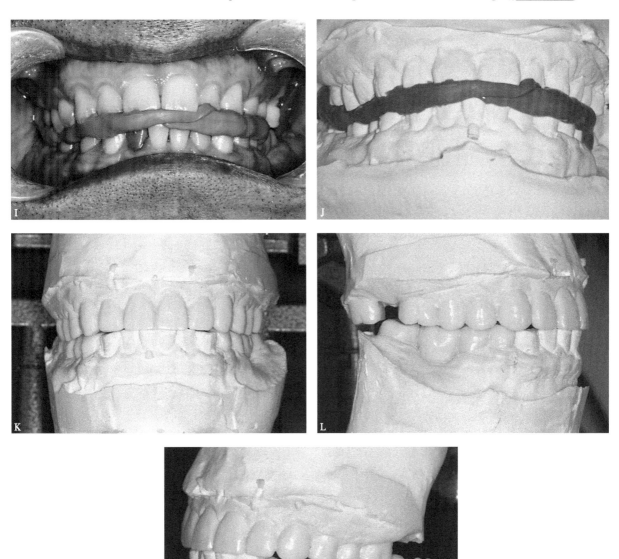

图 14-9（续）　需要抬高咬合垂直距离的患者已使用稳定𬌗垫 3 个月，已经适应新的垂直距离，颞下颌关节及咀嚼肌系统无不适症状

I. 硬固后颌位记录材料成为一个整体；J. 研究模型上𬌗架，取下颌位记录材料后，制作诊断蜡型；K. 诊断蜡型的唇面观；L. 诊断蜡型的左侧面观；M. 诊断蜡型的右侧面观

基牙与暂时修复体之间的咬合记录（图 14-10）。从而可以根据基牙与暂时修复体的咬合记录将主模型与暂时修复体模型上𬌗架，然后再将对颌的主模型上𬌗架，从而达到咬合关系从诊断蜡型到暂时修复体再到最终修复体的延续。

3. 交叉上𬌗架技术（cross mounting）　颌位关系记录应该是在患者适应暂时修复体后，以暂时修复体为依据进行。制取暂时修复体的印模并灌制模型。因为暂时修复体是根据诊断蜡型制作的，所以其应该可以比较准确地与诊断蜡型交错上𬌗架，即上颌暂时修复体模型和下颌诊断蜡型上𬌗架，然后再将对颌暂时修复体模型上𬌗架，这样达到面弓转移的复制。工作模型也依据相似的方法根据咬合记录与暂时修复体上𬌗架，继而将上下颌工作模型准确地上𬌗架。交叉上𬌗架的优越性在于，诊断蜡型、暂时

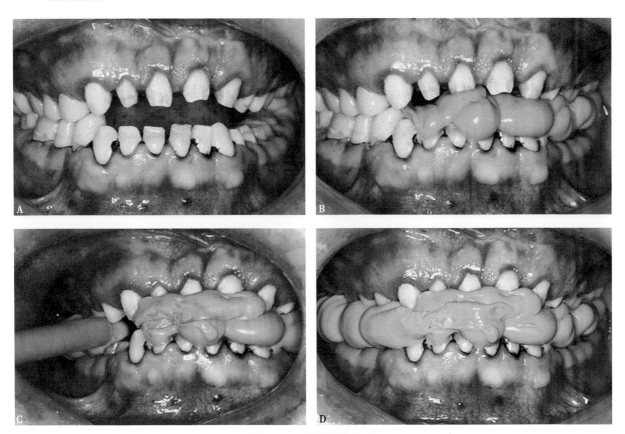

图 14-10 分段颌位记录

A. 先取下部分暂时冠，余留的暂时冠能够保持颌位的稳定；B. 在上下牙列的部分空隙内注入咬合记录硅橡胶材料；C. 待先注入的硅橡胶材料固化后，取下剩余的暂时冠，再注入硅橡胶咬合记录材料；D. 咬合记录材料连为一体

修复体模型和工作模型三者之间可以在一个𬌗架上交替更换，从而准确地引导最终修复体的制作。利用磁片固定模型的𬌗架可以实现这一功能。

4. Lucia Jig 技术 另外，临床中我们也可以利用 Lucia Jig 或肌松弛导板（deprogrammer）来协助取得中性颌位记录（图 14-11）。这时候需要保留双侧后牙的临时修复体来制作 Lucia Jig 或肌松弛导板，以保留患者已经适应的颌间距。然后再根据 Lucia Jig 或肌松弛导板来取得双侧的中性𬌗记录，同样包括基牙与基牙间记录和基牙与临时修复体之间记录，以便准确上𬌗架。

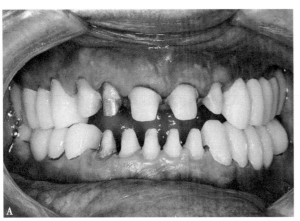
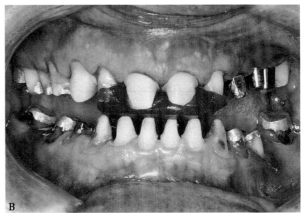

图 14-11 利用 Lucia Jig 转移颌位关系

A. 将暂时修复体的前牙部分取下；B. 用成型塑料形成稳定的记录，后牙区腾空，准备分段进行颌位关系记录，前牙区支持后可起到调节双侧咀嚼肌张力的作用

5. 前伸和侧方运动的颌位记录　全口重建中除了正中颌位的记录，前伸运动和侧方运动的记录也非常重要，可以协助设置𬌗架的前伸髁导斜度和 Bennett 角（Bennett angle）。严格地说，功能性咬合记录应该在面弓转移的时候利用运动式面弓来记录并转移到全可调𬌗架上。但是临床中较为常用的半可调𬌗架，通常也需要功能性咬合记录来协助前伸髁导斜度、Bennett angle 和切导盘刻度的设置。全口重建的功能性咬合记录通常在患者适应了暂时修复体后记录，即取患者前伸、双侧侧方运动时的颌位记录，并根据这些记录来设置半可调𬌗架的参考值。另外，还可以利用电子下颌运动描记仪（electronic pantograph）来记录前伸髁导斜度和 Bennett 角，并直接用读取的数据调整𬌗架（图 14-12、图 14-13）。切导斜度的确定由个性切导盘来确定，个性切导盘（custom incisal guide table）在暂时修复体上𬌗架后根据暂时修复体的切导来制作。

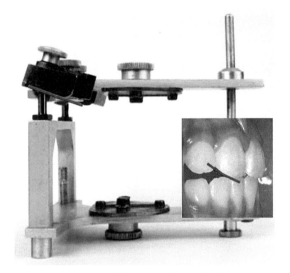
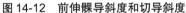

图 14-12　前伸髁导斜度和切导斜度

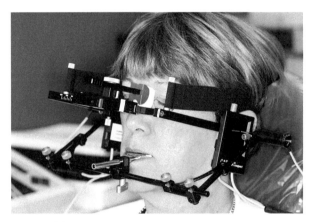

图 14-13　Cadiax Electronic Pantograph

参 考 文 献

1. Thornton LJ. Anterior guidance: group function/canine guidance. A literature review. J Prosthet Dent，1990，64（4）：479-482.

2. Fattore L，Malone WF，Sandrik JL，et al. Clinical evaluation of the accuracy of interocclusal recording materials. J Prosthet Dent，1984，51（2）：152-157.

3. Hobo S，Iwata T. Reproducibility of mandibular centricity in three dimensions. J Prosthet Dent，1985，53（5）：649-654.

4. Dawson PE. Centric relation. Its effect on occluso-muscle harmony. Dent Clin North Am，1979，23（2）：169-180.

5. Freilich MA，Altieri JV，Wahle JJ. Principles for selecting interocclusal records for articulation of dentate and partially dentate casts. J Prosthet Dent，1992，68（2）：361-367.

6. Celar AG，Tamaki K. Accuracy of recording horizontal condylar inclination and Bennett angle with the Cadiax compact. J Oral Rehabil，2002，29（11）：1076-1081.

（郭娟丽）
（Dr. Juanli Guo）
（Private practice in Prosthodontics，Virginia，USA）
（姜　婷）
（Dr. Ting Jiang）
（Peking University，Beijing，China）

第十五章

临床试戴和修复体戴用 ──────────

Chapter 15　Clinical try-in and final insertion

　　本章内容提要：在固定义齿粘固前，必须在患者口内试戴检查修复体邻面接触点、边缘密合度、稳定度、外形、外展隙、咬合、美观等各方面是否合乎标准及要求。临床评估依据一套标准程序，先后顺序非常重要，以免发生遗漏。经过调整后，须重新抛光或上釉后才能粘固。粘固材料的选择视固定修复体种类和基牙的牙髓活力而定。

　　Summary：Prior to cementation，the prostheses are seated intra-orally for final evaluation. Proximal contact，marginal fit，stability，contour，embrasures，occlusion，and esthetics have to be evaluated and adjusted in a sequential manner. After polishing and finishing，the prostheses can be seated with cement. Cement selection is based on the type of the prostheses and dental pulp vitality of abutments. Care must be taken to follow the manufacturers' instructions in manipulating the cement.

　　在修复体制作完成后，下一步即为在口内临床试戴。为能得到患者正确的反馈（feedback），除非患者在试戴过程中发生牙齿明显敏感的情况，最好避免使用局部麻醉剂（local anesthetics）麻醉基牙。

一、清洁预备基牙（cleaning of preparation）

　　首先移除暂时义齿。移除单颗暂时义齿可以使用弯角止血钳（curved tip hemostat）或去冠器（crown remover）。移除多颗暂时义齿（桥）则可使用桥去除器（如 Morrell bridge remover）。检查是否冠内有临时粘固剂流失（cement washed out）的情形，同时寻问患者在戴用暂时义齿期间是否有任何对冷热敏感或咬合不适情形。若有不适症状，须评估其造成的原因。粘固剂流失可能因为有咬合接触的高点或暂时义齿戴用时间过长，粘固剂流失后有可能导致基牙的继发龋发生，需要检查基牙是否有牙髓炎（irreversible pulpitis）而行根管治疗。

　　有多种因素会影响修复体的完全就位（definitive prostheses seating），其中包括粘固剂的残留。任何残留于基牙（abutment）上的粘固剂必须完全清除。可用探针剔除大块残留粘固剂，再用橡皮抛光杯（prophylaxis cup）蘸浮石粉（pumice）打磨牙齿表面直到清洁为止。注意不能过度抛光牙齿表面，以免影响义齿的固位。

二、临床评估（clinical evaluation）

　　临床评估需要建立一套标准程序，以避免产生差错。例如在邻面接触（proximal contact）尚未调整好，冠修复体尚未完全就位前，不能调整咬合。此先后顺序非常重要。所以，首先要保证固定修复体在口内完全就位，和基牙密合，具有足够的固位形（retention form）和稳定度（stability），然后检查固定修复体的冠边缘和基牙的密合度（marginal fit）、修复体和邻牙接触点（proximal contact）的紧密接触程度、外形（contour）、咬合接触位置和程度、包括颜色和表面特征在内的各项美学表现等是否合乎标准及要求。如不能完全就位，则需要运用咬合纸（articulating paper）或就位检查喷漆（articulating liquid）等工具检查，并给予调磨直到完全就位。金属部分可以用碳化钨磨光钻（carbide finishing bur）或磨光石

（abrasive stone），而瓷的部分则以精细金刚砂钻（fine diamond bur）做调整。

在全口重建的病例，因为上颌中切牙的对称性最引人注目，也最重要，所以牙冠试戴往往从上颌中切牙开始。

1. 邻面接触点（proximal contact）　最常用的检查方法是使用牙线。将牙冠完全就位后以无蜡牙线（unwaxed floss）可以勉强通过为准。如果接触点过紧影响牙冠就位，可用咬合纸做记号后再行调整。调整后须抛光，注意不要调磨过度而导致接触点丧失。

邻面外形应从接触点向唇颊侧、舌侧、咬合面及龈侧移行。接触点过松会产生食物嵌塞（food impaction）而必须送回技工所修补。若是金属接触点，可以用金焊接材料加焊，瓷接触点则用加瓷（add-on porcelain）修复。

2. 冠边缘密合度（marginal fit）　牙冠完全就位后，用探针检查牙冠边缘（margin）和基牙的接触情况，冠边缘应该平顺无悬突，探针尖端不会探入冠内或被勾住，否则应考虑模型是否有变形或受损。如果模型受损则牙冠内部会出现高点，可以使用咬合纸或密合度检查喷漆（aerosol indicator marking spray），检查后将高点磨除直到牙冠完全就位。若多次修改后依然无法密合，需检查冠在模型上的密合度，如和模型密合则可能发生了模型变形。此时只能重取印模重新修复。如果制作过程精密确实，应该无需修磨牙冠内部即可达到边缘密合。

如果是固定义齿，则要检查桥体龈端和牙槽嵴组织的贴合度。临床常用改良盖嵴式桥体和卵圆形桥体，它们与牙槽嵴紧密贴合并向下施加轻度压力，而卫生式桥体应该离开牙槽嵴组织。桥体过长会影响就位，判断是否过长可让患者咬一棉卷数分钟后观察黏膜的变色是否消退，如果超过 10 分钟依然不消退则说明桥体过长需要调磨。可以用硅橡胶材质的压力检查糊（silicone indicator paste）检查接触点。

3. 稳定度（stability, internal fit）　当确定冠边缘密合后，要检查修复体的稳定度。试戴的修复体不应晃动或转动。如果试戴时修复体内部需要做多量调整，则说明印模可能有变形。临床上多次调整的牙冠会变得松动。如果永久粘固松动的义齿则会造成咬合改变以及粘固剂过早失效。

4. 外形和外展隙（contour / embrasures）　牙冠颈部的外形应与天然牙有非常平滑的连接。过凸的外形会使菌斑在唇颊和舌侧积聚，也会压迫邻面的龈组织。过小的外展隙会影响局部口腔卫生，造成牙龈红肿。对于联冠和固定桥，要特别注意它们的连接部位，一定要保证清洁工具能轻松地从其间穿过。

5. 咬合（occlusion）　咬合接触要在静态（static）和动态（dynamic）下观察。

首先检查最大牙尖交错位。咬合重建中，正中位（centric occlusion，CO）应该和最大牙尖交错位一致。吹干牙齿咬合面，用咬合纸夹持器夹住咬合纸后放在上下颌牙列之间让患者咬合，咬合接触点应该在全牙列均匀排列，轻咬合和重咬合时无滑动，无高点。如果有高点则邻牙不能紧密咬合，对影响邻牙咬合接触的修复体上的高点给予调改。如果修复体表面过于光滑而不易着色，可以在咬合纸表面涂抹一层凡士林，这样有助于铸造冠表面上色。

正中位检查后换一种不同颜色的咬合纸检查前伸和侧方运动，如果有咬合干扰，调改时保留正中位时的咬合接触只调改侧方干扰点。咬合接触的设计应该等同于暂时修复体和在𬭳架的模型上的咬合接触。如果口内的咬合关系明显和模型上有差异，需要重新上𬭳架后再度检查。

6. 美观（esthetics）　主要评估中线、切缘位置、切缘外展隙及咬合平面。如果中线偏离在 4.0mm 之内，不会引起一般人的注意。但是，如果中线倾斜则很容易被观察到。切缘线和咬合平面不易在𬭳架上检查，它应和下唇曲线协调，上颌切缘位于下唇的干湿线上。如果暂时修复体能达到患者要求而永久修复体复制了暂时修复体的表现，则在试戴时可以减少对永久修复体的修改。对于全口重建的病例，色调常可以挑选而不存在和邻牙比配的问题，但是，美观是主观和因人而异的，在粘固修复体前，一定要取得患者的同意和满意。

7. 完成和抛光（finishing and polishing）　修复体在任何调改后都应该重新抛光。冠边缘应该尽量光滑，减少菌斑堆积的可能。但是也要避免过度磨光造成修复体边缘的破坏。金属表面的磨光可以使用橡皮轮，而瓷表面可以使用含有金刚砂的瓷抛光轮。氧化物类瓷如氧化铝和氧化锆瓷需要使用中细和精细的抛光钻。瓷表面的抛光也可以防止对合牙的过度磨耗和崩瓷。如果调改范围较大，则需要重新送回技工所进行上釉和外染色等处理。

8. 瓷贴面调磨的注意事项（special consideration for adjustment on porcelain laminate veneer） 如果是瓷贴面或者高嵌体，在口内调咬合很困难，通常需要粘固在口内后进行精细调改，在口内抛光。如果确需调改，应该将瓷贴面放置在模型上调改以防止折裂。咬合调改放在粘固后进行。

9. 重上𬌗架（remount procedure） 永久修复体应该复制暂时修复体的外形和咬合，永久修复体上的修改应该控制在最小限度。但是，如果存在较大的差异，应该重新将工作模型上𬌗架检查存在的问题。

重上𬌗架时，用少量临时粘接剂在口内固定永久修复体以避免取印模时移位，重新取上下颌位关系，然后用塑料个别托盘和聚醚印模材料取包括修复体在内的牙列印模，冠内涂抹分离剂后灌注成型塑料（pattern resin），插入金属钉等待其固化后小心拔出每个冠内的成型塑料，再仔细完全复位后将印模整体灌注硬石膏制成模型，用重新取的颌位记录将模型上𬌗架，检查调改修复体（图 15-1）。

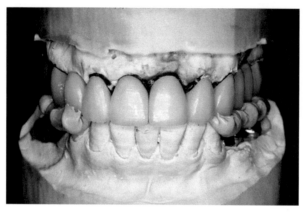

图 15-1 修复体放回工作模型，利用新的咬合记录将工作模型重上𬌗架，进一步精细调改咬合接触

10. 粘固（cementation）

（1）粘固水门汀的选择（selection of cement）：理想的粘固剂应该有良好的生物相容性、低的溶解性、适当的操作时间和固化时间、颜色稳定、粘固力强、容易清除。

磷酸锌水门汀是传统的水门汀，可以获得良好的粘固效果，但是有操作敏感性。近年来多用玻璃离子水门汀和树脂水门汀，其中，树脂水门汀具有最高的粘固强度，此外，该水门汀具有多种色调和半透明性。全瓷修复体多用树脂水门汀进行粘固。

（2）种植修复体的粘固：围绕种植修复体的粘固一直有用临时粘固剂还是永久粘固剂的争议。使用临时粘固剂具有可拆卸修复体之便。有学者（Hebel et al, 1997）提议当获得固位稳定后可渐进更换成更强的水门汀。例如对有副功能习惯的患者，应该使用永久粘固剂以获得稳定的固位效果。但是使用水门汀后必须仔细清除任何残留材料，因为水门汀的残留是最常见的粘固固位种植修复的并发症，可以导致种植体周围炎。建议使用具有 X 线显影的水门汀，可以指导及时清除多余的水门汀。

（3）粘固程序：操作时，遵从水门汀的使用说明是非常重要的，并同时做好粘固时的隔湿。可以分段粘固，从上前牙开始粘固。

1）隔湿（isolation）：用棉卷、吸唾器、口唇拉钩等隔离唇颊部和舌部，有时可以保留排龈线以隔离龈沟液和防止水门汀深入龈沟，水门汀固化后抽出排龈线。

2）基牙消毒（abutment disinfection）：有很多术后敏感是因为细菌的污染。用 5% 戊二醛和 35% 羟乙基甲基丙烯酸酯（HEMA）（如 Gluma，贺利氏）涂抹基牙表面。这种处理剂不影响树脂粘接，广谱杀菌，可以保持基牙表面适当的湿润。

3）水门汀调和：按照使用说明书要求调和水门汀后置入冠边缘和内部，避免过多放置。

4）修复体就位：边晃动修复体边就位，用探针快速检查冠边缘。让患者咬合检查是否咬合有变化。持续咬合直到水门汀固化。

　　5）水门汀去除：如果是光固化水门汀，则在光固化后仔细去除。树脂水门汀颜色和天然牙相似，彻底去除余留水门汀尤其是牙龈边缘水门汀尤为重要。

参 考 文 献

1. Kokich VO Jr，Kiyak HA，Shapiro PA. Comparing the perception of dentists and lay people to altered dental esthetics. J Esthet Dent，1999，11（6）：311-324.

2. Junge T，Nicholls JI，Phillips KM，et al. Load fatigue of compromised teeth：a comparison of 3 luting cements. Int J Prosthodont，1998，11（6）：558-564.

3. Hebel KS，Gajjar RC. Cement-retained versus screw-retained implant restorations：achieving optimal occlusion and esthetics in implant dentistry. J Prosthet Dent，1997，77（1）：28-35.

4. Wadhwani C，Hess T，Faber T，et al. A descriptive study of the radiographic density of implant restorative cements. J Prosthet Dent，2010，103（5）：295-302.

（马学澄）

（Dr. Polly Ma）

（Private Practice in Prosthodontics，Seattle，WA，USA）

第十六章
修复体的预后和维护 —————————

Chapter 16　Follow up and maintenance

本章内容提要：在治疗的同时，需仔细分析每位患者的致病原因。应该针对各种临床表现为患者找出造成龋齿、牙周炎、咬合功能异常等的风险因子，并提供对应方法。只有尽力消除或降低致病因子存在的可能性，才能提高治疗后的长期成功的可能性，否则任何治疗成果可能都是短期的。在治疗完成后，患者都应进入定期复诊系统。

Summary：Analyzing risk factors in biological, periodontal and functional aspects in individual patient is a critical part in treatment. Along with treatment, effort must be taken to eliminate or decrease the presence of risk factors in order to improve the prognosis. However, without regular maintenance, any treatment outcome can be only short-term success. After completion of treatment, every patient should be given home care instruction in detail and enrolled into a recall system. The interval for maintenance, usually every 3 to 6 months, should be customized to individual need.

义齿粘固后 1～2 周需要进行复诊（follow-up appointment），以检查修复体的功能（function）和患者的舒适度（comfort），尤其须检查咬合及软组织是否健康。确认在牙尖交错𬌗时有均匀的咬合接触及在下颌前伸（protrusion）和下颌侧向运动（lateral movement）时没有任何干扰（interferences）。如果固定修复体的基牙发生粘固后敏感（post-cementation sensitivity），通常是因为有早接触点或高点（premature or heavy contact）。可以用咬合纸加以确认，并将高点去除。如果牙龈沟内有粘固剂残留，则会造成牙龈红肿发炎，必须彻底去除。同时评估患者对新修复体的清洁水平，及时帮助患者掌握清洁要领。全口重建患者需要定期复诊。

一、口腔卫生指导（home care instruction）

口腔卫生指导应该从治疗开始阶段就实行。可以运用各种工具如牙刷、牙线、牙间隙刷等。而电动牙刷可以有助于去除龈上牙结石，减轻牙龈炎症。美国牙周病协会和美国牙科医学会推荐每天 2 次、每次 2 分钟刷牙，多数电动牙刷可以定时到 2～3 分钟。牙刷应该每 3～4 个月更换一次，保证不使用刷毛已磨耗和弯曲的牙刷。单独用牙刷不能清除牙之间的菌斑，牙线是最常用于清洁牙间隙的工具，美国牙科医学会报道说 80% 的邻面菌斑可通过牙线清除，从而防止龋齿和牙周病的发生。牙线有不同类型——打蜡、不打蜡、带状等，无论何种类型，牙线的使用方法更影响去除菌斑的效果。对于不会使用牙线的患者，可以使用带把手的弓状牙线或牙间隙刷。根据牙间隙宽度选择适当的牙间隙刷，对有中度到重度牙周病的患者选择较粗的牙间隙刷。牙间隙宽时牙间隙刷比牙线更为有效去除牙菌斑。在桥体下方或连冠之间，有必要使用带穿线器的牙线（如 Eez-Thru floss threader，GUM）（图 16-1）。还有一些牙间隙清洁装置如牙冲洗器也有助于破坏牙间菌斑性细菌生物膜，减少牙龈炎的发生。

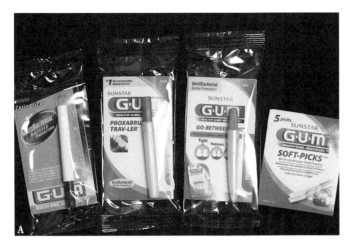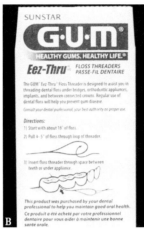

图 16-1　带穿线器的牙线

二、风险评估及复诊（risk assessment and clinical maintenance）

每位患者都应接受定期复诊。早期发现问题、早期治疗，以免小问题发展成大问题。至于复诊间隔长短，则视患者保持口腔清洁的能力（plaque control）及疾病风险因子的评估。通常间隔为 6 个月。

当拟订治疗计划时，必须仔细分析患者缺牙及修复的原因。应该为每位患者分析其在生物学（biology）、牙周健康（periodontal health）及功能性（function）等三方面的致病风险。在治疗疾病的同时，需去除和控制导致疾病的风险因素。否则，任何治疗结果都可能只是短期的成功。举例来说，龋齿风险评估（caries assessment）会提示患者是否因为药物作用导致唾液分泌减少、唾液的酸碱中和功能（buffer capacity）不足、口腔中存有大量高致病性菌种等情况导致具有高龋风险；牙周炎拔牙后可能伴有骨缺损（bone loss）、牙龈肿胀或退缩（gingival recession）；夜磨牙（bruxism）、紧咬牙（clenching）可能造成牙齿重度磨耗（attrition or abrasion）等。必须针对这些风险因素，为患者找出对应方法，尽力消除或降低致病因素的影响，尽量提高预后成功的可能性。

三、龋齿的预防（caries prevention）

在全口咬合重建完成后，用龋齿评量表［caries risk assessment form（age＞6），American Dental Association］重新评估患者目前龋齿的风险程度。如果患者缺牙的主因是龋齿，在清除完所有龋齿后（caries control），应采用氟化物治疗（fluoride treatment）。理想的氟化物可以减少龋齿的发生，修复早期的牙齿脱钙。

对高龋患者定期到医院涂氟。此外，含氟漱口液、非处方含氟牙膏、处方含氟凝胶等可以作为家庭护理用具。结合磷酸钙的新型处方牙膏（Clinpro 5000，3M ESPE）可以提高氟含量，加速牙齿的再矿化。虽然缺乏科学证据，但是一些非氟制品如甘露醇口香糖也有助于提高抗龋效果。

四、夜护板（night guard）

如果患者经历过多颗牙的折裂或表现为明显的磨耗，则可能有紧咬牙或夜磨牙等副功能。副功能增加了上下颌牙齿之间的接触时间和咀嚼肌功能负担，增加了咬合重建后修复体的机械负载，容易造成崩瓷、牙折、种植体部件折裂等并发症。如果我们不能终止患者的副功能，则应该为患者提供夜护板或口腔保护器分离上下颌牙齿的过度接触，保护修复体的完整（图 16-2）。经过正畸治疗的患者，夜护板还可以作用为保持器。白天紧咬牙的患者可以戴用软性护垫，可以提醒患者注意避免肌的过度功能活动。

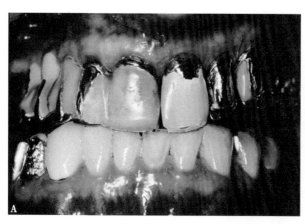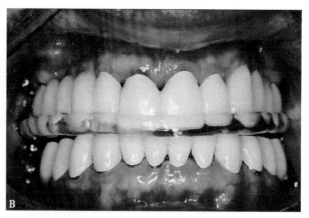

图 16-2 术前口内照片显示天然牙的重度磨耗，咬合重建后给予患者夜护板保护修复体

五、牙周组织维护（ periodontal maintenance ）

牙周治疗完成后即要开始牙周的维护。通过病史检查、临床检查、X 线检查评估牙周和种植体的现状和口腔卫生情况。任何疾病或问题都应该及时得到解决。牙周检查应该包括以下项目（美国牙周病学会推荐）：

1. 口外 - 口内检查。

2. 牙齿松动度、龋齿、充填体、修复体的检查。

3. 牙周探诊深度、探诊出血指数、菌斑或沉积物、根分叉是否受影响、有无渗出物、有无牙龈退缩、咬合检查等。

4. 种植体的探诊深度、探诊出血指数、上部结构、种植体稳定性、咬合检查。

根据病史和疾病的现状，应该做相应的 X 线检查。如果有龋或有高龋风险，美国牙科医学会建议每 6～18 个月做一次后牙的咬翼片检查。没有高龋风险者咬翼片检查可以延长到 24～36 个月。牙周病患牙和种植体的 X 线检查可根据临床诊断。

修复体的维护措施可以包括龈上和龈下牙结石的清除、口腔卫生指导、风险因素（如吸烟、糖尿病）的评估等。对患有牙周病的患者，应该每 3 个月复诊一次才可有效保持牙龈健康。不适当的牙周维护可能导致疾病的进展。

参 考 文 献

1. Baab DA, Johnson RH. The effect of a new electric toothbrush on supragingival plaque and gingivitis. J Periodontol, 1989, 60(6): 336-341.

2. Warren PR, Chater BV. An overview of established interdental cleaning methods. J Clin Dent, 1996, 7(3 Spec No): 65-69.

3. Bergenholtz A, Olsson A. Efficacy of Plaque-removal using interdental brushes and waxed dental floss. Scand J Dent Res, 1984, 92(3): 198-203.

4. Lyle DM. Use of a water flosser for interdental cleaning. Compend Contin Educ Dent, 2011, 32(9): 78, 80-82.

5. Caries risk Assessment form(age＞6). American Dental Association. 2011.

6. Twetman S, Stecksén-Blicks C. Effect of xylitol-containing chewing gums on lactic acid production in dental plaque from caries active pre-school children. Oral Health Prev Dent, 2003, 1(3): 195-199.

7. Cohen RE, Reserch, Science and Therapy Committee, American Academy of Periodontology. Position paper: periodontal maintenance. J periodontal, 2003, 74(9): 1395-1401.

8. Dental radiographic examinations：recommendations for patient selection and limiting radiation exposure. American Dental Association，Council on Scientific Affairs. 2012.

（马学澄）

（Dr. Polly Ma）

（Private Practice in Prosthodontics，Seattle，WA，USA）

第三部分

典型病例：从成功和失败中学习

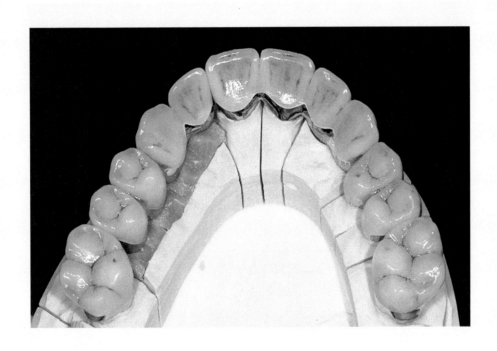

Section III

Example Cases: Successes and Failures

全口咬合重建成功病例

Chapter 17　Example cases：successes

病例一　生理性咬合状态下上颌单颌重建病例
Case Ⅰ　Maxillary reconstruction without pathologic occlusal condition

主编点评：这是一个比较简单的咬合重建。该患者以前牙修复为主述，检查时发现缺牙区无𬌗龈向修复间隙，前牙残根比较短，牙槽突过丰隆，可预测勉强修复后无论修复体寿命还是美学效果均不佳。因此，策略性拔除前牙残根，使缺牙区出现𬌗龈向间隙。检查可见后牙区垂直距离下降，而患者可以适应抬高垂直距离。所以选择保持原有下颌位置，抬高垂直距离，进行上颌的咬合重建。下颌牙列的𬌗曲线基本符合生理要求，仅仅微量调磨后不再做处理。抬高垂直距离后缺牙区𬌗龈向间隙可满足修复要求，同时减轻作用于修复体上的侧向力。抬高垂直距离后颞下颌关节髁突位置居于关节窝中央未变位，患者能很快适应新的修复体，对修复效果满意。

25 岁女性患者，上前牙缺损要求修复。

全身健康情况良好，无慢性病及不良磨牙习惯。无颞下颌关节及咀嚼肌系统不适症状。

口内检查见两侧上颌中切牙和侧切牙为残根，根管口有暂封，根的断面基本平齐牙龈，根尖平行投照 X 线片显示 #11、#12、#21、#22 已经行完善根管充填，根尖无阴影。根长为 10～12mm。上颌牙槽突过丰满，下前牙咬合在上颌前牙根面上，无𬌗龈间隙。#16、#26 牙齿缺失，#24 为残冠，颊侧牙体组织高度 4mm，舌侧牙体组织高度 2mm，X 线显示已经行完善根管治疗。所有牙齿均不松动，叩痛阴性。下颌牙列完整，#35、#36 咬合面银汞充填，无明显继发龋。牙周无红肿，口腔卫生良好。根据面部三等分规律测量面下 1/3 距离比面中 1/3 短 4mm，下颌姿势位时的息止𬌗间隙 3mm。后牙区暂时性抬高 2mm保持 10 分钟，患者无疲劳，闭口无困难。就此判断后牙垂直距离下降，可以短期适应垂直距离的抬高。开口度和开口型无异常。双侧颞下颌关节及头面颈部肌区触压诊无疼痛，未触及关节弹响。

图 17-1 为初诊时的咬合时正面观、侧面观、咬合面观和残根的根尖 X 线影像。

诊断：上颌牙列缺损，#11、#12、#21、#22、#24 牙体缺损。

治疗方案：基于上颌前牙残根的根长较短，冠修复所需的牙本质肩领不足，即使行牙冠延长手术后修复，根冠长度比例过小，咬合侧向力大，修复体和残根的远期修复效果预测不良，建议将其拔除，同时进行牙槽突修整，降低上颌牙槽突丰满度。由于下颌牙列完整，𬌗曲线基本正常，仅对上颌全牙列进行咬合重建，抬高垂直距离。#13～#23、#15～#17、#25～#27 分别行固定义齿修复，#24 进行桩核冠修复，#14 行单冠修复。

图 17-2 为前牙残根拔除后的咬合时正面、侧面及咬合面观。

为了获得充分的修复空间，需要抬高咬合垂直距离。经过用棉卷暂时抬高垂直距离 10 分钟，后牙抬高 2mm，前牙 3mm，患者可不费力地闭合口唇，无关节和咀嚼肌的疲劳感。采取抬高后的颌位记录，制作上颌稳定型𬌗垫（图 17-3）。

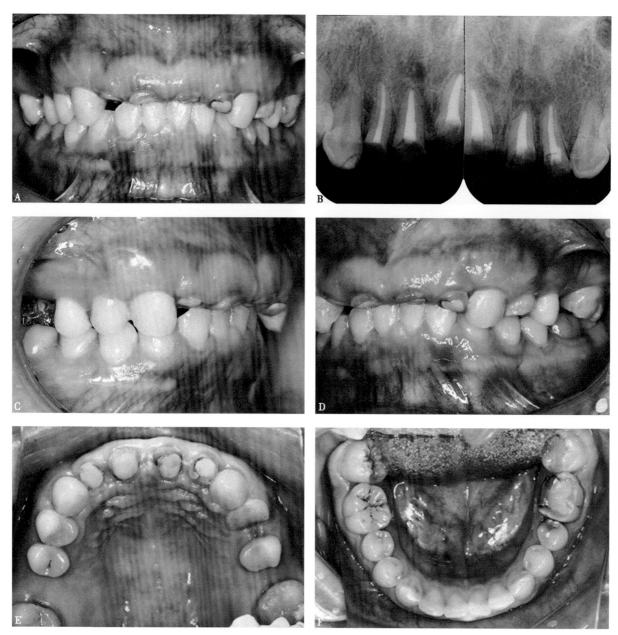

图 17-1　初诊时正面观、侧面观、咬合面观和残根的根尖 X 线影像

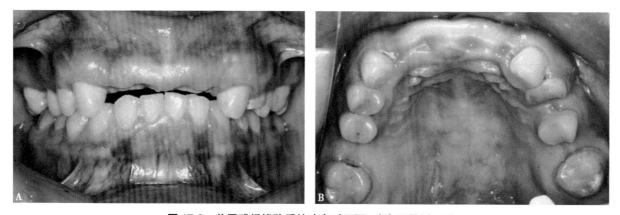

图 17-2　前牙残根拔除后的咬合时正面、咬合面及侧面观

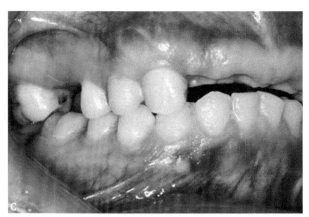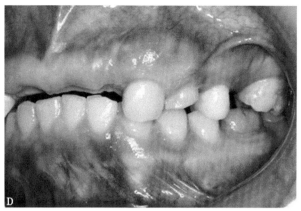

图 17-2（续）　前牙残根拔除后的咬合时正面、咬合面及侧面观

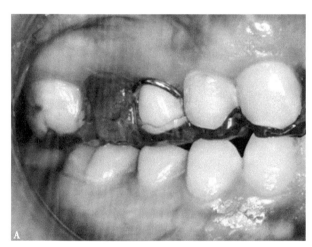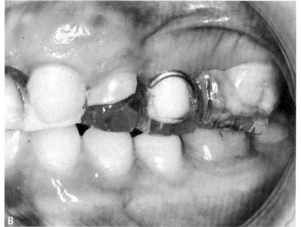

图 17-3　上颌稳定型𬌗垫抬高垂直距离

　　戴用𬌗垫一周后复诊，询问颞下颌关节和咀嚼肌适应情况，无不适症状出现，继续调改咬合接触使咬合接触均匀。在咬合面磨出窝沟便于咀嚼食物。继续戴用，每周复诊直到一个月后。再次检查双侧颞下颌关节和咀嚼肌无不适症状，颌面部表情肌无紧张，闭唇自如，面下 1/3 距离协调。检查双侧颞下颌关节闭口位许勒位片。

　　戴抬高垂直距离的𬌗垫前的双侧颞下颌关节闭口位许勒位片显示髁突位置在关节窝中居中，髁突形态未见异常，骨皮质连续，未见骨质的病理性变化（图 17-4）。

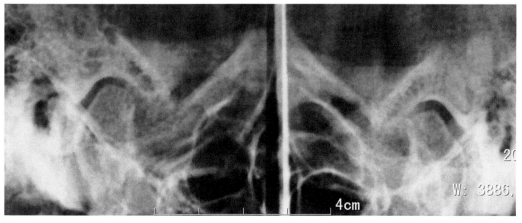

图 17-4　戴抬高垂直距离的𬌗垫前的双侧颞下颌关节闭口位许勒位片

戴抬高垂直距离的殆垫后一个月的双侧颞下颌关节闭口位许勒位片显示髁突位置依然在关节窝中居中，关节间隙及髁突形态未见变化（图 17-5）。

戴殆垫 3 个月后，患者已适应抬高的垂直距离，无颞下颌关节及咀嚼肌系统的不适症状。开始进行固定义齿修复。进行基牙的全冠预备后，采取聚醚材料印模，灌制工作模型（图 17-6）。

用硅橡胶咬合记录材料采取颌位关系，将殆垫分成三段，分别取下各段殆垫，保证口内颌位没有变化，分段采取颌位记录，再将其连成一体（图 17-7）。

在研究模型上制作诊断蜡型，用缩合型硅橡胶的初印材料采取印模，在口内用自固化树脂复制暂时修复体，修整磨光后戴入口内（图 17-8）。

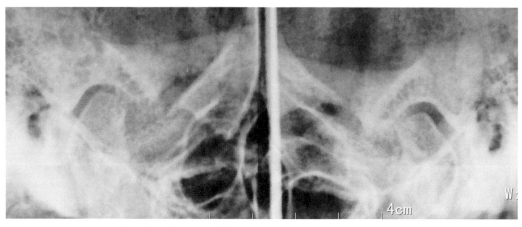

图 17-5 戴抬高垂直距离的殆垫后一个月的双侧颞下颌关节闭口位许勒位片

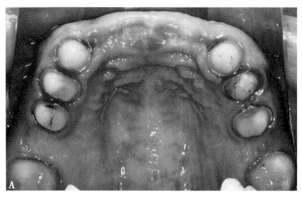 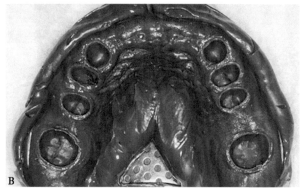

图 17-6 全冠预备后聚醚灌制工作模型

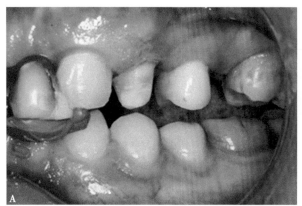 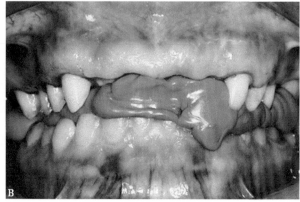

图 17-7 硅橡胶材料分段采取颌位记录

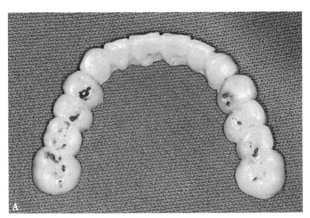
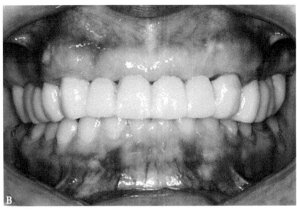

图 17-8　树脂暂时修复体

　　面弓转移后将模型上半可调式𬌗架，用前伸咬合记录确定𬌗架上的前伸髁导斜度。

　　制作金合金烤瓷冠桥修复体，基底冠在口内试戴，检查冠桥可以完全就位，边缘密合，没有悬突，预留的烤瓷间隙充分。试戴合适后进行烤瓷，完成上颌牙列的修复体制作（图 17-9）。

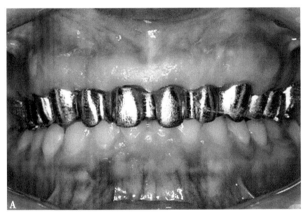
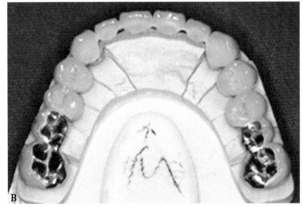

图 17-9　试戴基底冠并烤瓷

　　修复体戴牙后外形及色调满意，边缘密合无悬突，牙齿邻接触点紧密。充分调整咬合，达到习惯性闭口位时一次到达最大牙尖交错位而无滑动，上下颌牙齿的功能尖和对𬌗牙咬合接触广泛均匀，后牙接触强而前牙轻，下颌前伸至前牙对刃位时前牙成组接触，下颌侧方运动时工作侧颊尖成组接触，非工作侧牙尖不接触。下颌侧方运动时无牙齿移动。患者感觉舒适后暂时粘接，继续观察咬合接触情况和牙龈反应，1～2周后无不适，基牙及修复体消毒，强力粘接。交代预后和维护，约日复诊。

　　粘接后的口内咬合时正面、侧面观及咬合面观见图 17-10。

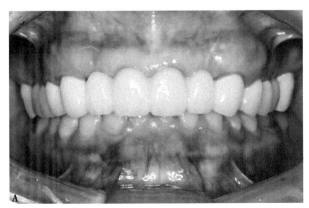
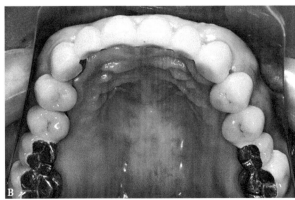

图 17-10　粘接后的口内咬合时正面、咬合面及侧面观

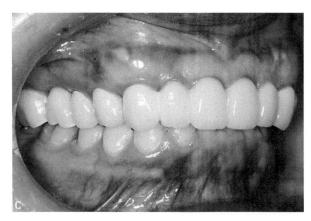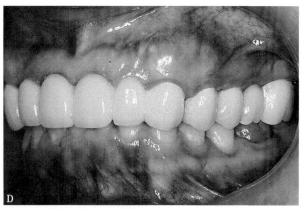

图 17-10（续） 粘接后的口内咬合时正面、咬合面及侧面观

（姜　婷）

（Dr.Ting Jiang

Peking University）

病例二　生理性咬合状态下的上下颌牙列重建
Case Ⅱ　Maxilla and mandible occlusal reconstruction without pathologic occlusal condition

主编点评：该病例有上下颌牙列缺损及多个不良冠桥修复体。下颌后牙𬌗曲线下降，前牙不美观。有慢性牙周病和多个龋齿发生。但是患者没有颞下颌关节及肌系统的不适症状，咀嚼功能能满足日常要求。髁突有慢性骨关节病，但处于静止改建状态，初诊时的咬合状态为生理性状态。因此，在保持原有颌位的情况下逐步进行牙体牙周治疗，拔除预后不良的牙周病牙进行种植修复，最后达到全口修复重建，提高修复体的可靠性及美学效果。该病例详尽系统地展示了咬合重建的检查、诊断、治疗方案制订、治疗各个步骤和修复效果。资料清晰全面，操作规范，被收录在美国牙医协会（ADA）的官方网站上作为医患交流的典型病例。也严格按照美国修复专科医师考试所规定的模板完成病例展示。

79 岁白人女性患者，因不良牙体充填及牙体缺损要求全面口腔治疗（图 17-11）。

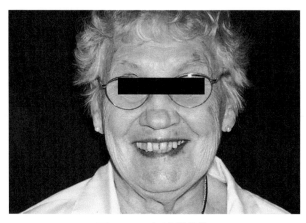

图 17-11　初诊微笑像

全身病史：曾患肺炎、慢性淋巴细胞白血病（CLL）、结肠炎。6 个月前因跌倒致左髋部骨折住院一个月。目前患有骨质疏松症、二尖瓣脱垂（MVP）及高胆固醇血症。有青霉素、可待因及磺胺类药物过

敏史，并有严重的季节性过敏症状。正在服用阿伦膦酸钠、辛伐他汀、非索非那定及莫米松鼻部喷雾剂。因患有 MVP，在接受口腔治疗之前需预先服用红霉素。血压和脉搏分别是 125/80mmHg 和 68 次 / 分。偶尔饮酒，无吸烟史。无口腔治疗禁忌证。

口腔专科病史：曾接受过多次牙科治疗，但对治疗效果不满意。口内有固定及活动义齿修复体，但使用效果不佳。患者自我口腔卫生保健包括每天刷牙 2 次及每周使用牙线洁牙 3 次。

临床检查及结果

口外检查：口外检查结果示患者无肌肉松弛、面部不对称或明显的结节。下颌运动范围正常，颞下颌关节无异常症状（图 17-12）。

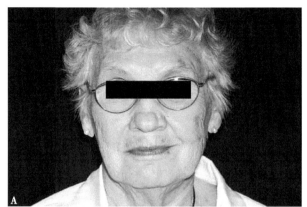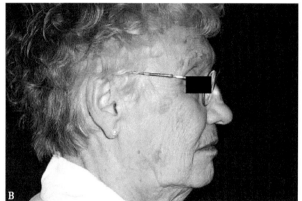

图 17-12　初诊正面和侧面照

口内检查：口内唇、颊、舌、口腔黏膜及咽部软组织正常。右上第一磨牙颊侧牙龈、左上侧切牙到第二前磨牙颊侧牙槽骨黏膜及右下第一磨牙舌侧黏膜见汞合金黑线。唾液分泌量正常且具有一定的黏稠度。口腔卫生状况一般（图 17-13）。

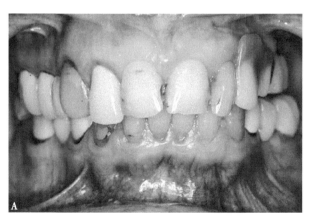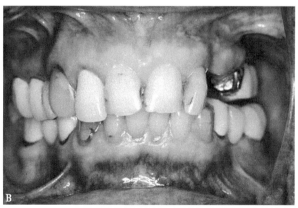

图 17-13　初诊时口内正面观
A. 戴用活动义齿；B. 摘下活动义齿

上颌 8 4 | 34 6 8 缺失。余留牙探诊深度 2～3mm。右上侧切牙为金属烤瓷冠，6-4 | 5-7 为金属烤瓷固定修复体。左上第二磨牙近中面、第一磨牙远中面及第二前磨牙𬌗面有继发龋。左上第一前磨牙修复体崩瓷。右上尖牙到左上侧切牙均可见不良充填体合并继发龋。正在戴用不合适的过渡性可摘局部义齿修复左上尖牙和第一前磨牙。

下颌双侧第二前磨牙及第二、三磨牙缺失。探诊深度 2～3mm。双侧第一前磨牙到第一磨牙为金属烤瓷固定修复体。左下第一磨牙修复体远中边缘暴露。双侧下颌第一前磨牙及右下第一磨牙颊面可见继发龋。双侧下颌尖牙及右下侧切牙可见不良充填体合并继发龋。右下侧切牙及尖牙根管入口可见复合树脂充填（图 17-14）。

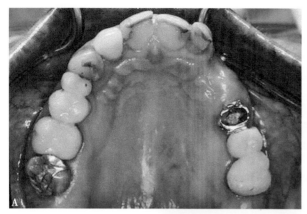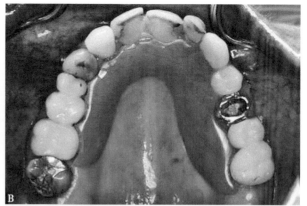

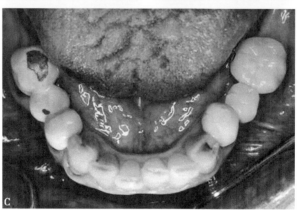

图 17-14　口内检查
A. 不戴义齿；B. 戴义齿；C. 下颌咬合面

咬合检查：上颌中线与面部中线一致，下颌中线向左偏离面部中线 3mm。前牙水平及垂直覆盖均为 5mm。通过美观及发音评估，认为垂直距离可接受。患者的习惯性闭口位和最大牙尖交错位一致（图 17-15）。

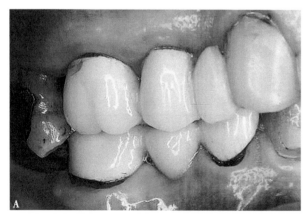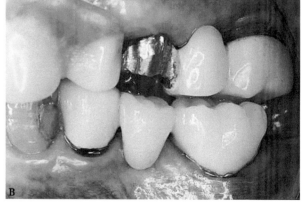

图 17-15　咬合侧面观
A. 右侧磨牙关系呈 Angle 二类错𬌗；B. 左侧尖牙关系呈 Angle 一类错𬌗，磨牙关系呈 Angle 二类错𬌗，戴用现有可摘局部义齿表现为尖牙保护𬌗

前伸𬌗：前牙组牙接触，后牙离开，满足生理要求。但是下颌后牙区𬌗曲线下降（图 17-16）。

工作侧：由于下颌𬌗曲线过于下降，下颌侧方运动时，后牙区无咬合接触，影响了咀嚼功能的发挥（图 17-17）。

非工作侧：下颌侧方运动时，无论是工作侧还是非工作侧。后牙均无牙尖接触，始终仅有前牙接触（图 17-18）。

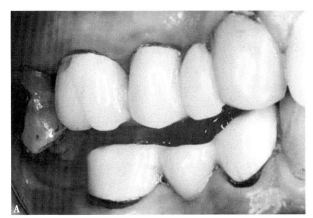
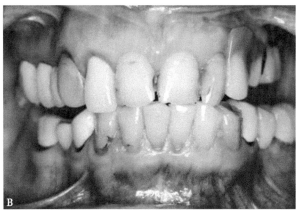

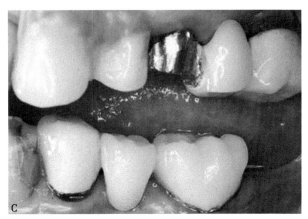

图 17-16 前身验检查

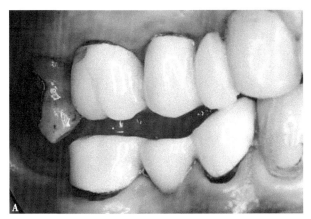
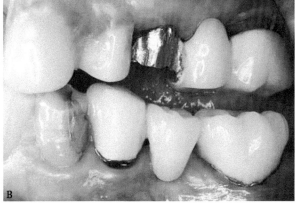

图 17-17 工作侧检查

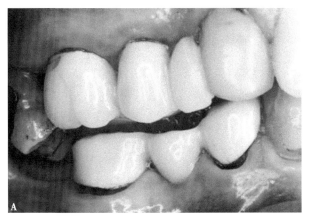
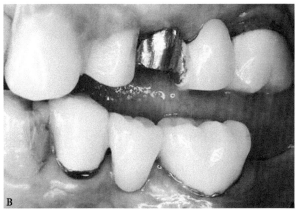

图 17-18 非工作侧检查

放射线检查（图17-19、图17-20）：

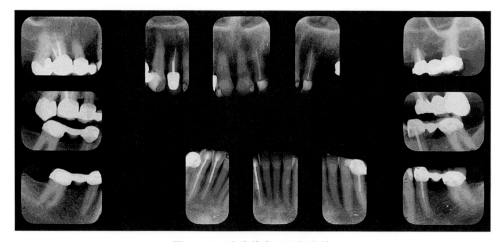

图 17-19　治疗前全口牙根尖片

牙槽骨轻至中度丧失；#17、16、13、11 及 #21、22，#31、32、34，#44、46 号牙可见继发龋；#16、12，#22、25 及 #43、42，#33 已行根管治疗，且 #16、12 及 #43、42，#33 号牙的根管内见金属桩；左下尖牙根管欠充填。右上第一磨牙可见根尖区病变

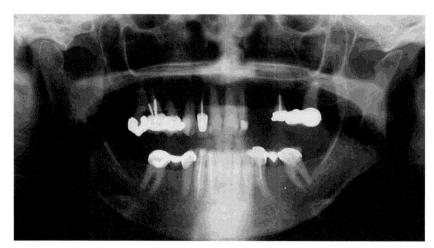

图 17-20　治疗前曲面体层片

左侧颞下颌关节有严重退行性变及骨关节病，但是骨皮质光滑，处于静止和改建状态

诊断：

1. 左侧颞下颌关节骨关节病。

2. 上下颌牙列缺损。

3. 广泛型轻度慢性牙周炎。

4. 局限型中度慢性牙周炎。

5. 龋及继发龋。

6. 不良充填体。

7. 不良固定修复体。

8. 不良上颌过渡性可摘局部义齿修复体。

9. 右上第一磨牙及左上侧切牙不完善根管治疗。

治疗计划：

1. 由于患者身体健康状况限制（MVP及药物过敏），建议每次口腔治疗前服用红霉素 600mg 以预防感染性心内膜炎。患者无牙科治疗禁忌证。

2. 首先进行龋齿治疗，包括饮食情况评估及加强口腔卫生保健措施。

3. 牙周治疗,包括洁治术和根面平整术。

4. 拔除右上第二磨牙,拆除现有左上固定义齿修复体后拔除左上第一前磨牙。

5. 左上尖牙、第一和第二前磨牙行种植修复(图17-21)。

6. 右上第一磨牙、左上侧切牙、左下第一前磨牙行根管再治疗术。

7. 更换所有不良充填体及修复体。

8. 制作上颌保护性𬌗垫。

9. 向患者介绍戴用后注意事项及家庭维护并制订复查计划表。

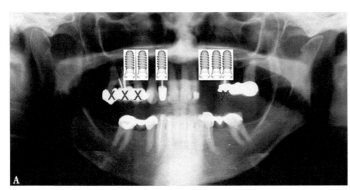
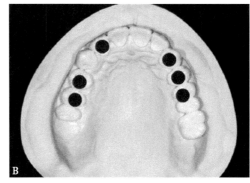

图17-21　预计拔牙及种植体埋入的部位

治疗:

1. 告知患者治疗目的及其局限性。

2. 向患者宣传口腔预防及口腔卫生保健相关知识。

3. 完成龋齿治疗后进行为期3天的饮食情况评估并与患者讨论评估结果,包括直接导致高患龋率的因素。进行摄氟指导。

4. 用面弓及正中关系记录将研究模型上到Hanau组装式𬌗架,获得前伸𬌗记录,确定前伸髁导斜度(图17-22)。

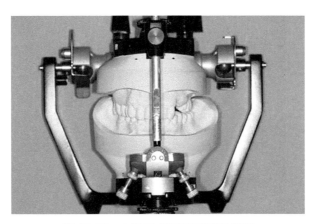

图17-22　上𬌗架,确定前伸髁导斜度

5. 雕刻诊断蜡型,设计预期的咬合关系并预测任何可能出现的问题(图17-23)。

6. 去除所有不良充填体并清理继发龋。右上颌尖牙已丧失大量牙体组织,其底部非常靠近牙髓腔,对其进行临时修复并转至牙体牙髓科行选择性牙髓治疗。左上颌侧切牙行牙髓再治疗后做临时修复。其他所有牙齿行复合树脂再充填,左下尖牙深龋用玻璃离子垫底后再进行复合树脂充填。

7. 拆除所有冠及固定义齿修复体。全面检查所有基牙并清除继发龋。右上第一磨牙、第二前磨牙、侧切牙、左上第一前磨牙大面积龋坏无法修复,建议拔除。左上第二磨牙、左下第一磨牙、左下第一前磨牙、右下第一前磨牙和第一磨牙因龋丧失部分牙体组织但可修复且预后良好,故使用树脂改良的玻璃离子材料修复牙体组织后精修成全冠预备形,用自凝型丙烯酸树脂制作临时冠及临时固定义齿。

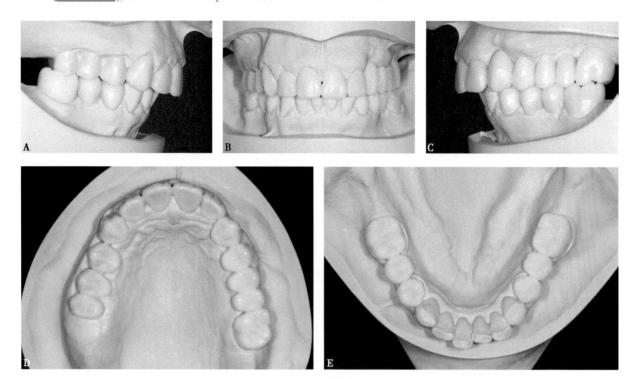

图 17-23 雕刻诊断蜡型

8. 根据上述检查结果，对治疗计划进行如下修正：

（1）在右上第一、第二前磨牙处植入种植体，连接成 3 单位固定义齿（右上第一磨牙处为单端桥体），取代传统的固定义齿修复体。

（2）用种植体支持冠修复体修复右上侧切牙。

9. 患者于口腔颌面外科门诊行右上第一、二磨牙及第二前磨牙和左上第二前磨牙拔除术。由于大量骨质吸收，在左上尖牙区域行自体骨移植术。在愈合期间对上颌过渡性局部义齿进行调改。

10. 微创拔除右上侧切牙后，在外科指导下即刻植入种植体。

11. 左上尖牙区域骨移植 2 个月后，于左上尖牙、双侧第一和第二前磨牙处植入种植体（图 17-24）。调改上颌过渡性义齿使之适应这些种植体。

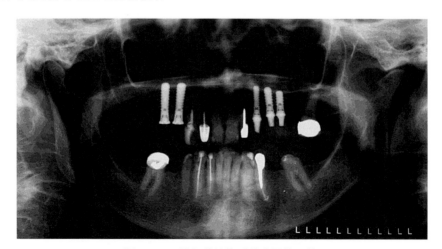

图 17-24 植入种植体后的曲面体层片

12. 种植体愈合期间，于牙体牙髓科行根管治疗或再治疗。

13. 根管治疗后，对右上尖牙、左上侧切牙、左下尖牙行根管预备并在口内制作桩核模型。将模型送至义齿加工中心，用Ⅲ型金合金铸造桩核。磷酸锌水门汀粘接铸造桩核，制作并粘接临时冠。

14. 上颌种植体植入 6 个月后，外科医师进行评估并确定已成功形成骨整合。在种植体上放置桥基台，并进行右上尖牙、两个中切牙、左上侧切牙、左下尖牙、第一前磨牙、第一磨牙、右下第一前磨牙及第一磨牙的全冠牙体预备以制作金瓷冠和固定义齿修复体（图 17-25）。

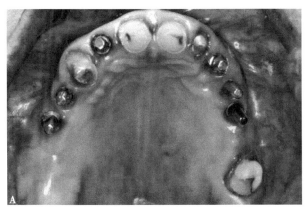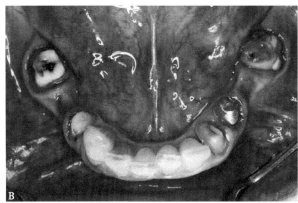

图 17-25　基牙精细预备

15. 更换新的暂时冠及固定修复体并进行暂时粘接（图 17-26）。

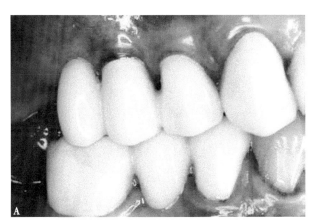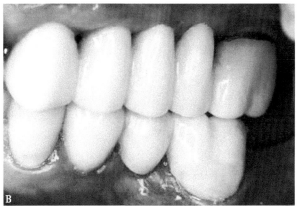

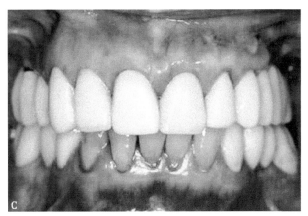

图 17-26　更换暂时冠

16. 仔细评估咬合关系，包括牙尖交错位及动态咬合关系（图 17-27）。用不可逆性水胶体制取临时修复体印模，用Ⅲ型石膏灌制模型。上殆架后，用快速自凝型丙烯酸树脂制作个性化切导盘（图 17-28）。

17. 用聚醚印模材制取全部天然牙及种植体桥基台的终印模（图 17-29）。

18. 用 PVS 材料及 Lucia 模具记录正中颌位关系。烤瓷牙瓷层选色。

19. 灌注终印模，制作工作模型并上半可调式殆架（图 17-30）。

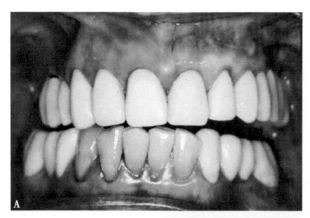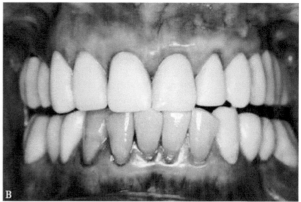

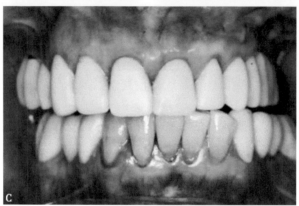

图 17-27　下颌侧方运动有组牙功能诱导

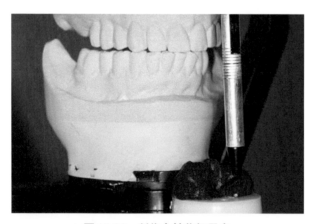

图 17-28　制作个性化切导盘

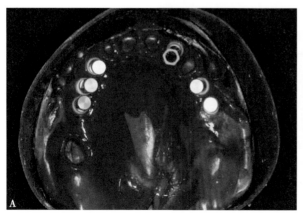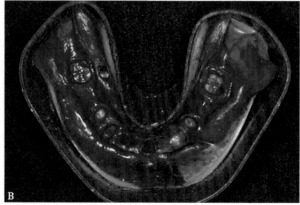

图 17-29　聚醚取终印模

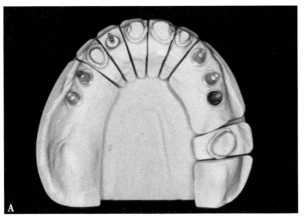
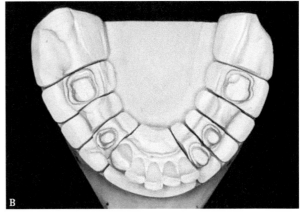

图 17-30　灌注模型

20．灌制模型，参照面部外形指数预备右上侧切牙桥基台至理想形态。确定最终冠修复体试戴时桥基台口内预备磨除量（图 17-31）。

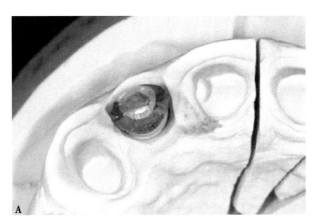
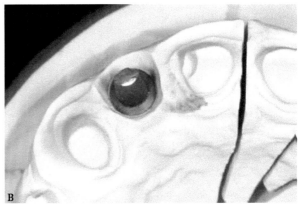

图 17-31　预备右上侧切牙桥基台

21．将制作好的诊断蜡型，临时修复体模型，已上𬌗架的主工作模型及个性化切导盘与详细的设计单一并送至技工室。

22．模型被送回诊室用于临床金属支架试戴。根据技工室提供的磨除量预备右上侧切牙种植基台。用丙烯酸树脂再取一次颌位记录。将模型再送至技工室用于上瓷。

23．素瓷烧结前试戴以便于必要时因美观原因需调改瓷层。最终获得合适的修复体，并形成良好的邻接关系、外形及咬合关系（图 17-32～图 17-37）。根据诊断蜡型及临时修复体调整咬合关系以形成尖牙诱导及理想的𬌗平面。

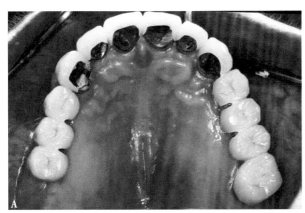
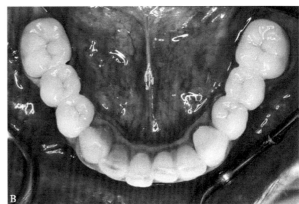

图 17-32　修复后咬合面观

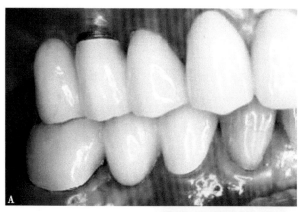
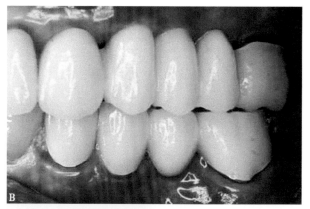
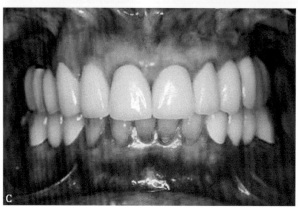

图 17-33 修复后最大牙尖交错位

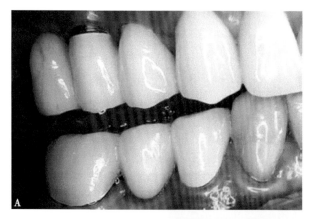
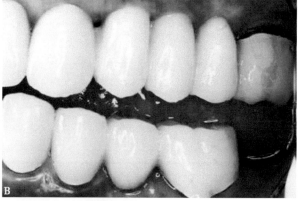
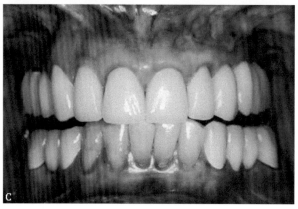

图 17-34 修复后前伸𬌗

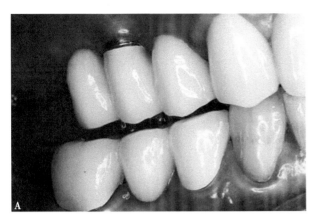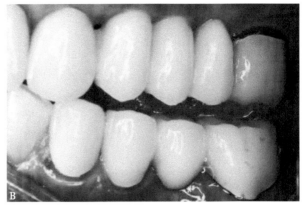

图 17-35　修复后下颌侧方运动工作侧

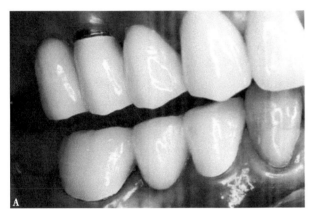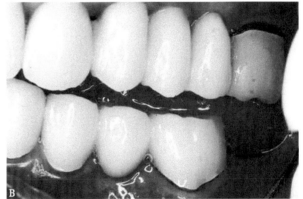

图 17-36　修复后下颌侧方运动非工作侧

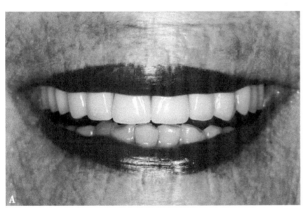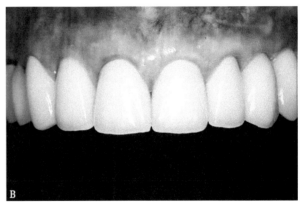

图 17-37　修复后微笑像及上颌牙列𬌗曲线

24. 牙冠外形修整，上釉，抛光。最终用磷酸锌水门汀粘接。

25. 1 个月后患者复诊制取不可逆性水胶体印模。制作上颌咬合保护垫。拍摄全口 X 线牙片（图 17-38）。

对患者的指导: 术后口腔卫生指导包括用软毛牙刷，牙线清理龈沟及局部用氟。治疗过程中患者在口腔卫生维护方面花费了大量时间，并对最终修复体的维护做好了充分的准备。

术后维护治疗: 患者复诊进行咬合关系及软组织情况评估。患者对治疗效果十分满意，并愿意通过良好的口腔卫生行为维护最终修复体（图 17-39）。1 个月后患者复诊进行再评估，此后每 6 个月复查一次。

预后: 患者具有良好的依从性和积极性，并且对治疗的最终结果相当满意。牙列修复、理想的咬合设计、良好的口腔卫生行为、积极的态度确保了良好的长期预后。

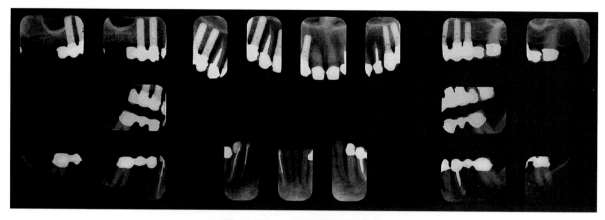

图 17-38　一个月后全口根尖片

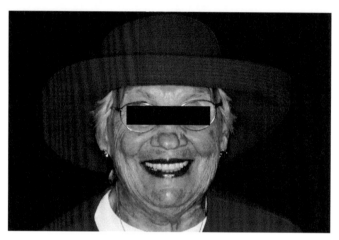

图 17-39　修复后微笑像

（张　海）

（Dr. Hai Zhang）

（Associate Professor in Restorative Dentistry, University of Washington, Seattle, WA, USA）

病例三　生理性咬合状态下抬高垂直距离的咬合重建
Case Ⅲ　Oral reconstruction under mormal occlusal condition

主编点评：该病例为多数牙的牙体缺损和上下颌牙列缺损，有常年的胃食管反流病史。患者的诊断应该详细到口腔硬软组织的具体诊断。为了保护余留牙，需要进行全牙列的咬合重建。下颌位无明显异常，后牙垂直距离降低，因此抬高垂直距离后进行修复。进行了包括种植修复在内的全口固定义齿修复。在修复过程中，暂时修复体的制作非常准确精密，为颌位的确认、牙龈的健康维护、牙冠外形的医患、医技沟通都起到了有效的作用。面弓转移上𬌗架，交叉转移颌位关系等技术保证了在暂时修复体上获得的颌位能准确转移到工作模型上。完成后的修复体达到了稳定的最大牙尖交错咬合关系，下颌侧方运动时以组牙功能引导方式，后牙和非工作侧牙尖离开，避免了咬合干扰的出现。

一、主诉、全身及口腔专科病史（chief complaints，medical & dental history）

58 岁患者女性，因桥体松动，牙齿数目少、外观不佳而缺乏自信，遂来就诊。

胃食管反流病（GERD）史 30 余年，一直在服用 H_2 受体阻断剂（兰索拉唑）。偶尔饮酒，无吸烟史。无口腔治疗禁忌证。曾接受多种牙科治疗，包括根管治疗、牙体充填、冠修复、固定义齿修复等。右上颌固定义齿松动6个月余。

二、临床检查及结果（clinical findings）

口外检查：患者无肌肉松弛、面部不对称或明显的结节。下颌运动范围正常，颞下颌关节无异常症状。面部外形无异常。

口内检查：唇、颊、舌口腔黏膜及咽部软组织无异常。#43号牙颊侧牙龈充血。唾液腺分泌量及黏度正常。口腔卫生状况良好。#12、#14、#15牙及#13、#23、#24牙为烤瓷全冠，边缘不密合，#23、#24、#25、#26、#27为联冠，松动。去除联冠，见#23牙有深龋至龈下，无法修复。天然牙及修复体中度磨耗。多颗前牙可见复合树脂不良充填体。#17、#38牙为金合金全冠修复。#16牙为7/8部分冠修复。#35、#36、#37为烤瓷固定义齿，桥基牙继发龋。#45、#46、#47、#48为固定桥，#46是卫生桥体（图17-40～图17-42）。

全景片及全口根尖片显示牙槽骨广泛性轻到中度骨丧失，#13、#11、#21、#22牙继发龋，#15、#24、#27牙已做根管治疗，#15、#34牙见金属桩，#23、#34牙根充欠填，但未发现根尖病变，#12、#45牙内有银尖封闭，未发现根尖病变，#17、#47、#45牙内可见固位钉（图17-43、图17-44）。

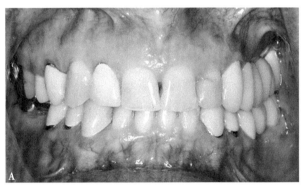

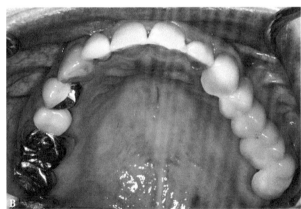

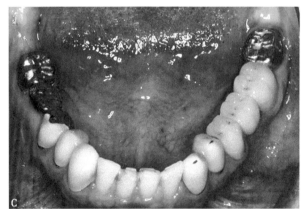

图17-40　治疗前口内正面及咬合面观

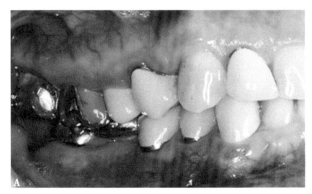

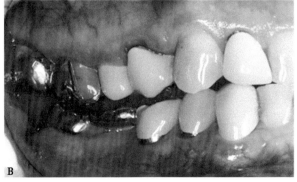

图17-41　治疗前右侧口内观
A. 最大牙尖交错位；B. 前伸颌位

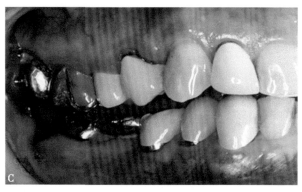
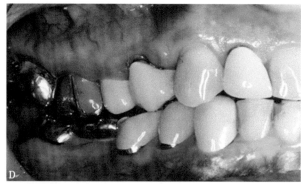

图 17-41（续）　治疗前右侧口内观

C. 非工作侧；D. 工作侧

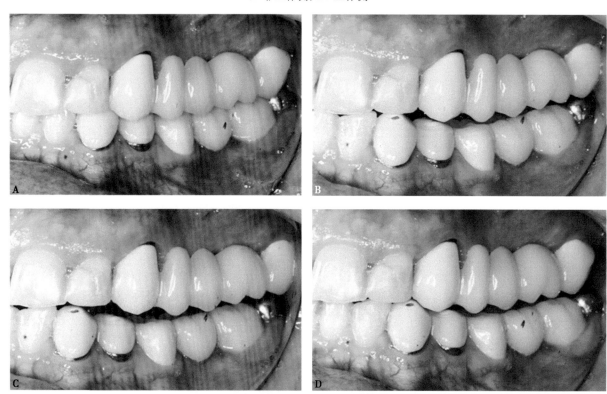

图 17-42　治疗前左侧口内观

A. 最大牙尖交错位；B. 前伸颌位；C. 非工作侧；D. 工作侧

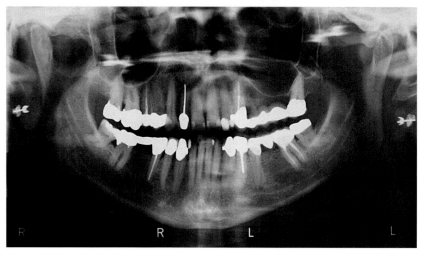

图 17-43　治疗前曲面体层片

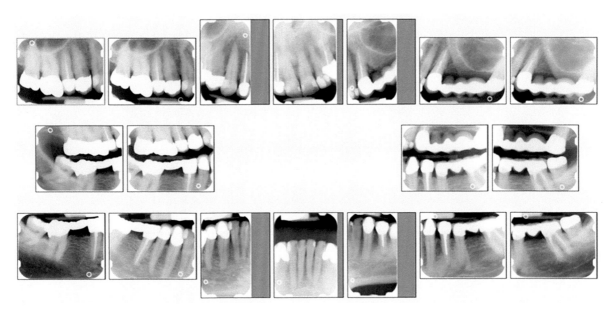

图 17-44 治疗前全口牙根尖片

咬合检查可见尖牙关系呈 Angle 一类错𬌗关系,磨牙关系呈 Angle 二类错𬌗关系。下颌中线无偏斜。上颌中线右偏 2mm。通过美观及发音评估其垂直距离过短。患者的习惯性闭口位和最大牙尖交错位一致。

三、诊断(diagnosis)

1. 上颌牙列缺损。
2. 广泛型轻度慢性牙周炎及局限型中度慢性牙周炎。
3. 继发龋。
4. 不良充填体。
5. 不良固定义齿修复体。
6. 不完善根管治疗。

四、治疗计划(treatment planning)

根据诊断结果,按照美国修复学院(ACP)的分类,该病例属于第四类局部牙列缺损。基于患者的主诉,临床和放射检查结果及咀嚼功能测试、研究模型及诊断模型的研究,抬高垂直距离的全口咬合重建势在必行。建议患者接受包括全冠、固定义齿、种植义齿及固定可摘联合义齿修复在内的多种治疗方案,需要进行全口咬合重建。患者拒绝可摘义齿包括固定活动联合修复。考虑到患者对功能和美学的期望,最终选择了全冠固位及种植义齿支持的固定修复。进一步与患者讨论下颌缺牙区的修复是选择种植义齿还是 3 单位固定义齿,出于经济方面的考虑,患者选择了固定义齿修复。曾向患者建议在修复治疗前进行上颌前牙冠延长术和正畸治疗以纠正错𬌗畸形,但未被接受。

五、治疗过程(treatment procedures)

1. 首先针对龋病治疗,包括膳食情况评估及加强口腔卫生保健措施。
2. 修复前牙周治疗。
3. 修复前外科治疗
(1)侧窗窦底提升术。手术区域经 6 个月的愈合期后,植入种植体(图 17-45、图 17-46)。
(2)上颌窦底提升术后 3 个月,于 #37 牙近中截开并拆除 #33~#37 的固定桥。

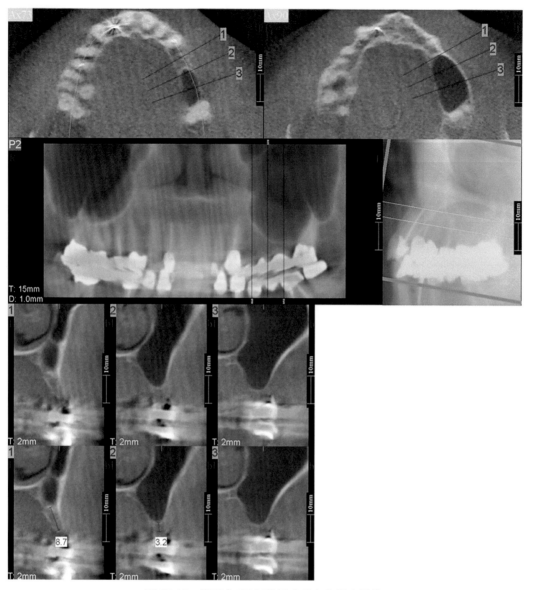

图 17-45   锥形束 CT 扫描示术前左上颌窦影像

（3）#33 牙无修复意义，给予拔除。同时行牙槽嵴增高术。

（4）拔牙创愈合期间，拆除旧固定可摘局部义齿。愈合过程中使用过渡期固定可摘联合修复体。

（5）上颌窦底提升术及牙槽嵴增高术愈合后，在外科导板的辅助下，#23、#25、#26 区域植入 3 颗种植钉（图 17-47、图 17-48）。

4. 用 Hanau 面弓及正中关系记录将研究模型转移到 Hanau 组装式𬌗架上（Whip Mix Corporation, Fort Collins, CO），借助于 Cadiax 系统确定前伸髁导斜度（右侧 44 度和 47 度）和 Bennett 角（左右两侧方髁导斜度均 5 度）（图 17-49）。

5. 雕刻诊断蜡型，设计预期的咬合关系并预测任何可能出现的问题（图 17-50）。

6. 将切导针打开约 1.5mm 以弥补并修复已部分丧失的垂直颌位关系。

7. 在骨移植及种植手术愈合期间，拆除 #41、#42、#43、#31、#32 的不良修复体并去除继发龋，用复合树脂充填。拆除其余基牙的所有冠及固定义齿修复体，全面检查所有基牙并清理继发龋。#38 因牙体组织大量丧失，根管治疗预后不佳，予以拔除。#17 及 #35 牙因龋丧失过多，建议行选择性根管治疗，并于桩核修复后行全冠修复。#15、#16、#33、#34、#35、#37、#47 牙因没有足够的冠部牙体组织来提供足够的牙本质肩领箍效应，建议冠延长术。#14、#16、#27、#37、#47 丧失了部分牙体组织，但可修复且

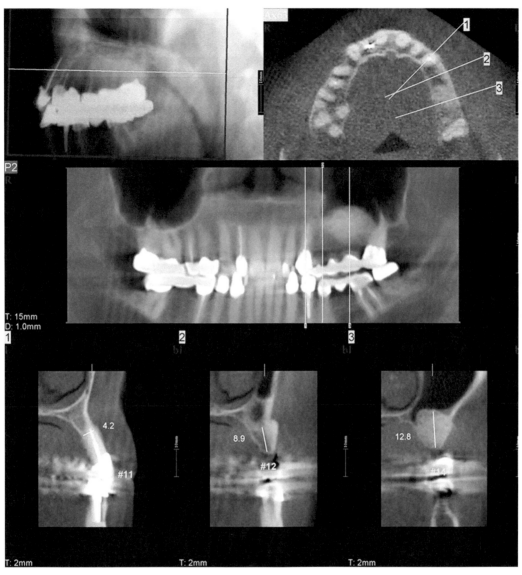

图 17-46 左侧上颌窦经过侧窗上颌窦底提升术后锥体束CT扫描影像
#23、#24、#26牙位建议植入种植体

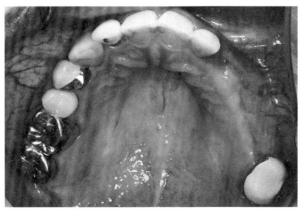

图 17-47 拔除 #23 并进行上颌窦底提升术后的咬合面观

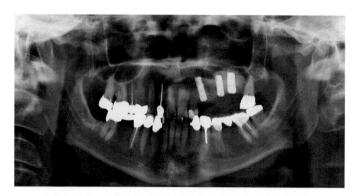

图 17-48 上颌窦底提升术和种植体植入后的全景片

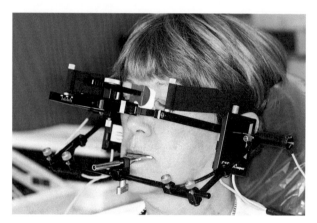

图 17-49 Cadiax 下颌运动轨迹描记记录前伸髁导斜度和 Bennett 角

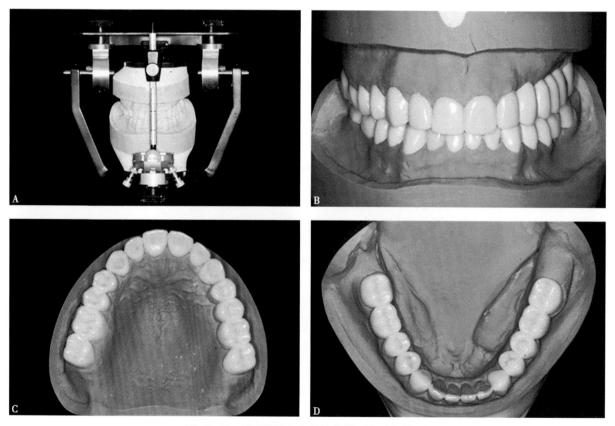

图 17-50 半可调𬌗架上的诊断模型和诊断蜡型

预后良好。银汞合金充填 #16、#17，并用固位钉提供桩固位。拆除 #44 牙松动的铸造桩核。#12、#15、#17、#34、#35、#45 牙经过根管治疗后，#12、#15、#17、#34、#35 行桩道预备（Para Post XP 系统，Coltene Whaledent Inc）后，用树脂粘接剂（MaxCem Resin Cement，Kerr Corporation）粘固预成不锈钢根管桩，银汞合金充填修复。#45 牙根管治疗后有较多的牙体组织，故汞合金充填修复。预备体精修。用自凝聚丙烯酸树脂制作暂时冠和暂时固定义齿。

8. 在 3 个月的愈合期后行二期手术，暴露种植体，并在 #23、#25、#26 相应缺牙区制作螺丝固位的暂时固定义齿。#13～#22 行氧化锆全瓷冠预备。#42～#32 行 Empress 铸瓷全冠预备（图 17-51）。抬高垂直距离，戴用新的暂时冠（图 17-52）。评估静态和动态颌位关系，包括下颌息止颌位和下颌随意运动。

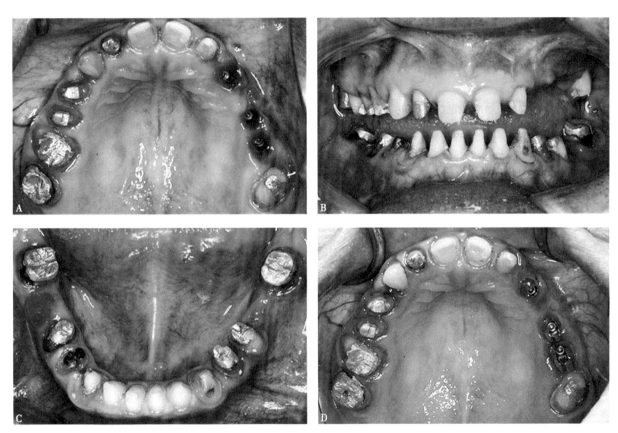

图 17-51 牙体预备后口内观

9. 患者佩戴并适应新的暂时义齿一个月后，采取暂时修复体印模并灌注模型。将模型转移至 HANAU WIDE VUE 半可调𬌗架。制作个性化切导盘。

10. 用印模材料乙烯基聚硅氧烷（VPS）取得包括天然牙和种植基台在内的终印模（图 17-53）。

11. 利用后牙暂时修复体保持垂直颌位关系，制作 lucia 导板。利用乙烯基聚硅氧烷（vinyl polysiloxane impression，VPS）印模材料及 Licia 导板（Lucia Jig）取得正中颌位关系记录（centric relation inter-occlusal records），包括上下颌预备体对预备体及预备体对暂时修复体（preparation against preparation and preparation against provisional prostheses）。工作模型和暂时修复体模型运用交叉上𬌗架技术（cross-mounted technique）固定到𬌗架上，参考临时修复体制作最终修复体（图 17-54）。

12. 计算机辅助设计制作（CAD/CAM）的基牙被用于种植体支持固位体，并设计为水门汀粘接固位修复体。

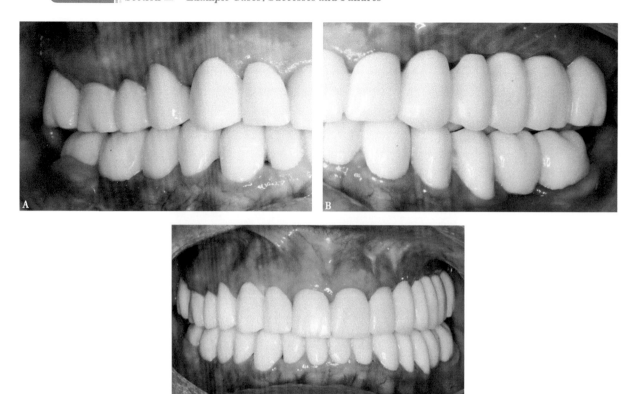

图 17-52　临时修复体就位

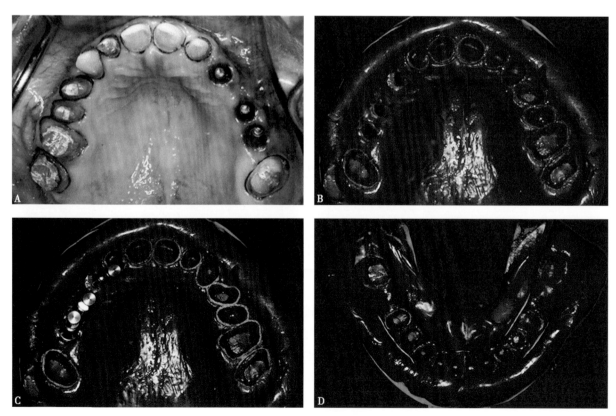

图 17-53　采取终印模

A. 上颌牙体预备体排龈（两根排龈线）；B. 上颌闭口印模；C. 种植转移体和替代体就位后的印模；D. 下颌印模

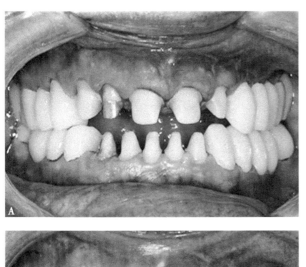
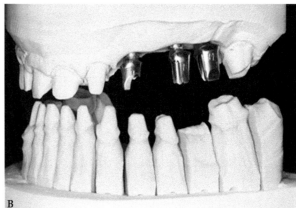
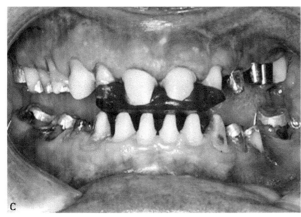
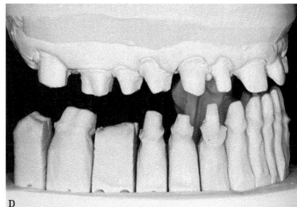

图 17-54　Lucia 导板的制作及将包括种植体上 CAD/CAM 基牙在内的工作模型上𬌗架

13．最终修复体的设计如下：#17、#27 为金合金全冠，#14、#15、#16、#26、#34、#44 为烤瓷熔附金合金全冠，#23、#24、#25、#35、#36、#37、#45、#46、#47 为天然基牙或种植体支持的烤瓷熔附金合金冠或固定义齿。#13、#12、#11、#21、#22、#33、#43 为氧化锆全瓷冠（Lava，3M ESPE），#42、#41、#31、#32 为 IPS Empress Esthetics 铸瓷全冠（Ivoclar Vivadent）。咬合设计，在前伸及侧方运动中，建立保护性𬌗关系。

14．口内试戴　交叉上𬌗架后的上颌工作模型和暂时修复体模型被送去制作 CAD/CAM 基台（#23、#24、#26 牙），然后在口内试戴。带𬌗架的诊断蜡型模型、暂时修复体模型、工作模型及个性化切导盘均送往技工中心并附带详细的技工指示设计单。金属支架制作完成后需要试支架，在支架上用自凝树脂再次采取颌位关系。模型继续送往技工中心完成烤瓷等修复体制作。基底冠试戴（a bisque bake try-in）对于提高烤瓷的美观效果十分重要。有时需要做适当的外形和咬合面的调改，再辅以详细的设计说明指示技工按照适合度、邻接触点、美观特点、咬合要求（咬合平面、咬合接触、咬合诱导）进行完成和调改。临床确认后，再进行磨光、上釉。

15．最终修复体制作完成、戴入使用。IPS Impress 铸瓷全冠用氢氟酸（hydrofluoric acid）酸蚀后涂抹硅烷偶联剂（saline coupling agent），用高流动性树脂水门汀（light polymerized resin cement）（Variolink，Ivoclar Vivadent）粘接到基牙上。其他冠桥用树脂增强玻璃离子体水门汀（GC FujiCEM，GC）粘接到基牙上（图 17-55～图 17-58）。

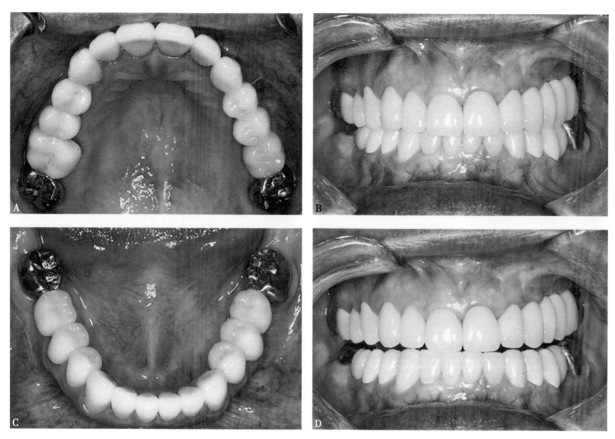

图 17-55　术后口内观

A. 上颌咬合面观；B. 正面观；C. 下颌咬合面观；D. 下颌前伸对刃位

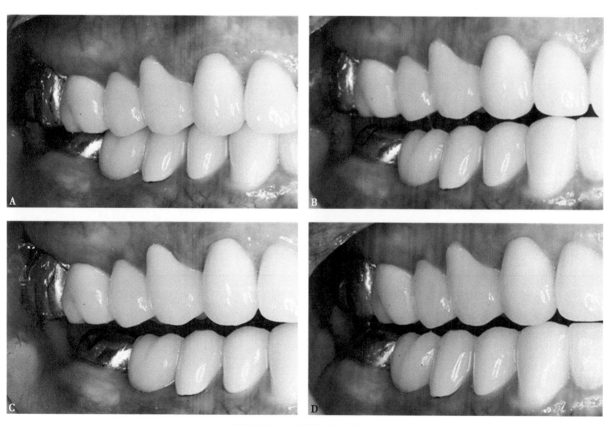

图 17-56　术后右侧口内观

A. 最大牙尖交错位；B. 前伸颌位；C. 非工作侧；D. 工作侧

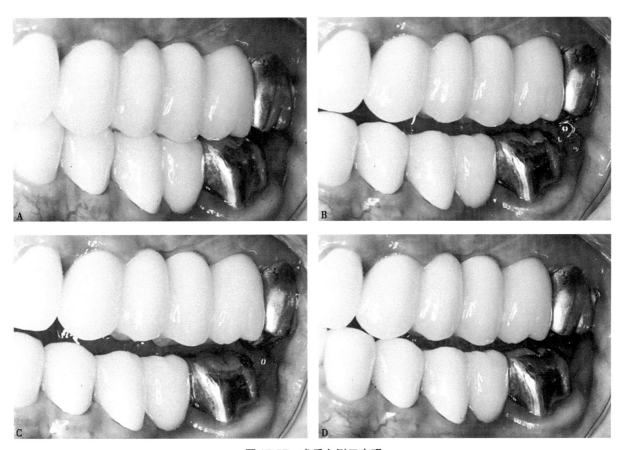

图 17-57 术后左侧口内观
A. 最大牙尖交错位；B. 前伸颌位；C. 非工作侧；D. 工作侧

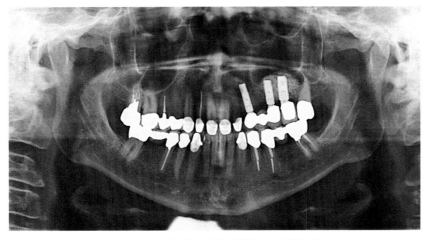

图 17-58 治疗后全景片及全口牙根尖片

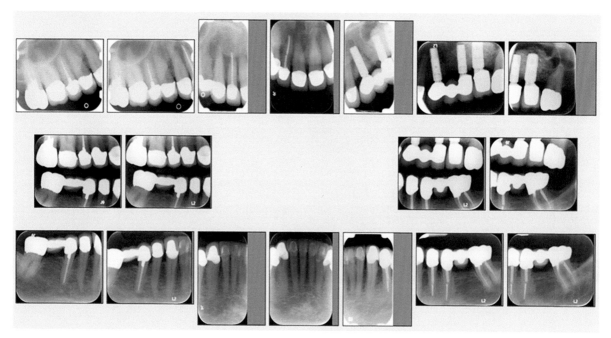

图 17-58（续）　治疗后全景片及全口牙根尖片

六、术后维护及预后

一周后患者复诊进行咬合关系及软组织情况评估。开始戴用上颌𬌗垫进行保护。

患者对治疗效果十分满意，并愿意通过良好的口腔卫生行为对最终修复体尽心维护。预约患者 6 个月后复诊。

患者具有良好的依从性和积极性，并且对治疗的最终结果相当满意。

（郭娟丽）

（Dr. Juanli Guo）

（Prosthodontist，Virginia，USA）

病例四　高发龋及牙列缺损的全口咬合重建
Case Ⅳ　Oral reconstruction with high risk of caries

主编点评： 该病例为高发龋患者的咬合重建。重点是做好修复前的龋齿危险性评估和继发龋的控制。对于这类患者，治疗设计倾向于对余留牙的全冠覆盖，拔除长期效果不良的残根残冠后进行无基托的尽量少影响口腔自洁的修复。设计力求简洁易自洁，避免繁复义齿结构尤其是结构复杂的附着体修复或可摘义齿修复。该病例运用种植修复和冠修复，简化了修复设计。另外，还运用了短牙弓理念，在患者经济条件有限的情况下，采用短牙弓修复和集中财力放到下颌游离端缺损区的种植修复。

30 岁亚裔女性患者。

一、主诉（ chief complaints ）

多处缺牙及牙齿变色，影响美观。右上后牙区牙本质敏感，进食时食物易塞在右下后牙区，不易维持口腔清洁。自觉上颌前牙过长不美观。

二、现病史（dentistry history）

之前的 7、8 年未接受牙科检查和治疗。因为龋齿，就诊前一年接受过少数牙的充填和拔牙。幼时曾接受过矫正治疗（orthodontic treatment），但是中途中止疗程。#46 因龋齿在 10 岁时拔除，#24 因排列不齐在青少年时期被拔除。

三、临床检查（clinical findings）

牙齿因氟斑（fluorosis）及四环素（tetracycline）而变色。除智齿外，#24、#34～37、#46 缺失。#17、#13～22，#26、#27、#45、#47 有龋坏，其中 #17、#13、#26、#27 因龋齿严重已无法保留，#17 有根分叉部疼痛（percussion pain）。咬合呈现安氏Ⅱ类错𬌗关系（Angle's class Ⅱ relationship），前牙有 4mm 覆盖（horizontal overlap）及中覆𬌗（vertical overlap）并有轻度拥挤（crowding）现象，#14～12 之间及 #23～27 之间的间隙不足。#27 因缺乏对𬌗牙而过度萌出（super-eruption）（图 17-59、图 17-60）。右下颌固定义齿桥体外形过突

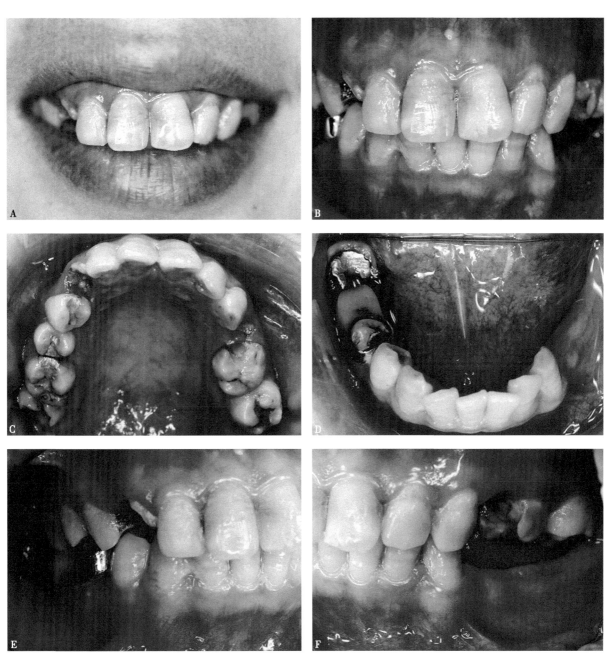

图 17-59　初诊时口内正面、侧面观及咬合面观

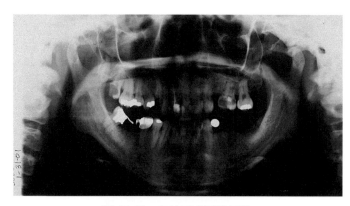

图 17-60   初诊时曲面体层片

（overhung contour），是造成食物嵌塞的原因。牙菌斑堆积，边缘牙龈（marginal gingiva）炎性表现。没有明显齿槽骨丧失（bone loss）表现。无夜磨牙（bruxism）、紧咬牙（clenching）或抽烟习惯。

四、诊断（diagnosis）

口腔诊断为龋齿、慢性根尖周炎（chronic apical periodontitis）、牙列缺损、全口牙龈炎、高角型安氏Ⅱ类错𬌗（Angle's class Ⅱ malocclusion with high mandibular plane angle）。

主要致病原因（primary etiologic factors）为牙菌斑、遗传、在牙齿生长发育期摄入过多的氟及抗生素（antibiotics）。促成因素（contributing factors）为患者对口腔卫生的忽视及牙齿缺失。

五、预后（prognosis）评估

需综合患者病史及临床表现加以分析。本病例修复后是否能成功的主要风险因子（risk factors）为龋齿，没有牙周病或其他口腔副功能（parafunction）问题。如接受完整治疗，预后为良好（fair）。关键是如何能降低龋齿再发生的机会。若不接受龋齿的治疗，则预后明显很差（poor），最终继续失牙。分析了解风险因子将有助于拟订治疗计划。

六、治疗计划（treatment planning）

该患者显然需要全口重建，而治疗计划的拟订，需考虑多方因素。

其一，是否需要正畸治疗（orthodontic treatment）。患者为安氏Ⅱ类错𬌗畸形伴有高下颌角（Angle's class Ⅱ malocclusion with high mandibular plane angle）、脸型偏长、露龈笑（gummy smile）、过度牙齿暴露（excessive tooth display）、口唇闭合不全（lip incompetence）、牙齿排列拥挤（crowding）。如果接受正畸治疗，则可在改善上述种种情形后还需全口重建，以改善美观及缺牙的问题。但患者除了不喜欢过长的牙齿，对其他脸型和口唇的不美观表现并不在意，不愿意正畸治疗。

其二，考虑该患者属于龋齿高危人群，对于牙齿构造不正常的牙齿愿意采用比较积极的治疗方式如拔牙，而不希望做牙髓治疗（endodontic treatment）、牙冠延长手术（crown lengthening）和桩核修复（core build-up）。考虑治疗预后有疑问的病患牙齿，倾向于将资金用于预后良好的种植修复。而且种植修复可以避免继发龋的发生。

其三，由于下颌缺牙过多，如不使用种植修复，则需用可摘局部义齿（removable partial dental prosthesis）。而通常下颌可摘义齿尤其是游离端义齿（free end prosthesis）使用效果降低，所以，如果经费有限，宁可集中用于种植修复重建下颌牙齿。患者年纪仍轻，不希望使用可摘义齿，在经费有限的情况下，上颌以传统冠、桥修复为主，而下颌则以种植修复为主。

其四，因为牙弓长度可以根据其生理需求缩短，治疗目标以重建至第一磨牙为止。

七、治疗程序（treatment procedures）

1. 口腔基础治疗包括口腔卫生指导（initial therapy, oral hygiene instruction）（图 17-61）。

2.龋齿危险程度的评估（caries risk assessment）和治疗 使用唾液的缓冲能力（buffer capacity of saliva）检查套装（CRT buffer, Ivoclar Vivadent）检测，如果该能力高则患龋的可能性低（low caries risk）。

检查唾液量（salivation rate），唾液量每分钟大于1ml则患龋的可能性低。

检查变形链球菌（mutans streptococci），每毫升唾液中大于10^5 CFU则有高的患龋可能（high caries risk）；检查乳酸菌（lactobacilli），每毫升唾液中大于10^5 CFU则有高的患龋可能性，使用CRT bacteria套装进行检查（Ivoclar Vivadent）（图17-62）。

根据以上检查，如果该患者能改善菌斑控制能力，由于她有足够的唾液量，缓冲能力高，可以显著降低患龋的可能性。但是，最困难也是最重要的事是改变她的行为习惯和口腔卫生习惯。

3.前牙美学分析（esthetic analysis）及诊断蜡型制作（diagnostic wax-up） 为了达到缩短前牙长度的目的，在口内用铅笔标出患者希望的长度，取模后将此标记转移到石膏模型上，再据此雕刻诊断蜡型（图17-63、图17-64）。

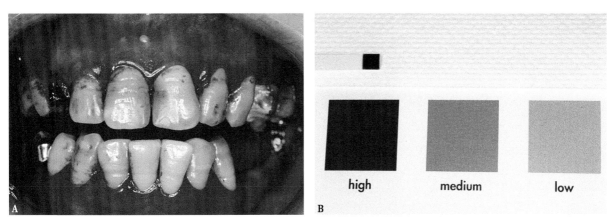

图17-61 评价菌斑控制能力，使用菌斑染色剂指导患者改善刷牙和使用牙线的效果

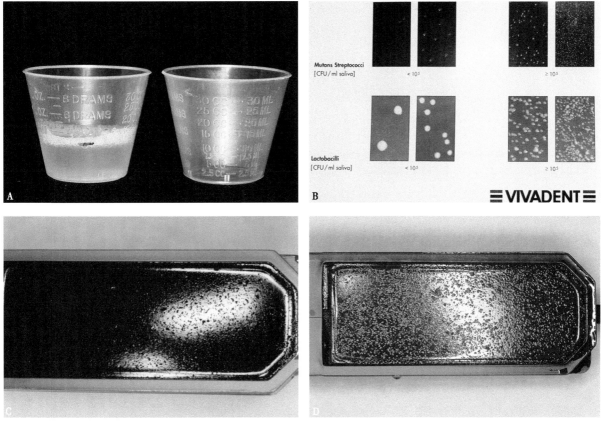

图17-62 检查变形链球菌

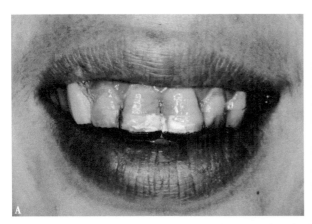
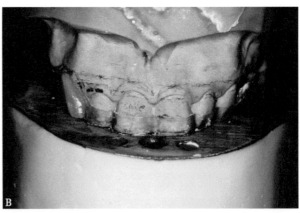

图 17-63　标记长度并转移至石膏模型

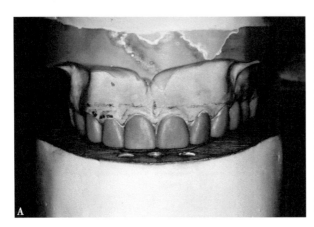
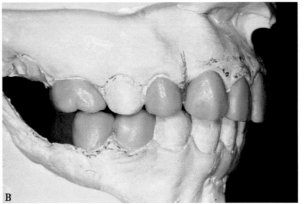

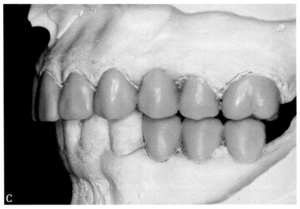

图 17-64　雕刻完成的诊断蜡型

4. 龋齿控制（caries control）　包括拔除 #17、#13、#26、#27、#47 牙，右下颌固定桥拆除，龋齿去除及充填（remove caries and foundation restoration），涂氟治疗（fluoride treatment）。

#13 的拔除也作为龋齿控制的一环。拔除后立即戴入三单位暂时桥，在牙槽嵴上压迫出卵圆形桥体窝以提高美学效果。这时还无需进行全牙列的暂时修复，需要等待至种植修复后统一进行。这样可以减少暂时修复体的维护（图 17-65～图 17-67）。通常，在多数情况下，植骨和种植体植入后需要等待数月。如果过早戴入暂时修复体则增加了菌斑附着的可能性。为了防止暂时修复体下方的继发龋，需要每4～6周重新粘固暂时修复体。

5. 块状骨植入 6 个月后 #46、#34、#35、#36 种植体植入（implant placement），外科用模板用以指导种植体的理想植入位置和方向。ITI RN solid abutments 用于 #34、#35 牙位，ITI WN solid abutment 用于 #46 牙位（图 17-68）。

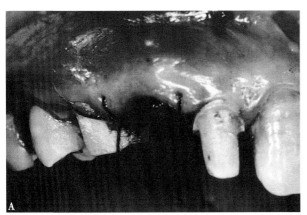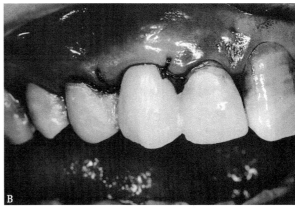

图 17-65　拔出 #13 并戴入暂时桥

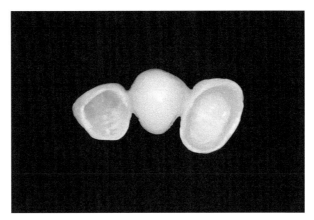

图 17-66　暂时桥组织面形成卵圆形突起

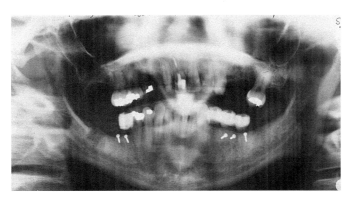

图 17-67　块状骨植入 6 个月后的曲面体层片

　　6. 下颌前牙美白(bleaching of lower anterior teeth)　为患者提供了家用美白托盘和过氧化脲(carbamide peroxide)美白凝胶(Opalescence，Ultradent)用于下颌前牙的美白(图 17-69)。

　　7. #16～27，#33～36，#45、#46 暂时修复体(provisional restorations)戴入。基牙初预备后，根据诊断蜡型翻制暂时修复体(图 17-70)。暂时修复体有助于评价咬合关系、功能、美观。如果有任何修改，都应该在这个阶段完成来最大限度地满足患者的要求。也被用做最终修复体的蓝图(blue print)。

　　8. 最终修复体制作(fabrication of definitive restorations)　上颌牙中 #16、#15、#21、#22 为金属熔附烤瓷冠，#14～11 为固定义齿，#13 为桥体，#23～26 固定义齿，#24、#25 为桥体。下颌牙中 #34、35、36 为种植连冠(splinted crowns on implants)，#44 牙 I 类洞树脂充填，#45 金属熔附烤瓷冠，#46 种植体支持金属熔附烤瓷冠(图 17-71)。最终修复体的外形、咬合关系应该遵照已被患者认可的暂时修复体。

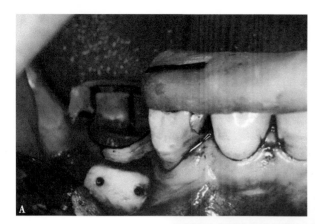
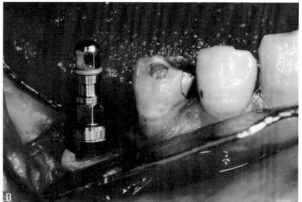
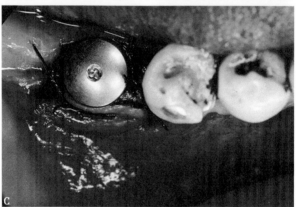

图 17-68　植入种植体

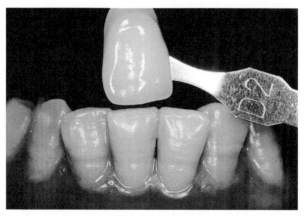

图 17-69　美白前比色

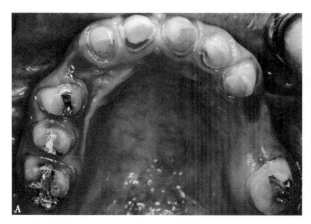
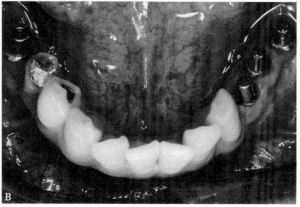

图 17-70　戴入暂时修复体

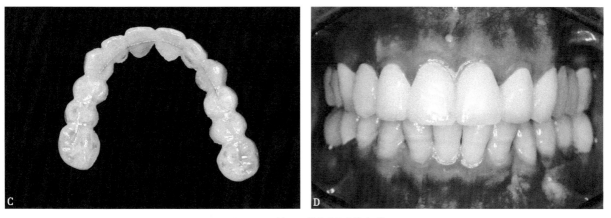

图 17-70（续）　戴入暂时修复体

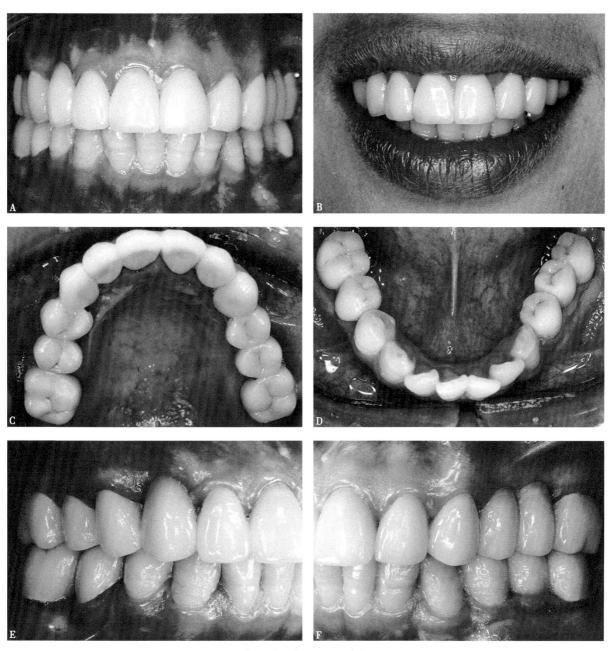

图 17-71　修复后的口内正面观、咬合面观及侧面观

八、术后维护和口腔卫生指导（home care instruction）

为患者制作涂氟用的托盘（fluoride tray），建议患者使用含有 1.1% 氟化钠的氟制剂（PreviDent5000，Colgate）（图 17-72）。

4 年后复诊结果显示修复效果稳定，无明显骨吸收发生，但是有新的龋洞发生，有个别牙龈退缩（图 17-73～图 17-75）。为患者进行去龋后树脂充填。牙龈退缩的原因可能是牙龈生物型较薄和不恰当的刷牙习惯。如果患者要求，可考虑进行游离牙龈瓣移植手术。

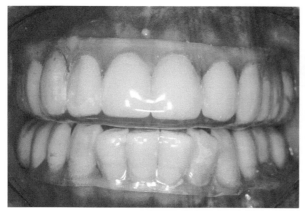

图 17-72　涂氟用的托盘

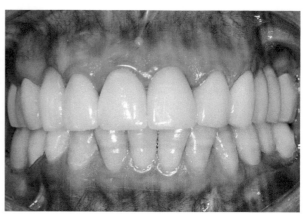

图 17-73　修复 4 年后效果稳定

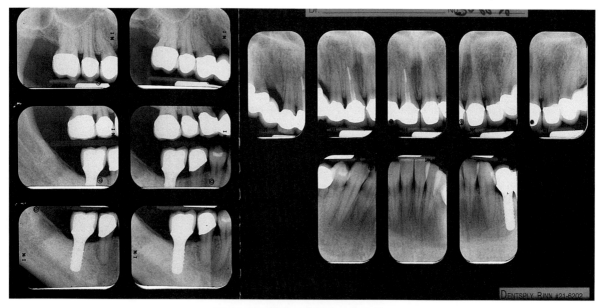

图 17-74　修复 4 年后全口根尖片

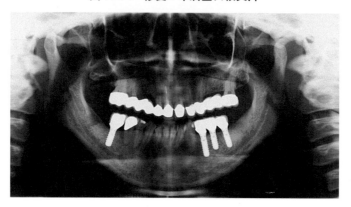

图 17-75　修复四年后下颌曲面体层片

该患者仍有同样的龋患问题,幸亏及时发现,处以简单充填即可解决。但需加强患者口腔卫生教育,以减少将来龋齿再发生的几率。从这个病例可以学到,即使患者因氟斑牙而有牙齿变色的问题,理论上氟沉积可帮助减低龋齿的发生,但是仍无法抵挡牙菌斑的作用。最困难的是改变患者的口腔卫生习惯,关于此还需多加强管理。理想的治疗计划是以种植体支持为主,重建上颌缺牙区,X 线检查可以证实有足够的骨高度。可以避免进行传统固定义齿的修复,在每个天然牙和种植体上均以单冠进行重建,使患者的日常口腔卫生的维护变得容易,也可降低日后维护的复杂程度。

（马学澄）

（Dr. Polly Ma）

（Prosthodontist，Seattle，WA，USA）

病例五　重度酸蚀症需要抬高垂直距离的全口咬合重建
Case Ⅴ　Occlusal reconstruction of severe erosion and wear by lift of VDO

主编点评：该患者釉质发育不全及牙齿萌出不全,唇面及咬合面磨耗,临床牙冠短,必须进行牙冠延长术及抬高咬合垂直距离才能满足修复原则。咬合抬高后前牙反𬌗得到改善,通过修复体轴向调整,最终形成正常𬌗型。本病例运用了下颌运动描记仪测定下颌前伸运动时的髁导斜度,运用𬌗叉和面弓及可调式𬌗架,精确转移上颌牙列及颞下颌关节的关系,以及后牙咬合面形态采用锥形堆蜡技术,这些措施提高了咬合面重建后咬合接触的准确性,减少了临床调改最终修复体的咬合的量,提高了长期修复效果。不足是前牙的牙冠延长术去除组织偏多,使修复后中切牙牙冠过长,影响了美观效果。

20 岁男性患者,因牙齿磨耗敏感、咀嚼无力,要求全面口腔治疗。

一、全身病史

身体健康,不饮酒,无吸烟史。无口腔治疗禁忌证。

二、口腔专科病史

从小感觉牙齿酸软,不敢咀嚼硬物,未曾接受系统牙科治疗。口内有部分充填物。每天刷牙 2 次。

三、临床检查及结果

（一）口外检查

口外检查结果示患者无肌肉松弛、面部不对称或明显的结节。下颌运动范围正常,颞下颌关节无异常症状。

（二）口内检查

口内唇、颊、舌、口腔黏膜及咽部软组织正常。#23 缺失无缺牙间隙,牙列完整到第三磨牙,所有前磨牙和磨牙的咬合面磨耗失去𬌗面形态,有纵向多个深沟横过咬合面。前牙唇舌面磨耗,有横向沟。所有牙临床牙冠短,仅有 4～5mm,#35、#44、#45、#47 为残冠,𬌗面及邻面有充填体。#18 变色,𬌗面穿髓孔样洞,内有树脂充填物。#16、#15、#25、#26、#27、#28、#38、#46、#47 牙有邻面龋。口腔卫生状况一般。

（三）咬合检查

前牙反𬌗,#21 对刃,反覆盖 1mm,覆𬌗浅。上颌中线偏左 3mm,与面部中线不一致,下颌中线和面部中线一致。后牙咬合接触不紧密,每牙仅有牙尖接触（图 17-76）。患者的习惯性闭口位和最大牙尖交错位一致。面下距离稍短于面中距离,垂直距离降低。

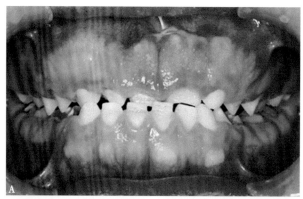

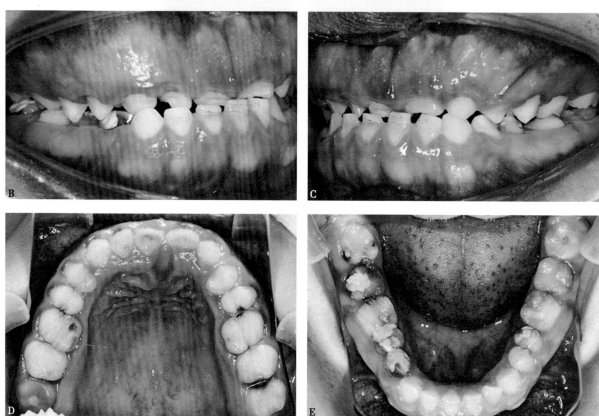

图 17-76　初诊时口内正面、侧面及咬合面观

四、放射线检查（图 17-77、图 17-78）

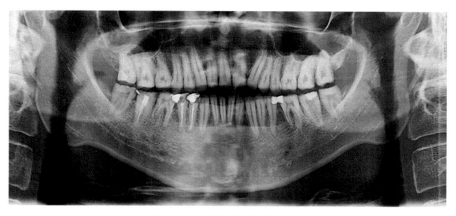

图 17-77　治疗前曲面体层片

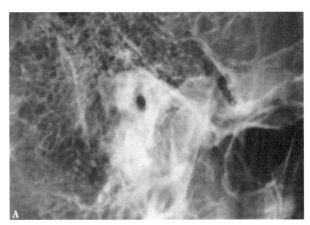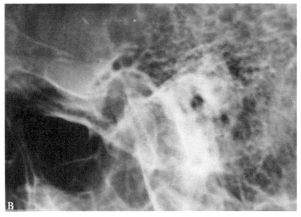

图 17-78　治疗前颞下颌关节许勒位片
双侧颞下颌关节未见骨关节病变及变位

五、诊　　断

1. 上下颌牙列重度磨耗。
2. 龋及继发龋。
3. 酸蚀症。
4. 错𬌗。

六、治 疗 计 划

1. 抬高垂直距离。
2. 牙冠延长手术。
3. 牙体牙髓治疗。
4. 全牙列冠修复达到咬合重建。

七、治 疗 过 程

1. 告知患者治疗目的及其局限性。

2. 向患者宣传口腔预防及口腔卫生保健相关知识。

3. 𬌗垫试行抬高垂直距离。先行塑料𬌗垫抬高咬合垂直距离，一个月后复查，检查有无颞下颌关节及咀嚼肌症状及体征，再次检查双侧颞下颌关节许勒位片，观察关节间隙及骨质，确认无不良变化（图 17-79、图 17-80）。

4. 牙冠延长手术后，每个牙的临床牙冠高度增加 3mm（图 17-81、图 17-82）。

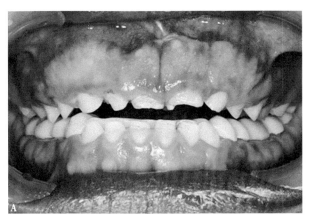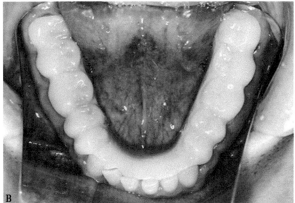

图 17-79　塑料𬌗垫抬高咬合垂直距离

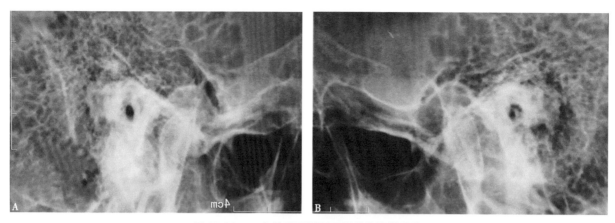

图 17-80　一个月后双侧颞下颌关节许勒位片

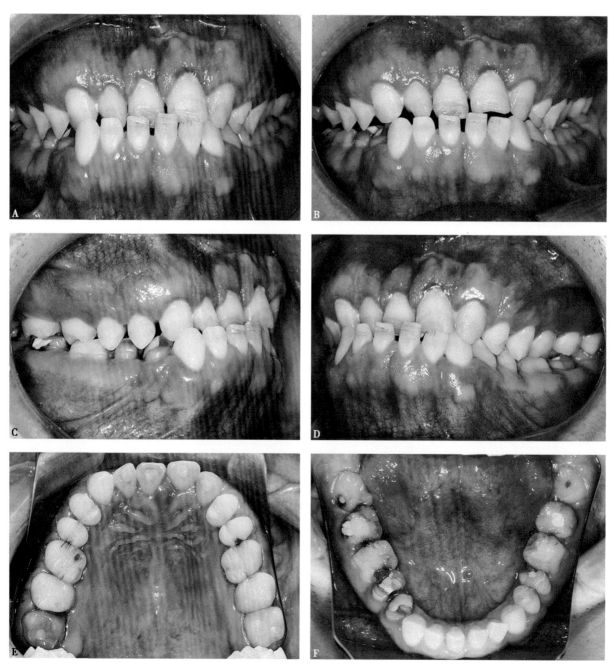

图 17-81　牙冠延长术后

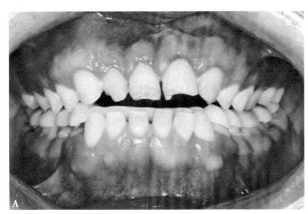
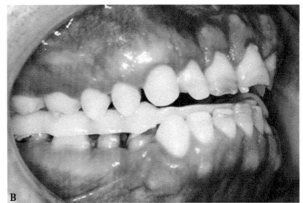
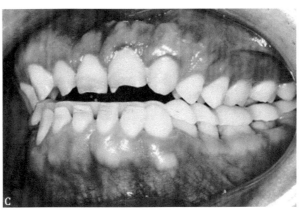

图 17-82　牙冠延长术后戴𬌗垫

牙体治疗后拍摄 X 线根尖片（图 17-83）。

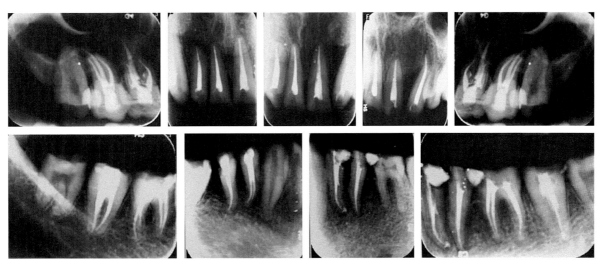

图 17-83　牙体治疗后根尖片

5. 面弓转移，将上下颌研究模型上𬌗架（图 17-84）。

6. 用蜡堤和颌平面板确定咬合平面，在研究模型上制作诊断蜡型。雕刻诊断蜡型，设计预期的咬合关系并预测任何可能出现的问题（图 17-85）。

7. 牙体初预备　根管治疗牙均行桩核修复后，进行全冠外形的初次预备（图 17-86）。前牙用预成冠保持咬合垂直距离。用硅橡胶材料分段记录颌位关系（图 17-87）。

基牙预备后复制诊断蜡型，制作暂时冠，戴入口内，观察并调整咬合接触（图 17-88）。

调整咬合平面，观察前牙微笑曲线，调整暂时冠长度（图 17-89）。

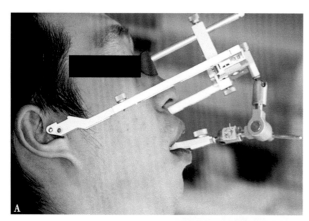
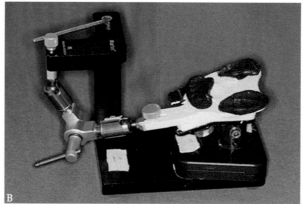
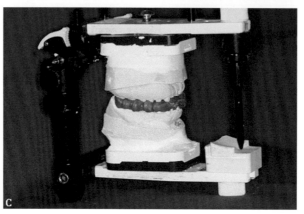

图 17-84   面弓转移并上骀架

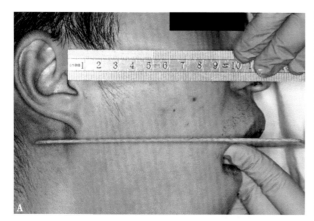
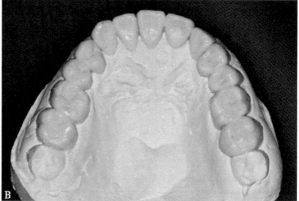

图 17-85   雕刻诊断蜡型

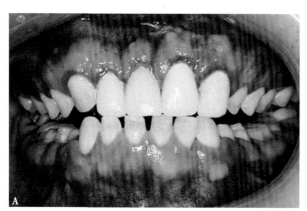
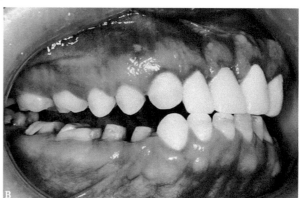

图 17-86   牙体初预备

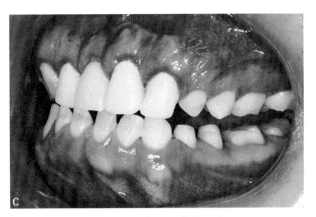

图 17-86（续）　牙体初预备

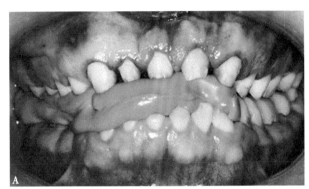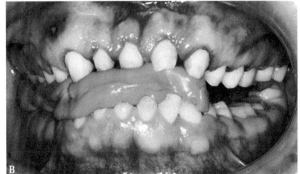

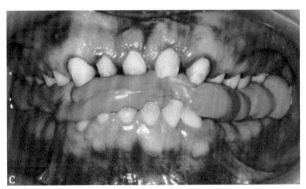

图 17-87　硅橡胶材料分段记录颌位关系

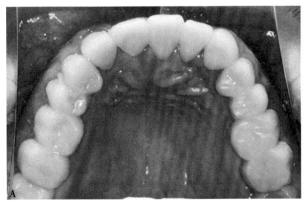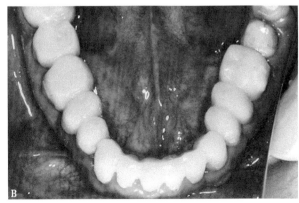

图 17-88　暂时冠戴入口内

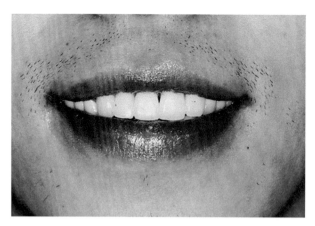

图 17-89 观察前牙微笑曲线

暂时冠使用一个月后，再次评估关节、咀嚼肌、咬合接触、牙体牙周健康，在患者的知情同意后开始正式修复。进行预备体精细预备，采取印模，灌制工作模型（图 17-90）。

在口内采用分段法获得硅橡胶颌位记录，并将记录材料汇成一体（图 17-91）。根据颌位记录对合上下颌工作模型，上𬌗架。

用面弓及正中关系记录将研究模型固定到吉尔巴赫组装式𬌗架。获得前伸𬌗记录，确定前伸髁导斜度（图 17-92）。

为了得到更为精确的个体化髁道斜度、Bennett 角度等参数，应用下颌运动记录分析仪描记下颌运动轨迹，计算双侧髁道斜度，并以此调整𬌗架上的髁导斜度（图 17-93）。

观察工作模型，修整代型，进行基底冠的蜡型制作（图 17-94）。

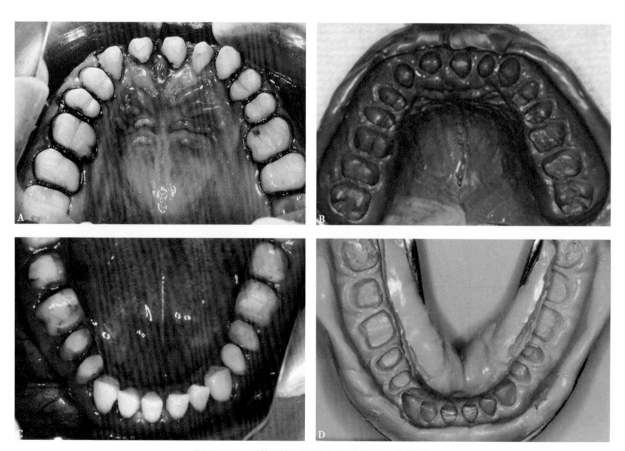

图 17-90 牙体预备，采取印模并灌制工作模型

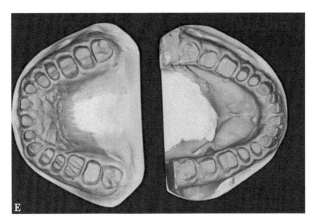

图 17-90（续）　牙体预备，采取印模并灌制工作模型

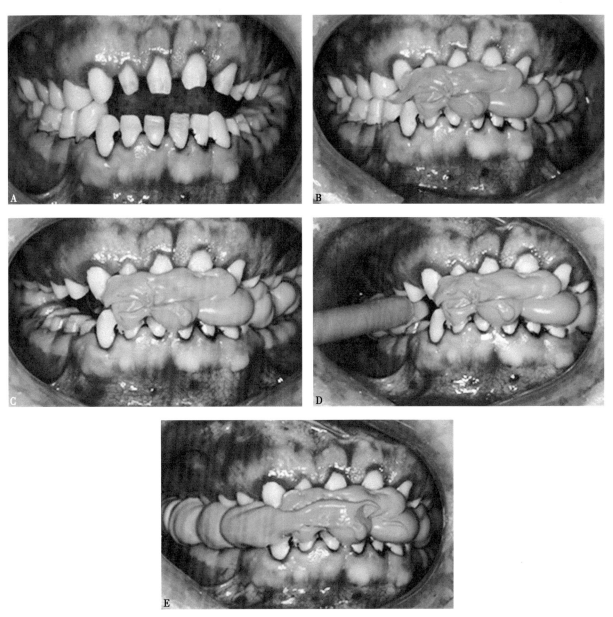

图 17-91　分段法获得硅橡胶颌位记录

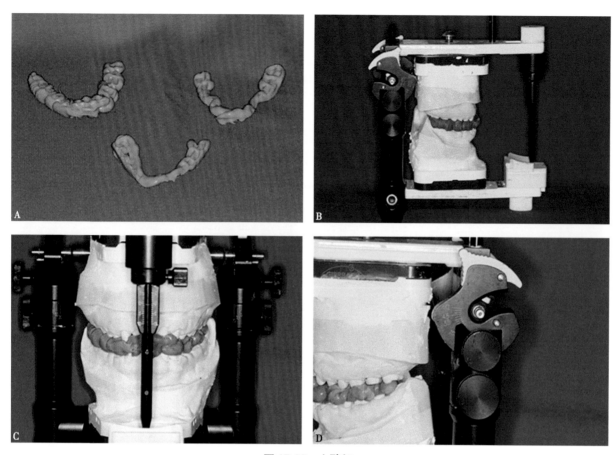

图 17-92　上𬌗架

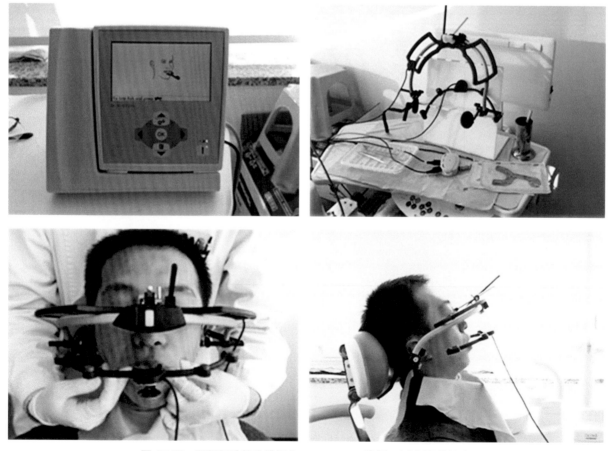

图 17-93　下颌运动轨迹描记（Arcus Digma，德国），测定髁道斜度

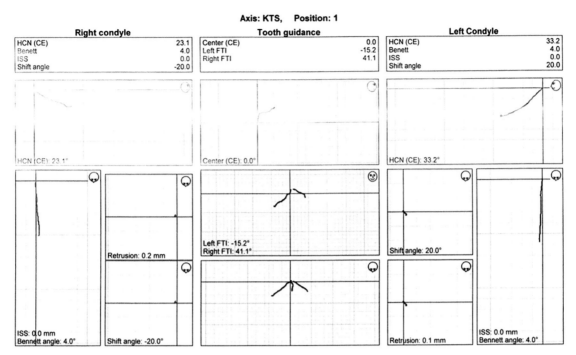

图 17-93（续） 下颌运动轨迹描记（Arcus Digma，德国），测定髁道斜度

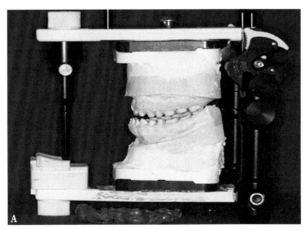

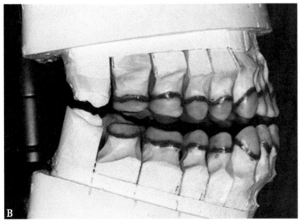

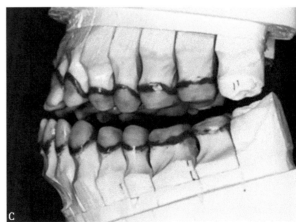

图 17-94 观察工作模型，修整代型，进行基底冠的蜡型制作

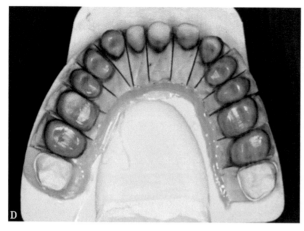
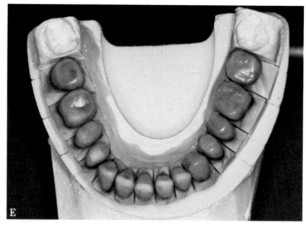

图 17-94（续） 观察工作模型，修整代型，进行基底冠的蜡型制作

　　锥形调蜡法进行咬合面牙尖的堆积和完成咬合面形态。先用蜡锥标出功能尖、非功能尖、功能尖相对位置，蜡锥高度代表了牙尖高度。再用蜡连接各个蜡锥并围出咬合面外形，最后流蜡形成牙冠外形（图 17-95）。

　　蜡型雕刻完成后用缩合型硅橡胶的初印材料取印模，作为堆瓷厚度和牙尖位置的参考（图 17-96）。

　　制作体制作完成，在𬌗架上调改咬合接触（图 17-97）。

　　修复体在口内试戴，检查就位情况、边缘密合无悬突、邻接触紧密、外形和颜色满意度。根据口内实际情况调改外形和色调。调改咬合接触达到最大牙尖交错关系，无咬合高点及咬合干扰，上釉完成（图 17-98、图 17-99）。

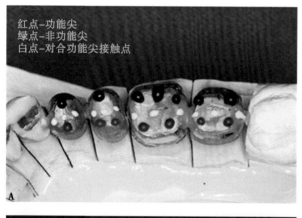
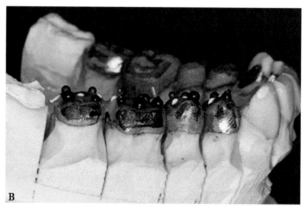
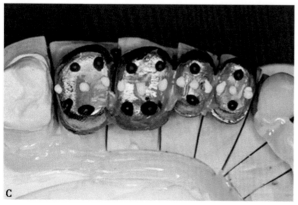
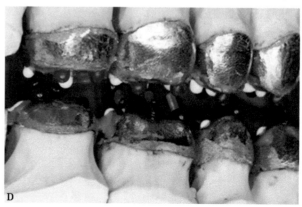

图 17-95 锥形调蜡法堆积咬合面（制作技师：北京大学口腔医院技工部 贾璐）

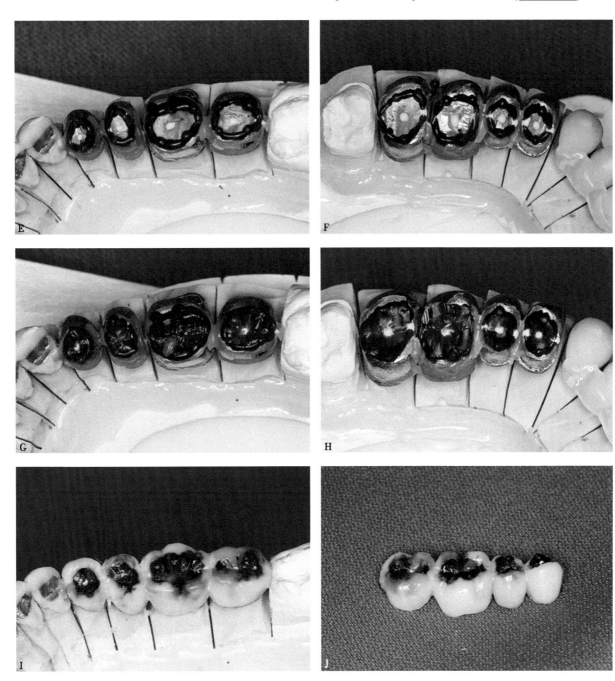

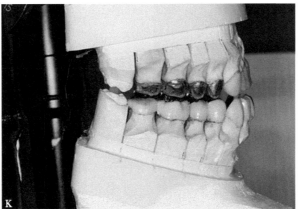

图 17-95（续）　锥形调蜡法堆积咬合面

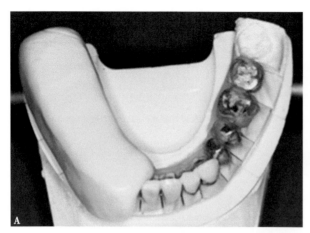

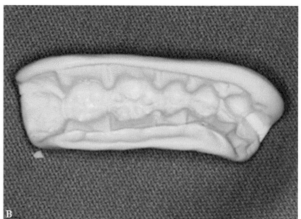

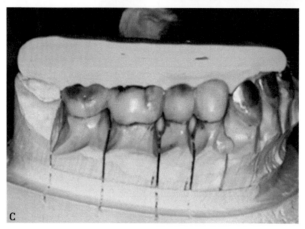

图 17-96   硅橡胶取印模

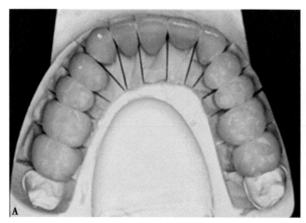

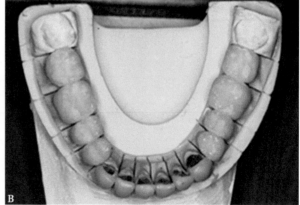

图 17-97   上𬌗架调磨咬合接触

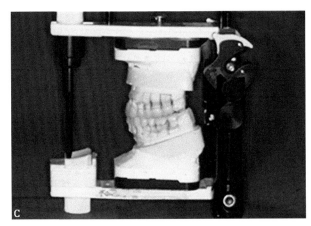
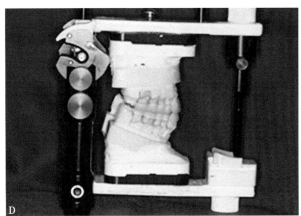
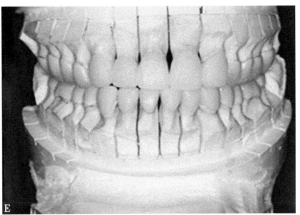

图 17-97（续）　上殆架调磨咬合接触

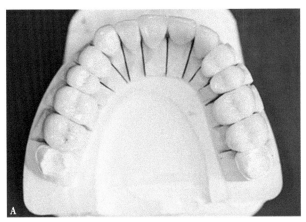
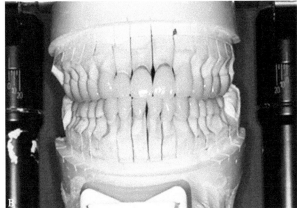
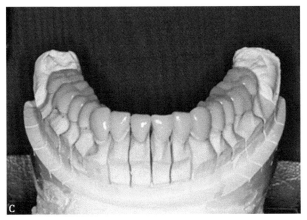
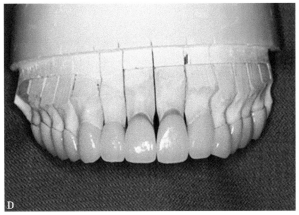

图 17-98　完成后的修复体

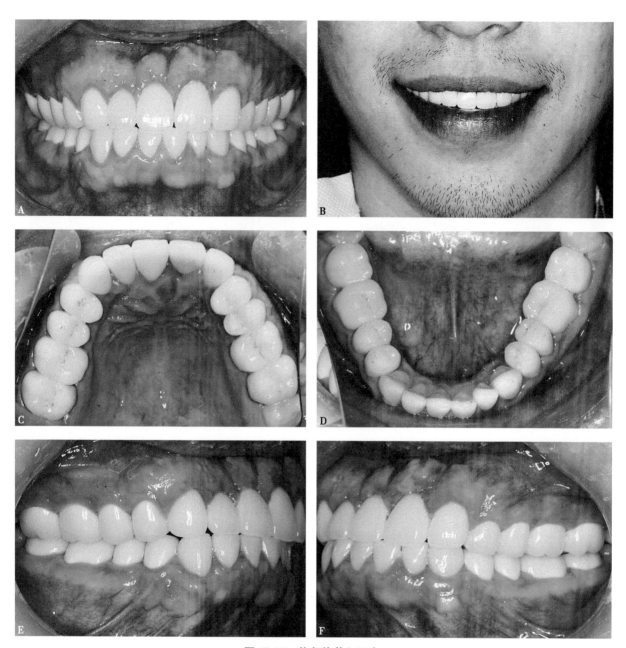

图 17-99　修复体戴入口内

八、对患者的指导及术后维护治疗

　　术后口腔卫生指导包括用软毛牙刷、牙线清理龈沟。夜间上颌戴用软弹性殆垫。患者复诊进行咬合关系及软组织情况评估。患者对治疗效果十分满意，并愿意通过良好的口腔卫生行为维护最终修复体。1 个月后患者复诊进行再评估，此后每 12 个月复查一次。

（姜　婷）

（Dr.Ting Jiang）

（Prosthodontist，Professor，Peking University，Beijing，China）

病例六　交叉上𬌗架转移暂时修复体咬合关系的全口咬合重建
Case Ⅵ　Occlusal Reconstruction with partial edentulous

主编点评：本病例的上颌有多个需要重新修复的金属烤瓷冠，下颌双侧后牙缺失。微笑时不美观，前牙深覆𬌗。修复时需要抬高垂直距离，重新确定𬌗平面。治疗中通过精确的暂时修复体的应用，从颌位确立、牙周健康维护和美学表现的确认上进行诊断性修复，为最终修复体的制作奠定了良好基础。再通过面弓转移、上下颌诊断模型和工作模型的交叉上𬌗架技术，准确复制通过暂时修复体确定好的颌位到工作模型上，获得了好的修复效果。

40 岁女性患者。

一、主　述

患者多数食物无法咀嚼，烤瓷冠陆续崩瓷，羞于开口讲话和大笑。要求修复缺失后牙及改善美观。

二、临床检查

初诊时正面观不美观，上颌旧烤瓷冠多处崩瓷，前牙深覆𬌗，下颌后牙缺失，多处继发龋（图 17-100）。

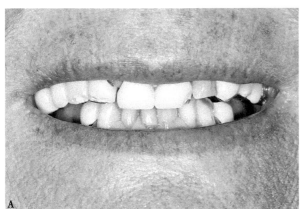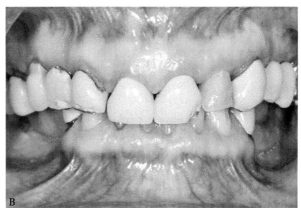

图 17-100　初诊时微笑像及口内正面像

初诊时的曲面体层片可见上颌除 #17、#22 均有冠修复，#13、#24、#25 牙齿缺失，下颌 #45～47、#35～37 牙齿缺失，#34、#44 冠修复体，下颌缺牙区牙槽嵴轻度吸收，双侧颞下颌关节骨质未见异常（图 17-101）。

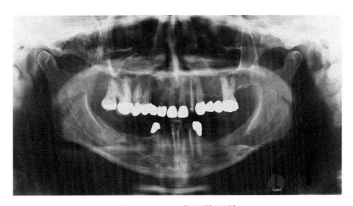

图 17-101　曲面体层片

三、临 床 问 题

1．美容方面　上颌牙齿微笑线反"S"；上颌后牙及下牙过长；下颌牙齿拥挤。

2．咬合方面　右侧尖牙Ⅱ类咬合，左侧尖牙Ⅰ类咬合，覆盖 2.5mm，垂直覆𬌗 7mm。咬合平面与水平面不调。

3．牙体方面　缺失多个牙齿，继发龋，根尖阴影，𬌗面磨耗，烤瓷修复体崩瓷。

4．牙周方面　少量牙结石与软垢，轻度牙龈萎缩，下颌后牙区牙槽骨水平及垂直向吸收。

四、诊　　断

1．慢性中度牙周炎。

2．龋齿。

3．慢性根尖周炎。

4．牙齿磨耗。

5．亚健康修复体。

6．Ⅱ类错𬌗。

7．牙列缺损。

8．获得性牙槽骨水平及垂直向吸收。

五、治 疗 计 划

1．抬高垂直距离。

2．全牙列修复体咬合重建。

六、治 疗 程 序

1．上颌研究模型及诊断模型（图 17-102）。

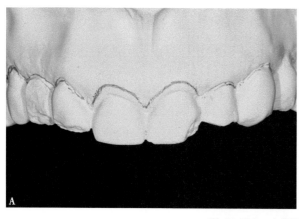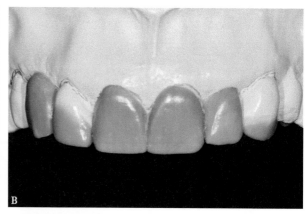

图 17-102　上颌研究模型与诊断模型

2．根据诊断模型进行口内上前牙模拟修复，进行医患沟通。并根据模拟修复沟通结果，完成全口修复蜡型，复制石膏模型后制取 PVS 印模（图 17-103）。

3．小心切除旧的金属烤瓷修复体。去除继发龋，个别牙根据牙髓健康状况判断是否需要完成根管治疗后再修复牙体组织（图 17-104）。

4．基牙进行去龋充填及玻璃纤维桩树脂核恢复形态后，使用暂时修复体的石膏模型翻制暂时修复体（图 17-105）。

暂时修复体口内重衬，精细调改暂时修复体的冠边缘，保证暂时修复体边缘密合。高度抛光后，在患者对美容及咬合满意的前提下使用临时粘接剂粘接暂时修复体（图 17-106）。

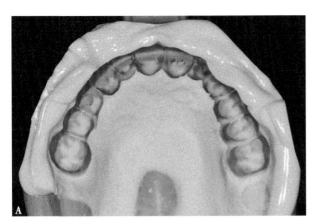

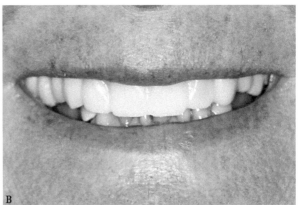

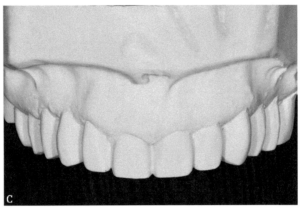

图 17-103 完成全口修复蜡型,复制石膏模型

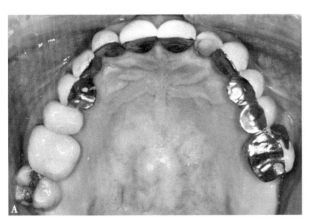

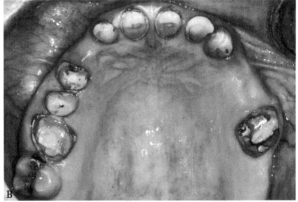

图 17-104 去除旧修复体

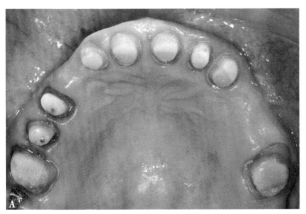

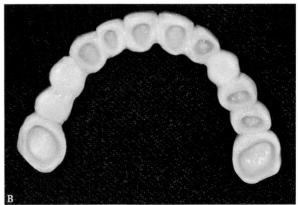

图 17-105 制作暂时修复体

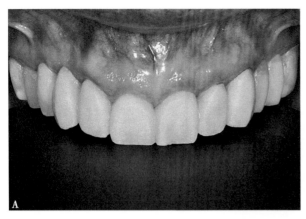
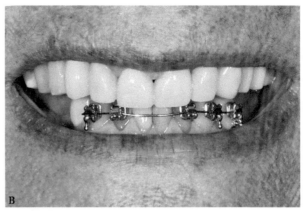

图 17-106　粘接暂时修复体

5. 暂时修复体使用 1～3 个月后，患者适应了新建的咬合关系，对美观满意，可开始进行正式修复。对已行初期预备的基牙形态进行精细磨改并磨光，使用双层排龈线进行排龈（图 17-107）。

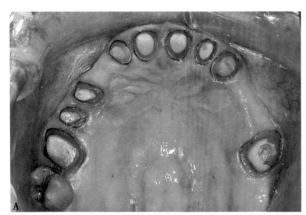
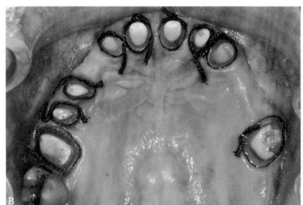
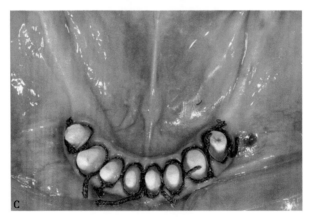

图 17-107　双线排龈

6. 用 PVS 印模材料采取全口精细印模（图 17-108）。

7. 灌制上颌及下颌工作模型（图 17-109）。

8. 使用 KOIS FACIAL ANALIZER 记录上颌牙齿与颞下颌关节的关系，使用该记录将上颌临时牙模型上𬌗架（图 17-110）。

9. 采取三个颌位记录，进行工作模型和研究模型的交叉上𬌗架（cross mounting）（图 17-111）。三个颌位记录分别是上下颌预备基牙之间的颌位记录（a）、上颌暂时冠修复体和下颌基牙预备体之间的颌位记录（b）、下颌暂时冠修复体和上颌基牙预备体之间的颌位记录（c）。

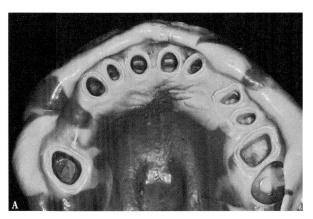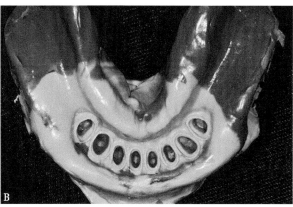

图 17-108　全口 PVS 印模

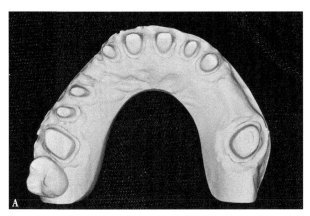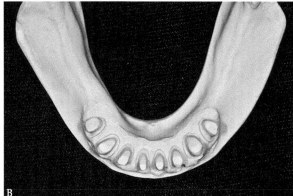

图 17-109　灌制工作模型

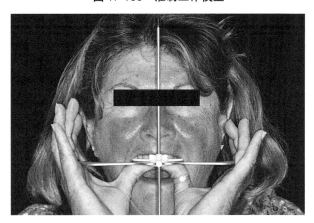

图 17-110　上𬌗架

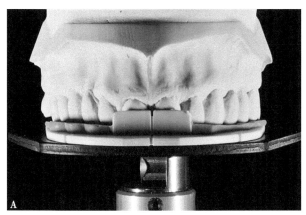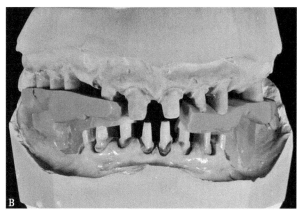

图 17-111　交叉上𬌗架

交叉上殆架第一步，使用 KOIS FACIAL PLATFORM 将戴上颌暂时冠的参考模型上殆架。第二步，使用上颌暂时冠模型和颌位记录 b 将下颌工作模型上殆架。第三步，使用下颌工作模型和颌位记录 a 将上颌工作模型上殆架。第四步，使用上颌工作模型和颌位记录 c 将下颌临时牙模型上殆架。

9. 制作个性化切导台（anterior guide table）（图 17-112）。

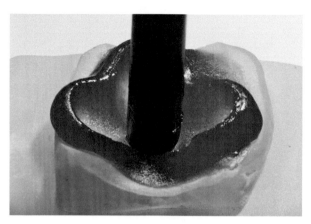

图 17-112 个性化切导台

10. 上下颌工作模型（master casts with the individual dies）修整代型，完成全口蜡型制作（图 17-113）。

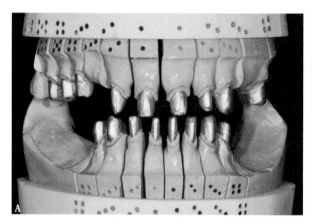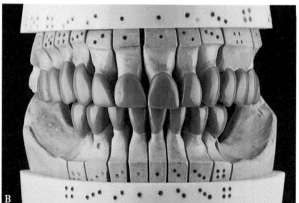

图 17-113 修整代型，制作蜡型

11. 用缩合型硅橡胶的初印材料记录蜡型形态，进行蜡型回切（cutback），铸造金属烤瓷基底冠（copings）（图 17-114）。

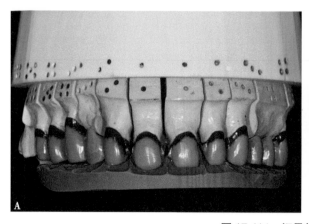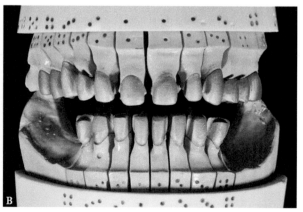

图 17-114 记录蜡型，铸造基底冠

12. 在基底冠上烤瓷，在口内试戴金属烤瓷冠，检查冠边缘、邻接触、外形、颜色、咬合接触，进行充分的咬合调整，试戴一周后强力粘接冠（图 17-115）。下颌后牙缺失患者选择舌侧卡环固位可摘局部义齿修复。

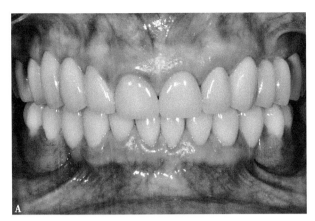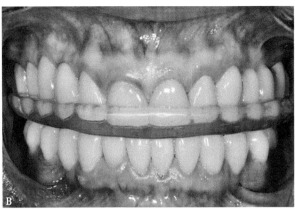

图 17-115　试戴烤瓷冠并粘接

13. 让患者夜间睡眠时戴用硬质殆垫保护修复体。医嘱交待修复体的维护方法，定期复诊（图 17-116）。

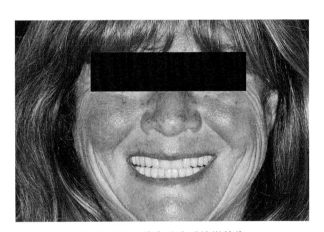

图 17-116　咬合重建后的微笑像

（马军萍）

（Junping Ma Bergin）

（Prosthodontist，Washington University，Seattle，USA）

病例七　病理性咬合状态需要调整颌位后进行咬合重建
Case Ⅶ　Occlusal reconstruction with adjustment of mandibular position

主编点评：这是以功能障碍为主诉的咬合重建病例。该患者因为有后牙垂直距离过低造成的咀嚼功能受影响和咀嚼肌（颞肌、咬肌）容易疲劳症状，不仅需要抬高垂直距离，而且还需要在下颌的最适位重建咬合。通过殆垫确定以上位置变化后再开始正式的不可逆修复过程。该病例还主要展示在上下颌咬合重建中如何先确定上颌的殆平面，然后再根据研究模型和工作模型的交叉上殆架方法将上颌的殆平面转移到殆架上去。

　　男性，41岁，自觉后牙低，咀嚼无力，双侧颞下颌关节和颞部易疲劳，后牙有牙本质敏感症状。曾被诊断下颌后缩错𬌗畸形，被建议下颌正颌手术矫正但患者拒绝。另外，担心后牙磨耗后牙齿损伤逐渐加重，希望后牙加高。年轻时喜欢硬食，未发现夜磨牙。无全身系统性疾病，无不良饮食习惯及吸烟习惯。

一、临床检查

　　面部对称，面下1/3短于面中1/3，颏沟明显。双侧颞下颌关节无触压痛，无弹响，头颈部及胸锁乳突肌无触压痛。开口度42mm，开口型无偏斜，无异常。

　　口内检查见#14、#15、#24、#34、#44牙齿缺失，上颌双侧尖牙远中移位使后方缺牙区近远中间隙减小而尖牙近中出现间隙。下颌#34、#44间隙已关闭。上下颌磨牙舌倾，咬合面中度磨耗，临床牙冠短，探诊敏感，有对冷刺激的牙髓疼痛反应。习惯性闭口咬合时前后牙均为深覆𬌗，前牙深覆盖8mm，下颌后缩（图17-117）。

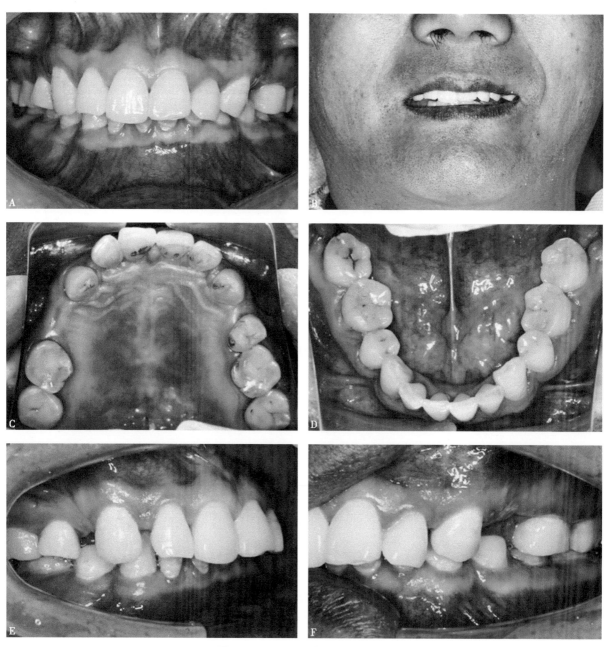

图17-117　正面、咬合面及侧面观

下颌姿势位时，上下颌间隙大，后牙离开5mm，前牙呈浅覆殆浅覆盖状态。患者感觉在此位咬合时面肌舒适，但在此位后牙无咬合。

双侧颞下颌关节许勒位片检查关节间隙基本适中，髁突骨质未见异常吸收或增生。

二、诊　断

1. 上颌牙列缺损。

2. 牙体缺损（磨耗）。

三、治疗方案

先行暂时修复体抬高垂直距离，寻找下颌最适位并观察颞下颌关节和咀嚼肌对改变颌位的适应性。在确认能够适应抬高咬合垂直距离后，进行后牙冠桥修复，在最适下颌位稳定咬合接触关系。

四、治疗程序

1. 抬高咬合垂直距离，寻找最适下颌位。在磨牙区放置棉卷抬高咬合垂直距离到姿势位10分钟，患者感觉无疲劳加重，闭口无困难，闭唇不费力。遂在此位上下颌间隙中注入硅橡胶咬合记录材料，将上下颌研究模型上殆架（图17-118）。

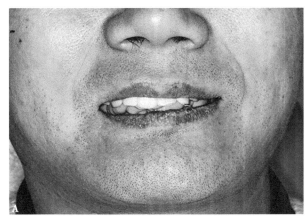
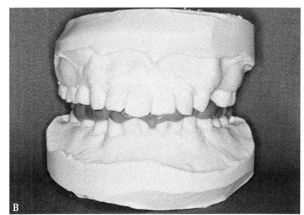

图 17-118　硅橡胶取咬合记录

2. 制作下颌稳定型殆垫　戴入殆垫后进行充分调殆（图17-119），达到下颌闭口位稳定无滑动，每个牙的咬合面和对颌有两三个咬合接触点，接触强度均匀。后牙区抬高咬合垂直距离4mm。前牙浅覆盖浅覆殆，有咬合接触。

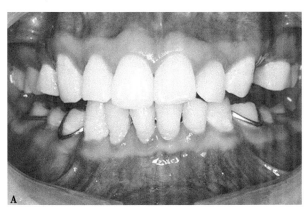
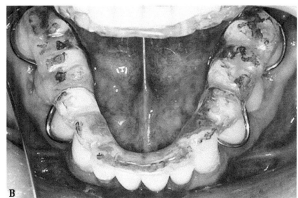

图 17-119　戴入殆垫调殆

　　抬高咬合垂直距离前后的面下距离比较可见，抬高垂直距离后颏沟变浅，面下 1/3 距离和面中 1/3 基本协调（图 17-120）。患者感觉咬合舒适无疲劳。

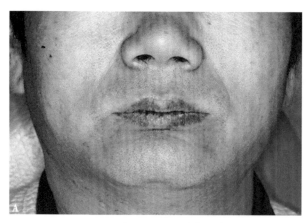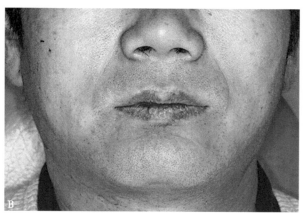

图 17-120　抬高垂直距离前后比较，抬高后面下 1/3 表情舒展，面容显年轻

　　戴用下颌𬌗垫一个月后，患者未出现任何颞下颌关节及咀嚼肌的不适症状，可在𬌗垫上咀嚼食物，对抬高的垂直距离和下颌位已经适应。再次检查双侧颞下颌关节许勒位片，观察关节间隙和髁突骨质无异常。患者要求进一步治疗。

　　3. 确定𬌗平面　用蜡板将𬌗平面转移到研究模型上。用𬌗平面板检查上颌牙列𬌗平面的位置，在上颌牙列咬合面放置马蹄形蜡片，调整蜡片厚度使之和瞳孔连线及鼻翼耳屏面平行，用𬌗平面板确认此平行关系（图 17-121）。

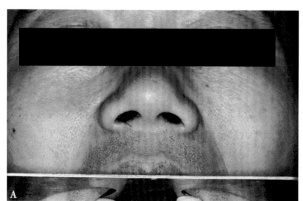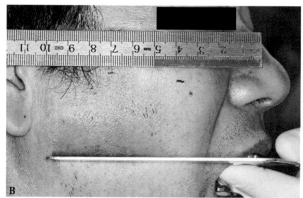

图 17-121　确定𬌗平面

　　用海藻酸印模材料采取印模，灌制研究模型，可以通过蜡板将𬌗平面转移到研究模型上（图 17-122）。

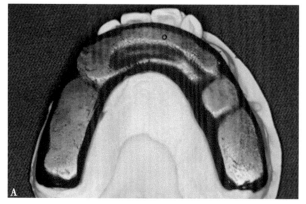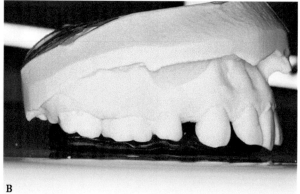

图 17-122　转移𬌗平面

　　4. 通过面弓转移法将上颌模型固定到半可调式𬌗架，并用上下颌之间的颌位记录将下颌模型对合到上颌模型后固定到𬌗架上（图17-123）。

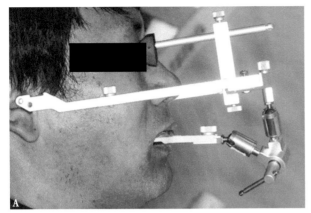
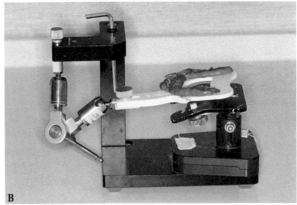
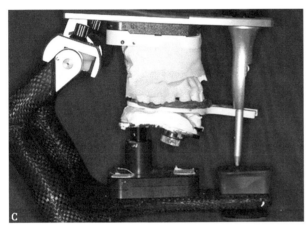
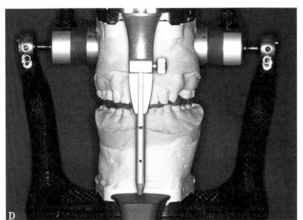

图 17-123　面弓转移法将上下颌模型上𬌗架

　　去除颌位记录后，可见上下颌牙列之间的间隙（图17-124），将上颌代表𬌗平面的马蹄形蜡放置在上颌模型上，可见下颌牙列和𬌗平面之间的间隙。

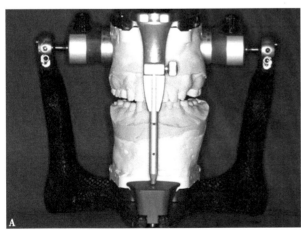
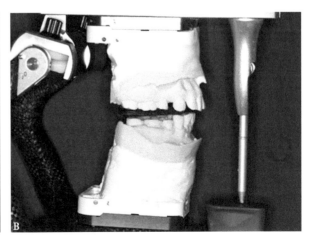

图 17-124　上下颌牙列间间隙

　　5. 诊断蜡型的雕刻　先将下颌牙列和𬌗平面之间的间隙用嵌体蜡恢复高度，雕刻出抬高后的牙冠诊断蜡型，再以下颌诊断蜡型为参照完成上颌牙列抬高后牙冠外形的诊断蜡型（图17-125）。可见白色嵌体蜡的厚度为抬高的垂直距离。𬌗平面按照马蹄形蜡片的指示得到恢复。

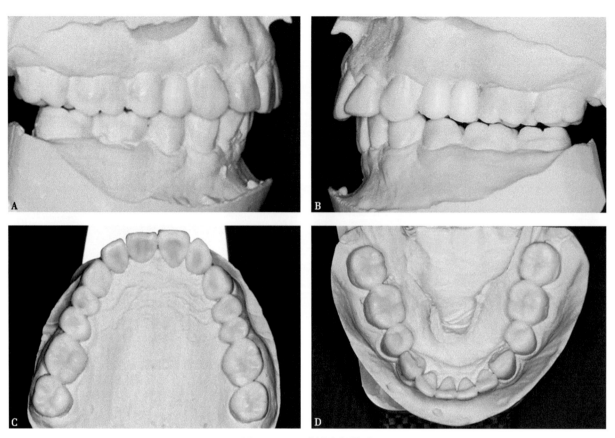

图 17-125　雕刻诊断蜡型

6. 在局麻下对后牙进行全冠修复的牙体初预备。对上下颌前磨牙和磨牙进行金属烤瓷全冠形态的基牙初预备。去除轴面倒凹，分开邻面，冠边缘的终止线平齐牙龈，颊侧直到邻颊轴角形成内钝角肩台，近远中邻面和舌侧形成刃状肩台。因为要抬高垂直距离，咬合面无需降低。在轴面预备完成后磨出功能斜面，圆钝各个牙尖和边缘嵴。

7. 复制诊断蜡型，制作暂时冠修复体（图 17-126）。将诊断蜡型的牙冠颈部加厚，用硅橡胶采取印模，注入暂时冠用自固化塑料，放入基牙预备后的口内复制成暂时冠修复体，打磨抛光后戴入口内。

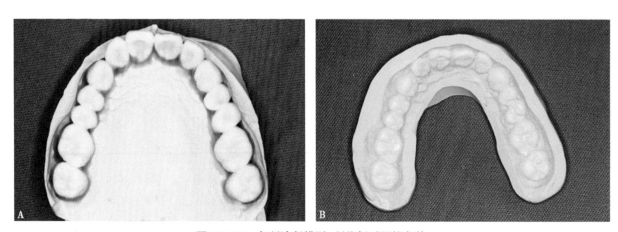

图 17-126　复制诊断蜡型，制作暂时冠修复体

戴入暂时冠后，检查其咬合接触情况和𬌗平面走向，仔细进行调𬌗，达到最大牙尖交错位稳定无滑动，无早接触，下颌前伸和侧方运动时有组牙同时接触，无咬合干扰（图 17-127）。

图 17-128 可见在口内用蜡片确定的𬌗平面置换成暂时冠后的情况。

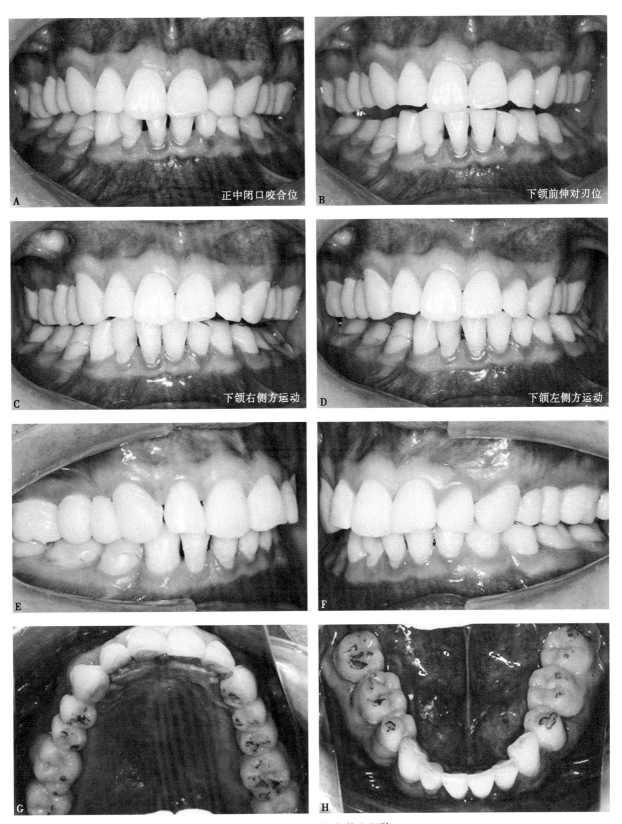

图 17-127　暂时修复体上调殆

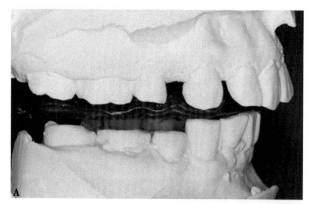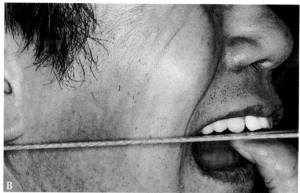

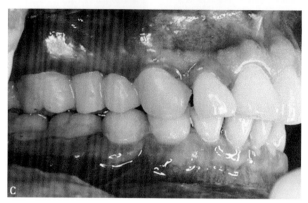

图 17-128　蜡片置换成临时冠、确认𬌗平面

暂时修复体继续使用 2 个月，期间根据患者感觉做调𬌗处置。在患者完全适应后，开始正式修复。

为了对比和确认颌位再建前后下颌运动协调性和髁突位置，进行了下颌运动轨迹描记（图 17-129、17-130）。

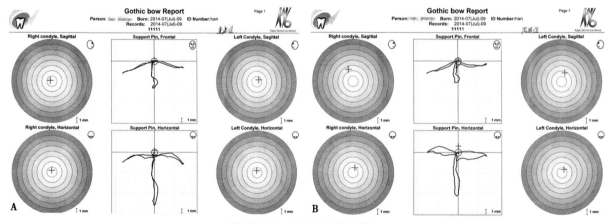

图 17-129　下颌运动轨迹描记

下颌哥德式弓描记结果显示颌位改变后下颌运动轨迹重复性提高，下颌偏移程度减小，而髁突位置更趋于中央。左上图为颌位改变前的哥德式弓描记轨迹（上下箭头状线条分别表示正面观和水平面观的下颌前伸、侧方运动轨迹）和下颌运动描记仪上显示的左右侧髁突位置（圆中"+"位置）。右上图为颌位再建后的下颌哥德式弓描记轨迹和髁突位置

8. 先进行下颌基牙全冠形态预备体的精修，以上颌暂时冠为对颌采取颌位关系。再进行上颌基牙全冠预备体形态的精修，排龈，用精细磨光钻磨光后采取聚醚印模，灌制工作模型。

9. 采取上下颌基牙的颌位关系。这时保证前牙位置不变，主要是上下颌后牙之间的间隙中注入硅橡胶咬合记录材料，再将双侧记录材料连接成整体（图 17-131）。

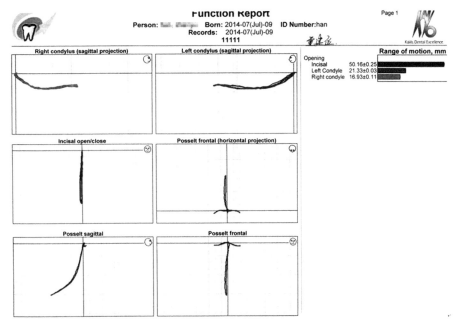

图17-130　髁突在矢状面的运动轨迹

髁突在矢状面的运动轨迹顺畅，无阻断、变形、扭曲等异常表现。下颌边缘运动同样顺
畅无偏斜、无变形

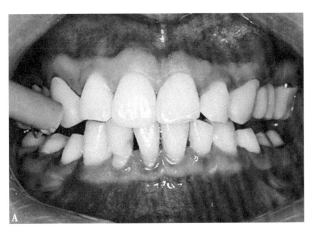
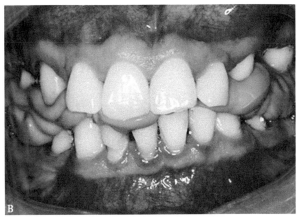

图17-131　采取颌位关系

10. 再一次进行面弓转移上𬌗架，先将上颌工作模型固定到𬌗架上。再通过上下颌基牙之间的颌
位记录对合下颌模型，将下颌工作模型固定到𬌗架上（图17-132）。

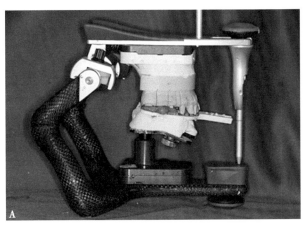
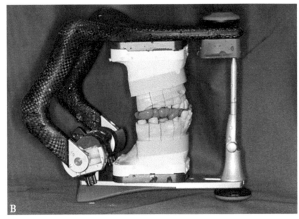

图17-132　再一次上𬌗架

　　上下颌工作模型均固定到𬌗架后，取下颌位记录，可见上下颌牙列之间的间隙（图 17-133）。

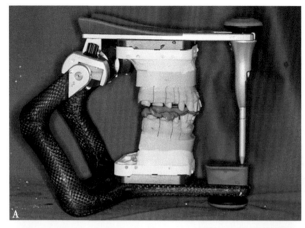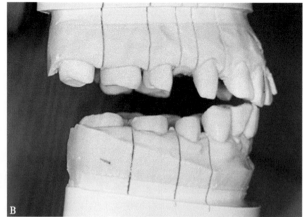

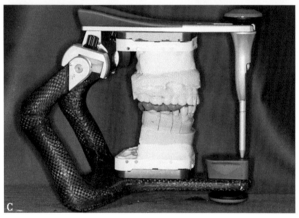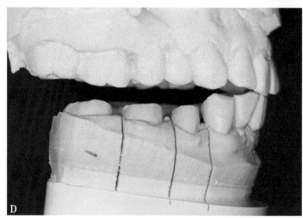

图 17-133　上下颌间的间隙

　　连架环一起取下上颌工作模型，再通过上颌暂时冠和下颌基牙之间的颌位记录将上颌暂时冠的参考模型固定到𬌗架上（图 17-134）。这是所谓交叉上𬌗架技术的一种。

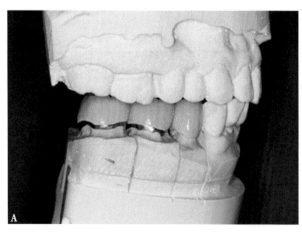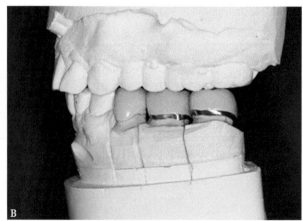

图 17-134　交叉上𬌗架

　　这种交叉上𬌗架方式将暂时修复体上调整好的𬌗平面转移到𬌗架上，形成下颌工作模型的咬合参考平面。也就是说，上颌有两副模型上𬌗架，分别是作为𬌗平面参考的暂时修复体模型和基牙预备后的工作模型。先行制作下颌金合金烤瓷冠修复体,再完成上颌金合金烤瓷冠桥修复体,在𬌗架上充分调咬合后进行临床试戴(图17-135)。

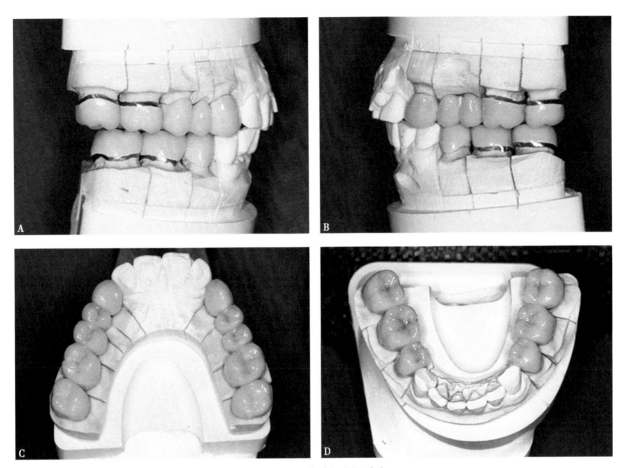

图17-135 在𬌗架上调咬合

口内试戴上下颌冠桥修复体,调改咬合。暂时粘接,观察使用情况及咬合舒适情况。根据使用反馈继续调改咬合后,更换成强力粘接。患者感觉咬合稳定舒适,面型改善,下颌运动时无障碍,对结果满意(图17-136)。进行修复体维护及口腔卫生保持的患者教育。定期复诊。

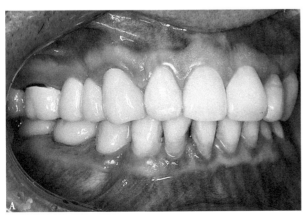
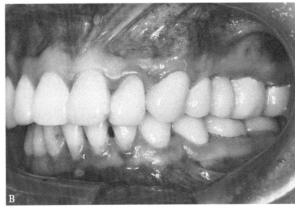

图17-136 修复后观

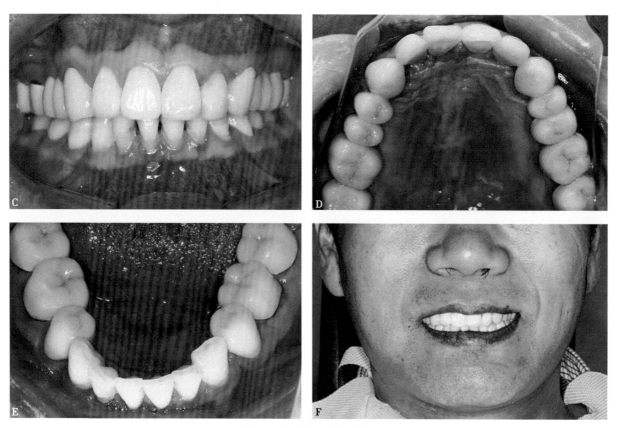

图 17-136（续） 修复后观

（姜 婷）
（Dr.Ting Jiang）
（Professor，Prosthodentist，Peking University，Beijing，China）

病例八　重度牙周病用全种植体支持固定修复进行咬合重建
Case VIII　All implant support mouth reconstruction for a severe periodontitis patient

主编点评：这是一例上下颌全种植体支持的咬合重建病例。由于患者患有重度牙周病，余留牙的长期预后不良，如果保留个别天然牙，则需要继续进行牙体牙周的综合治疗，然后进行局部固定义齿结合可摘局部义齿修复，增加了修复体类型和复杂性，余留牙远期健康状况的不确定会明显影响修复后效果。因此，和患者沟通后选择拔除所有天然牙进行全种植体支持的固定修复。该例修复，有可以预见的良好的近期和远期修复效果，功能和美学恢复情况良好，对于追求更高修复效果的患者是一个积极的选择。治疗过程中暂时保留个别余留牙对于保持原有颌位关系意义重大。在经济条件有限的情况下先进行比较困难的下颌修复，可以集中力量解决关键问题，提高整体修复效果，这一点具有普遍的指导意义。如果患者的经济条件仅能支持部分种植修复，应该先考虑下颌种植修复，再进行上颌修复。因为上颌义齿支持条件较好，即使是全口义齿修复也可以获得较好的效果。

50 岁亚裔女患者。

一、主　诉

自诉有严重牙周病，希望拔除所有牙换成种植牙。有牙周病史多年但由于种种原因而一直未及时治疗。没有全身性疾病和慢性服药史。没有颞下颌关节疼痛及关节弹响，没有开口困难。

二、口内检查

口腔卫生差，大部分牙都有不同程度的松动，牙周有红肿甚至局部有脓性分泌物。未见明显龋齿。上颌右侧第二磨牙缺失，前牙均有Ⅲ度松动，后牙均有Ⅰ～Ⅱ度松动。下颌右侧第二磨牙缺失，双侧第一磨牙Ⅲ度松动，其余牙均有Ⅰ～Ⅱ度松动（图17-137）。

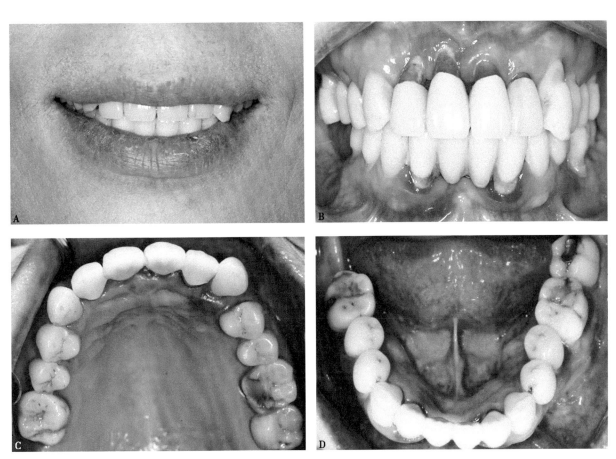

图 17-137　初诊时微笑像、口内正面像及上下颌咬合面像

三、X 线 检 查

全景 X 线片可见大部分牙的牙周骨组织吸收中到重度（图17-138）。

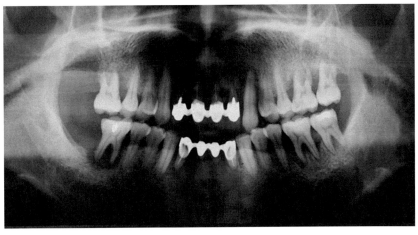

图 17-138　全景片

四、治 疗 方 案

为患者建议了比较保守的治疗方案和比较积极的治疗方案，保守的治疗方案保留部分余留牙，积极的治疗方案拔除所有牙并用种植体支持的固定或者活动修复体恢复美观和功能。患者拒绝保留部分牙，坚持要求拔除所有牙并利用种植牙修复所有缺失牙，恢复美观和功能。

由于经济原因决定分两步治疗，先完成下颌的修复后再修复上颌。上下颌均采用种植体支持的固定式义齿（implant supported fixed dental prosthesis，ISFDP）。图 17-139、图 17-140 为下颌牙拔除后在双侧颏孔之间的区域植入 5 颗种植体。暂时保留左下第二磨牙维持咬合垂直距离，为修复提供参考。

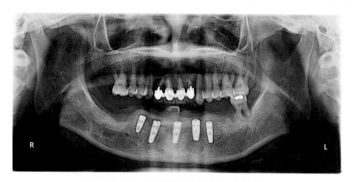

图 17-139　双侧颏孔间植入种植体

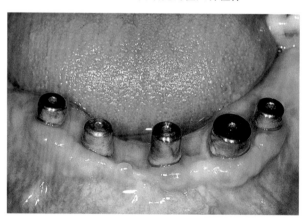

图 17-140　下颌种植体位置及分布

拔除患有重度牙周病的上颌前牙，使用固定临时义齿修复。下颌使用临时全口义齿修复。种植牙愈合基台对应区域使用软衬材料衬垫以加强义齿固位（图 17-141）。

三个月后下颌种植体取模。将每个转移杆插入种植体上，完全就位后显示种植体角度基本平行（图 17-142）。

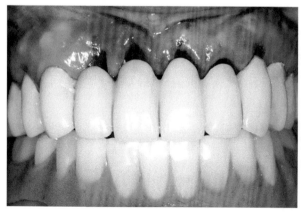

图 17-141　上颌固定临时义齿与下颌临时全口义齿修复

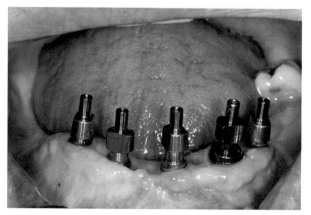

图 17-142　转移杆插入种植体

利用诊断模型制作终印模所需要的开窗式个别托盘和分段式转移杆。使用特殊光固化复合树脂在口内将各个分段式转移杆连接为一个整体（图 17-143）。

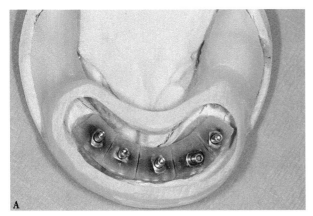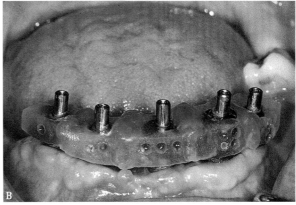

图 17-143　分段式转移杆和带夹板取模、使用开窗式个别托盘

使用聚醚印模材料（polyether）采取下颌种植体终印模，使用Ⅳ类牙科用石膏（人造石）灌注下颌工作模型（图 17-144）。种植体周围使用弹性材料模拟牙龈，以便技工检查金属支架和种植体之间的密合程度。

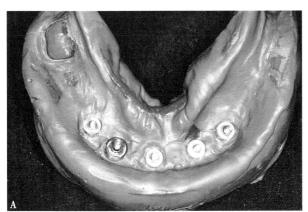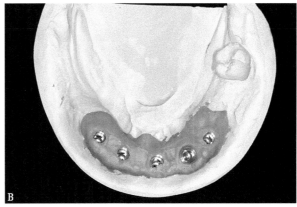

图 17-144　取印模并灌注工作模型

在下颌工作模型上制作颌位记录用蜡堤（图 17-145）。

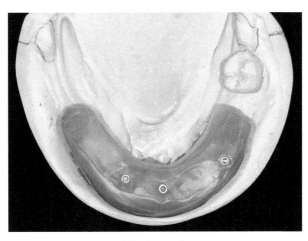

图 17-145　蜡堤

制作下颌义齿蜡型（图 17-146）。暂时保留的左下第二磨牙用于保持颌间垂直距离。

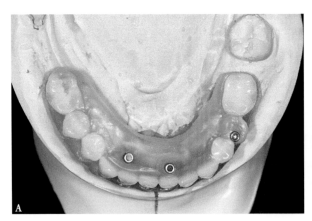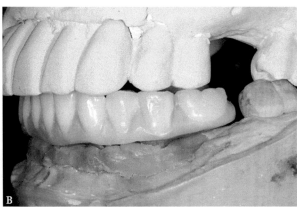

图 17-146　下颌义齿蜡型

技工根据义齿位置制作高贵金属支架，义齿面用牙龈颜色材料处理，以最大限度减少金属支架颜色对最终修复体颜色的影响（图 17-147）。

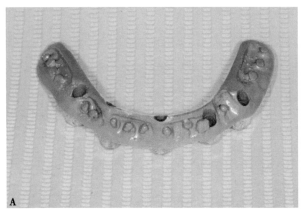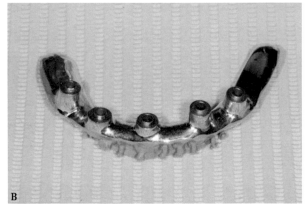

图 17-147　下颌金属支架义齿面、组织面以及和种植体的界面

下颌义齿被转移到金属支架上（图 17-148）。
下颌种植体支持的固定修复体蜡型正面观（图 17-149）。

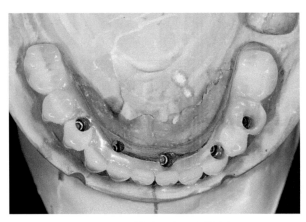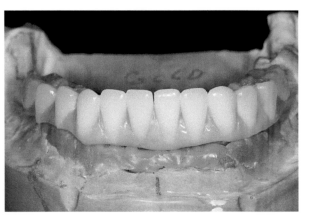

图 17-148　转移义齿至金属支架　　　　　**图 17-149　下颌种植体支持的固定修复体蜡型正面观**

下颌种植体支持的固定修复体最终形态及组织面观如图17-150所示。

下颌种植体支持的固定修复体口内就位试戴（图17-151）。

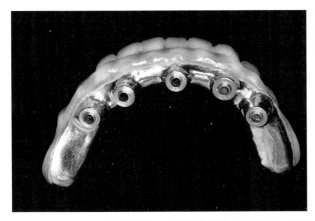

图 17-150　颌种植体支持的固定修复体最终形态及组织面观

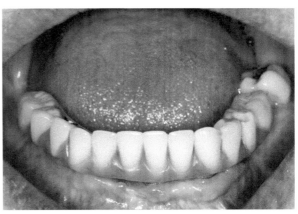

图 17-151　试戴

完成下颌种植体支持的固定修复体就位完成后拔除上颌余留牙，将上颌种植体植入上颌后区（前磨牙及第一磨牙位点），避免了前牙区的植骨（图17-152）。

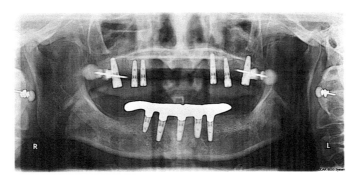

图 17-152　上颌后区植入种植体

上颌种植体愈合后利用4颗种植体支持的固定临时修复体（图17-153）。

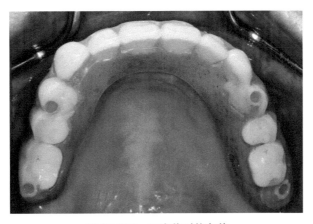

图 17-153　固定临时修复体

上颌种植体的诊断模型，利用转移杆显示前方4颗种植体有较大的颊向倾斜角度，采用和下颌终印模相同的步骤和材料制取上颌种植体终印模（图17-154）。

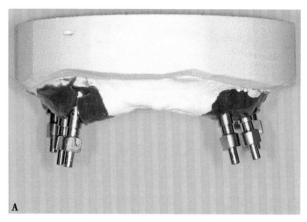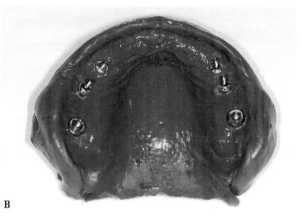

图 17-154　种植体的倾斜角度和制取上颌种植体终印模

灌注上颌工作模型，采用角度基台纠正前方4颗种植体的颊向倾斜角度（图17-155）。

采用上述相同步骤制作完成上颌种植体支持的固定修复体。上颌金属支架采用CAD/CAM制作钛合金支架，可大大提高加工精度和节约贵金属材料的使用（图17-156）。

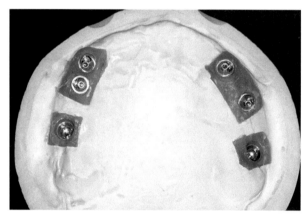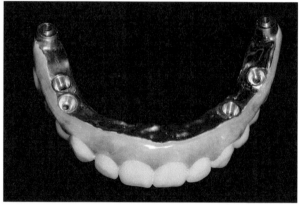

图 17-155　灌注上颌工作模型　　　　　图 17-156　上颌钛合金支架组织面观

上颌种植体支持的固定修复体口内就位完成的情况（图17-157）。

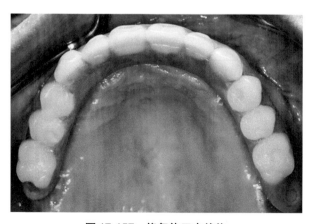

图 17-157　修复体口内就位

上下颌种植体支持的固定修复完成后的口内照片如图 17-158 所示。

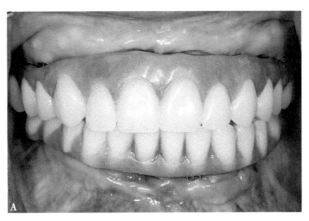
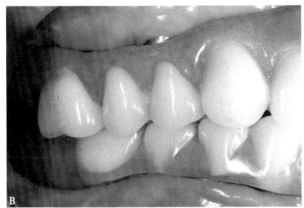
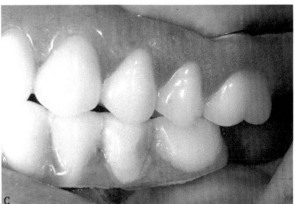

图 17-158 完成后的口内照片
A. 正面观；B、C. 侧面观

上下颌种植体支持的固定修复完成后的口外美学照片如图 17-159 所示。

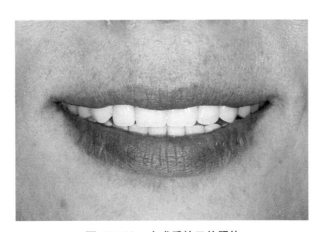

图 17-159 完成后的口外照片

上下颌种植体支持的固定修复完成后的曲面体层全景片如图 17-160 所示。

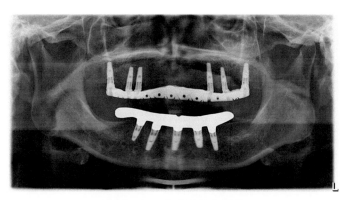

图 17-160　完成后的全景片

患者对修复效果满意。进行修复后维护和口腔清洁指导，定期复诊。

（张　海）
（Dr. Hai Zhang）
（Associate Professor，University of Washington，USA）

咬合重建的失败，和其他固定修复一样，也可以从多方面发生，多见固定修复后发生牙周健康受损、继发龋发生、不美观、生物力学失败、咬合不良等五个方面的问题。失败是成功之母，从失败中吸取教训从而避免失败也是从医学菜鸟进步到医术精湛的专家的必经之路。

1. 修复后牙周问题　修复后牙龈反复肿胀出血是比较常见的牙周问题。值得注意的是，修复体和牙槽骨嵴顶距离过近致使牙周生物学宽度受侵是冠修复后牙周红肿的常见原因之一。其他原因还包括修复体边缘不密合、冠边缘有悬突、龈外展隙扩展不充分使牙龈乳头受到过度压迫、牙冠外形不利于清洁致使食物残渣容易滞留、牙冠邻接触点过松导致食物嵌塞等问题。

2. 修复后继发龋的问题　继发龋的发生和慢性根尖周炎是基牙丧失的重要原因之一。冠边缘不密合，冠边缘短不能覆盖预备过的牙体组织可能引起基牙的继发龋，而不完善的根管治疗、牙髓坏死、咬合创伤是慢性根尖周炎发生的可能原因。

3. 修复后生物力学问题　基牙的强度不足或修复体负载过重，可以造成修复体生物力学上的失败，造成基牙折断，修复体脱落等不良后果。基牙的牙本质肩领不足可以造成牙冠易于脱落。牙齿倾斜、咬合接触过强（咬合高）、咬合干扰等均是造成基牙周围牙槽骨吸收的可能原因。

以下为一例生物力学方面考虑不足而最终失败的病例。65 岁女性，前牙重度磨耗，后牙缺失，咬合支持和垂直距离明显下降。要求固定义齿修复。曾使用𬌗垫式义齿，固位不良，无法咀嚼。对以前医师抱怨甚多。国字脸，面部对称，无颞下颌关节及咀嚼肌症状。平时不使用义齿，仅用前牙进食。初诊时上下颌正面观及咬合面观见图 18-1。

鉴于患者强烈要求进行固定义齿修复，在口内余留残根残冠得到完善根管治疗后，进行根管预备，将预成金属桩及玻璃纤维桩粘接于根管内，用树脂材料堆积成核恢复一定外形，进行全冠修复（图 18-2）。由于缺乏牙本质肩领，上颌前牙设计为连冠，在冠的舌侧切削出平行就位道，远中邻面放置栓体，嵌合入后方可摘局部义齿近中邻面的栓道，成为精密附着体固位的固定活动联合义齿，下颌前牙为用金属熔附烤瓷单冠修复，后方为杆卡式固位可摘局部义齿（图 18-3）。

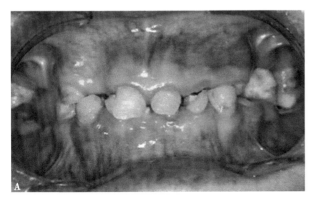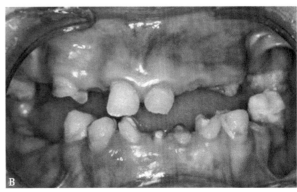

图 18-1　初诊时正面观及咬合面观

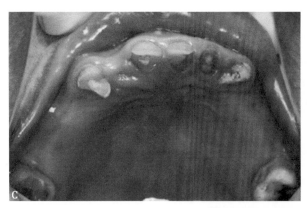
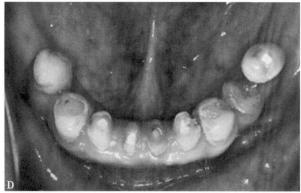

图 18-1（续）　初诊时正面观及咬合面观

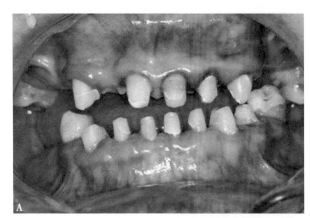
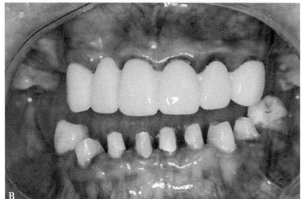
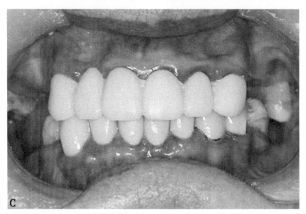

图 18-2　根管治疗后行桩核冠修复

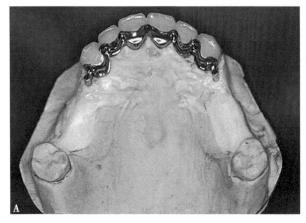
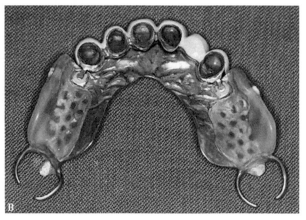

图 18-3　义齿设计

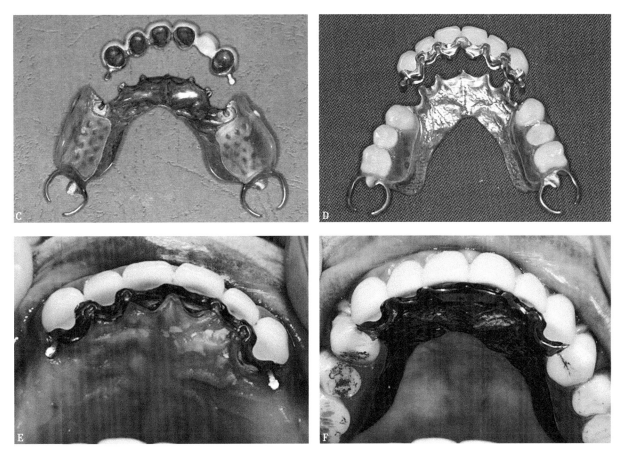

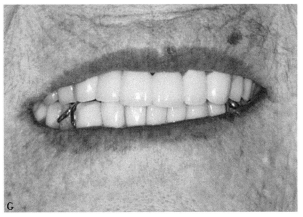

图 18-3（续） 义齿设计

　　修复初期患者满意，但一年后，上颌前牙连冠修复体在牙颈部折断、脱落。牙龈红肿。残根经过根管口封闭，改成覆盖可摘局部义齿。

　　此病例冠脱落、牙根折断的原因考虑为该患者拥有过大咬合力和磨牙习惯。不应该进行连冠固定修复而应该选择覆盖可摘局部义齿修复。后方的可摘义齿通过栓体栓道附着体摘戴，对基牙的作用力过大。设计修复方案时应该考虑到患者牙齿重度磨耗的原因和患者的咬合力负担及副功能，该患者属于高风险性患者。另外，对于医师信任度低，不易于沟通。对于无法获得足够高度牙本质肩领并且不适宜做牙冠延长手术的残根残冠，应该拔除而不能勉强保留，影响修复长期效果。修复后应该戴用殆垫或软弹性殆垫。

　　4. 修复时颌位错误或修复后出现咬合不适症状。此类患者多数由于基牙预备前医患沟通不充分，患者难以接受多颗牙被磨改的结果，或者未能经过足够时间的殆垫或暂时修复体过渡修复，在多数牙磨改后患者的咬合支持不稳定，患者有颌位偏斜或找不到正确稳定颌位的感觉。另外，修复体缺乏正确的充分的咬合调整，在依然存在咬合高点或早接触或者咬合干扰的情况下让患者离开诊室也可能造成患者出现咬合不适症状。当然，某些心理适应力较差的患者，尤其是工作生活不够独立的中年女性患者比较容易出现这些症状。往往有一些症状和临床检查的结果不一致，医师难以解释这些症状的原因，治疗效果也不肯定，需要配合心理治疗等多种综合治疗手段。

以下为修复后出现咬合不适的病例之一。中年女性患者，主述烤瓷冠修复后胸闷，胸锁乳突肌牵拉紧张感，夜间失眠，双侧下颌角处紧张不适3年，辗转多家医院和名医处治疗无果。病史问询得知3年前在基层医院进行烤瓷冠修复时左侧咬合高，闭口时出现下颌滑动后才能稳定的情况，但医师调改了左侧对颌天然牙的舌尖，从此明显感觉不适，精神痛苦。无全身系统疾病，就诊时需家人陪伴。口内检查见仅有前牙和右侧磨牙区有咬合支持，#13、#23、#36牙齿缺失，#12、#14、#15、#22、#24、#34、#35、#37为全冠预备形基牙，牙周健康（图18-4）。面部基本对称，面下1/3距离和面中1/3距离协调。开口型开口度未见异常，双侧颞下颌关节检查无触压痛，无关节弹响。无头颈面部肌压痛。治疗：在患者直立坐位采取下颌最适位时的颌位记录，制作暂时修复体，戴用后调改咬合达到双侧均匀接触，无咬合高点和咬合干扰。心理安慰治疗，让患者尽量避免平时对咬合的过度关注，避免反复的咬牙尝试。患者自述暂时冠使用后一天胸闷消失，夜间可睡眠。夜间使用上颌的软弹性𬌗垫，继续观察一个月。

原因分析：在修复前未进行彻底的医患沟通，在患者不完全知情的情况下进行多个天然牙的基牙预备，在烤瓷冠咬合未完全调改合适的情况下贸然对对𬌗牙调改，让患者从心理上失去了信任。另外，一次性磨改基牙太多，使患者失去了稳定的咬合支持，所以患者出现咬合不适症状，同时出现临床上无法解释的心理疾病症状。

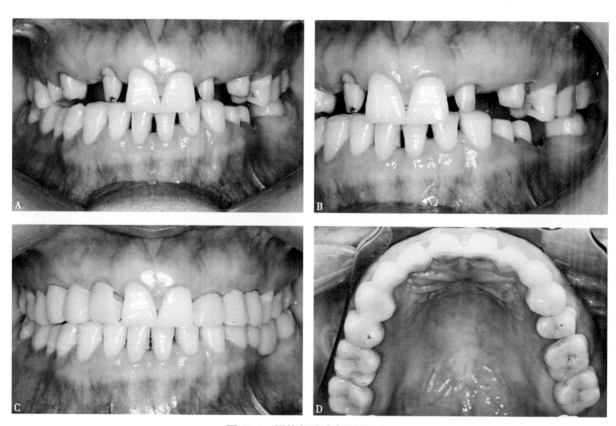

图18-4　冠修复后咬合不适三年

以下为一个咬合重建后颌位错误的病例。男，35岁，因为需要美学修复在外院进行了上颌全牙列固定义齿修复，前牙区均为全瓷冠修复体（图18-5）。因为修复后咬合不稳定，咀嚼肌易疲劳而来北京大学口腔医院就诊。患者自觉不确定应该咬合在什么位置，睡觉时下颌位置不舒适。

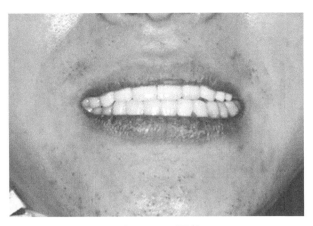

图 18-5　正面观

　　双侧颞下颌关节许勒位片检查未见明显异常。口内检查有最大牙尖交错位,但是由姿势位闭口时下颌需要滑动后才能到达牙尖交错位,咬合时下颌中线偏左 2mm。患者自觉最舒适时检查见下颌中线和上颌对齐,比现有的牙尖交错位偏前方稍许。说明咬合重建的位置有错误。图 18-6 为现有的牙尖交错位(A、C)和患者的最适下颌位(B、D)。该患者的治疗需要拆除修复体重新寻找稳定的最适下颌位,在最适下颌位恢复稳定的最大牙尖交错接触关系。

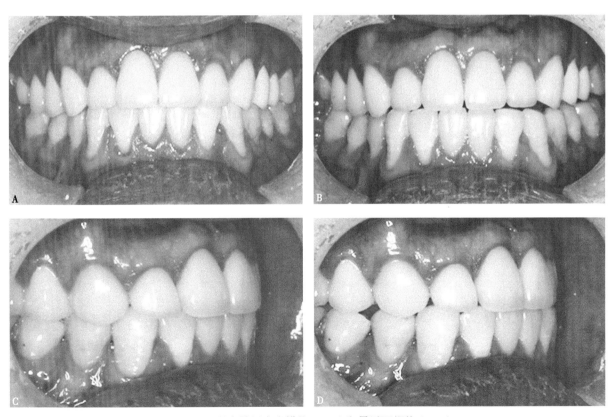

图 18-6　现有的牙尖交错位(A、C)和最适下颌位(B、D)

（姜　婷）

（Dr.Ting Jiang）

（Professor,Prosthodontist,Peking University,Beijing,China）